U0188443

Dialectical Behavior Therapy for Binge Eating and Bulimia

# 暴食和贪食的
# 辩证行为治疗

著　［美］Debra L. Safer

　　［美］Christy F. Telch

　　［美］Eunice Y. Chen

主译　陈　珏　朱卓影　李雪霓

上海科学技术出版社

图书在版编目（CIP）数据

暴食和贪食的辩证行为治疗 / （美）黛博拉·L. 赛飞，（美）克里斯蒂·F. 特尔奇，（美）尤妮斯·L. 陈著；陈珏，朱卓影，李雪霓主译. -- 上海：上海科学技术出版社，2023.6
书名原文：Dialectical Behavior Therapy for Binge Eating and Bulimia
ISBN 978-7-5478-6194-3

Ⅰ. ①暴… Ⅱ. ①黛… ②克… ③尤… ④陈… ⑤朱… ⑥李… Ⅲ. ①饮食—精神障碍—治疗 Ⅳ. ①R749.920.5

中国国家版本馆CIP数据核字(2023)第091307号

--------------------------------------------------------

First published in English under the title
Dialectical Behavior Therapy for Binge Eating and Bulimia by Debra L. Safer,
Christy F. Telch and Eunice Y. Chen
Foreword by Marsha M. Linehan
Copyright © 2009 The Guilford Press
A Division of Guilford Publications, Inc.
Published by arrangement with The Guilford Press

上海市版权局著作权合同登记号 图字：09-2020-146 号

LIMITED DUPLICATION LICENSE

These materials are intended for use only by qualified mental health professionals.

The publisher grants to individual purchasers of this book nonassignable permission to reproduce all materials for which permission is specifically granted in a footnote. This license is limited to you, the individual purchaser, for personal use or use with individual clients. This license does not grant the right to reproduce these materials for resale, redistribution, electronic display, or any other purposes (including but not limited to books, pamphlets, articles, video- or audiotapes, blogs, file-sharing sites, Internet or intranet sites, and handouts or slides for lectures, workshops, webinars, or therapy groups, whether or not a fee is charged). Permission to reproduce these materials for these and any other purposes must be obtained in writing from the Permissions Department of Guilford Publications.

**暴食和贪食的辩证行为治疗**

著　［美］Debra L. Safer　［美］Christy F. Telch　［美］Eunice Y. Chen
主译　陈　珏　朱卓影　李雪霓

上海世纪出版（集团）有限公司　出版、发行
上海科学技术出版社
（上海市闵行区号景路159弄A座9F-10F）
邮政编码201101　　www.sstp.cn
山东韵杰文化科技有限公司印刷
开本 787×1092　1/16　印张 21
字数 290千字
2023年6月第1版　2023年6月第1次印刷
ISBN 978-7-5478-6194-3 / R·2772
定价：128.00元

--------------------------------------------------------

本书如有缺页、错装或坏损等严重质量问题，请向印刷厂联系调换

# 内容提要

辩证行为治疗（dialectical behavior therapy，DBT）是国际临床心理学中广泛应用、成熟的治疗方法，可用于治疗以情绪不稳为核心的各种心理疾病，如自伤、进食障碍、药物或酒精依赖等。目前，国际上已有多项相关研究证实，针对进食障碍进行改编的 DBT 对于改善暴食、贪食疗效确切，能有效打破失控进食循环。

本书共 9 章。第 1 章概述了暴食和贪食的基础知识，包括流行病学、病理生理学、症状学等。第 2～8 章围绕 DBT 理论及如何将之改编并用于贪食和暴食的治疗展开，涉及 DBT 治疗模式和基本原理、治疗策略和结构、会谈安排等，重点对 DBT 技能（核心正念技能、情绪调节技能、痛苦忍受技能）在进食问题中的实战运用进行了详细解读。第 9 章则探讨了 DBT 用于暴食和贪食治疗的未来方向。本书结构清晰、内容翔实，有大量生动的案例，并保留原始 DBT 技能精髓的讲义和相关练习，能帮助读者迅速掌握技术要点，实操性强。

本书读者对象为精神科医师、心理治疗师、心理咨询师等专业人员，并可为有暴食和贪食问题的人员提供参考。

# 译者名单

## 主译

陈　珏　朱卓影　李雪霓

## 译者

（按姓氏拼音排序）

陈　珏　高　睿　郭　垒　韩　慧　李雪霓
王兰兰　许翼翔　赵文清　朱卓影

# 翻译团队

上海市精神卫生中心（SMHC）进食障碍诊治中心
北京大学第六医院进食障碍诊疗中心

上海市精神卫生中心（SMHC）进食障碍诊治中心（以下简称"中心"）成立于 2017 年 9 月 1 日，是国内首个"进食障碍诊治中心"，是上海市精神卫生中心的特色亚专科，陈珏博士担任中心负责人。中心与美国斯坦福大学医学院精神病学与行为科学系进食障碍项目组、美国加州大学圣迭戈分校（UCSD）进食障碍治疗与研究项目组、美国麻省总医院精神科进食障碍临床与研究项目组，以及英国、德国、澳大利亚等多个国家的著名学术机构建立了教学培训、临床与研究合作，使中心在进食障碍的诊治与研究方面和国际接轨，为广大患者提供优质的服务。

感谢北京大学第六医院进食障碍诊疗中心副主任李雪霓博士在本书翻译和出版过程中做出的贡献！

# 作者

**Debra L. Safer，MD**，斯坦福大学医学院精神病学与行为科学系助理教授。Safer 博士于加利福尼亚大学伯克利分校取得本科及硕士学位，在加利福尼亚大学旧金山分校医学院学习，之后在斯坦福大学的精神科担任住院医师。在斯坦福大学攻读博士后时，她在 W. Stewart Agras 博士所领导的进食障碍研究小组工作。Safer 博士的研究和临床工作侧重于使用辩证行为治疗和其他循证治疗方法治疗成人和青少年进食障碍。

**Christy F. Telch，PhD**，在加利福尼亚州帕洛·阿尔托的私人诊所从事进食障碍、惊恐障碍及焦虑障碍的诊治工作。Telch 博士于加利福尼亚州立大学富勒顿分校获得心理学学士和硕士学位，之后获得斯坦福大学的咨询心理学博士学位。她入职了在进食障碍研究方面享誉全美国的斯坦福大学精神病学和行为科学系，并撰写或合作撰写了 30 多篇论文。1997 年，Telch 博士获得了美国国家精神卫生研究所的资助，将辩证行为治疗用于暴食障碍。她发起的研究和撰写的治疗手册《暴食障碍的情绪调节技能训练》是本书的基础。

**Eunice Y. Chen，PhD**，芝加哥大学精神病学和行为神经科学系助理教授，她在那里开展了一个成人进食障碍的辩证行为治疗项目。Chen 博士在澳大利亚悉尼大学获得临床心理学学士学位和博士学位。随后，她与 Marsha M. Linehan 博士一起完成了耶鲁大学和华盛顿大学的博士后研究。

# 中文版序

　　受陈珏主任之邀请，为此书作序，几分惶恐。从与南京医科大学附属脑科医院的渊源而论，陈珏主任尊为学长。近年缘续辩证行为治疗之偏爱，携手筹建中国辩证行为治疗学组，莫逆于心。今获拜读提序之邀，深为勤勉谦逊所感，谨此浅拙之语，以表推敬之意。

　　暴食与贪食，似乎人之所常，又非人之所愿。芸众之生，时有深受其苦。然暴食与暴食障碍、贪食与贪食障碍，绝非度之辨，而为性所异。障碍之称，可谓进食行为之功能不良。进食之功能，可有果腹生存之初，亦有宣泄情绪之效；可为人间美味之欲，亦获舒缓压力之道。行之度内，是为良策；用于度外，演为障碍。无论初探之机缘巧合，行为模式一朝落地、轮回往复、愈演愈烈。虽深受其害，却欲罢不能。夫此疾之缘，追遗传之本，着易感之身，传代际之伤，溯经历之痛，寻认知之偏，落行为之瘾。

　　辩证行为治疗，认知行为治疗家族之名门之秀，集现代西方心理治疗与传统东方哲学思辨于一身，继承认知行为治疗之科学实证及结构清晰，访遍儒之中庸、释之正念、道之辩证，以接纳之容，启改变之径，寻智慧之心，觅人生之意。为精神疾患之棘手问题，重启值得人生。此书就辩证行为治疗何以释暴食贪食之义、消暴食贪食之痛，晓之以理、动之以例、授之以纲、教之以详。予正念、痛苦忍受之接纳，行情绪调节之改变，修认知以正，转行为以常。此为暴食贪食患者之福祉哉。

　　辩证行为治疗发展于二十世纪末的西方，中国传入不过一纪，学组成立于2019年11月。此书在陈珏主任及其翻译团队的努力下，为中国辩证行为治疗的传入与发展又添功德，乃学界之幸矣。更幸东方哲学思想瑰宝之于心理治疗实践，尝试不过发轫之始，中国辩证行为治疗学组将旨此不怠。

辩证行为治疗之于暴食和贪食，治疗方法乎，生活方式哉。觅改变之道，得之足矣。

**王纯**
南京医科大学附属脑科医院
中国心理卫生协会认知行为治疗专业委员会
辩证行为治疗学组
癸卯春　于金陵

# 译者前言

暴食和贪食是常见的异常饮食行为。我们团队 2022 年 4—5 月进行的一项超过 5 千人的网络调查发现，（过去 28 天）有暴食行为者的比例高达 48.4%。暴食和贪食分别是暴食障碍（binge-eating disorder，BED；简称暴食症）和神经性贪食（bulimia nervosa，BN；简称贪食症）的主要表现，它们的共同特点是都有暴食行为，即在有限的时间内（如 1～2 小时内）控制不住地大量进食。BN 患者除了有暴食行为外，还有因怕胖而在暴食行为后采取的抵消体重增加的补偿性行为（如催吐、滥用泻药等清除行为，以及过度运动、禁食等），其目的是防止体重增加，故 BN 患者的体重在正常范围或轻微超重；BED 患者则无补偿性行为，故常常超重甚至肥胖。BED 和 BN 主要影响 12～35 岁的青少年和年轻人，女性患病率是男性的 11 倍。在欧美国家，成人 BED 和 BN 患病率分别达 3% 和 1%，青少年 BED 和 BN 患病率分别达 1.6% 和 0.9%；我国人群的患病率虽低于欧美国家，但近年来有增长趋势。

多项研究发现，节食行为是 BED 和 BN 的预测因素。2015 年的中国网民调查显示，有 58% 的人正在减肥或曾经减过肥；2022 年中国瘦身网民的减肥现状调查显示，59.3% 的人通过节食减肥。现代社会"以瘦为美"的审美观、媒体快速而广泛的传播力，以及节食、减肥、瘦身等时尚潮流的影响，加之竞争压力、情绪不良等诱因，人们极易发展出暴食、清除、过度限制进食等进食障碍行为，严重者甚至发展为 BED 和 BN。

BED 和 BN 对患者的生理、情绪、社交、职业等均会产生严重影响，如果得不到及时专业的治疗，极容易导致疾病的慢性化或反复发作。因此，早发现、早就医并尽早获得循证有效的专业治疗是 BED 和 BN 的改变之道。

国际上，在 BED 和 BN 治疗方面，有效的心理治疗包括认知行为治疗（CBT）、人际心理治疗（IPT）和行为减重治疗（BWL）。但在上述治疗中，没有一种方法在理论和具体步骤上直接关注负性情绪在 BED 和 BN 中的作用；而且，相当数量的患者在接受上述治疗后仍有进食障碍症状。这一现状促进了发展其他治疗模型的必要性，情绪调节模型便是其中之一。该模型建立在大量研究的基础上，将负性情绪与进食障碍联系起来，通过缓解在 BED 和 BN 中发挥其功能的（虽然是适应不良的）负性情绪而改善暴食和其他进食障碍症状（如催吐、限制性饮食）。

辩证行为治疗（dialectical behavior therapy，DBT）最初由 Marsha M. Linehan 在认知行为治疗的基础上开发，是迄今为止最全面、最具研究支持的针对边缘型人格障碍情绪调节问题的治疗，其有效性为同样存在情绪调节问题的 BED 和 BN 患者提供了新的治疗可能。本书作为改编版 DBT，专门设计用于教授适应性情绪调节技能，以治疗情绪失调所导致的暴食和（或）清除等进食障碍行为。

目前，除了本书作者 Safer 博士等人在进食障碍 DBT 的研究中得到了有效随机试验结果外，国外有越来越多的研究也证实 DBT 对进食障碍有明确的疗效。然而，国内对于进食障碍 DBT 的研究罕见。我们团队 2017 年开始的对 BN 患者 DBT 技能团体的研究证实了其有效性。我们期待本书的引进出版，能为国内的临床和研究人员提供治疗和研究的范本，未来在国际、国内展现更多的研究成果。

本书作者 Safer 博士、Telch 博士及 Chen 博士均是美国进食障碍和 DBT 领域的专家。Safer 博士目前是斯坦福大学成人进食障碍中心的联合主任，长期从事进食障碍和肥胖的研究与临床工作，开发并建立循证治疗方法以改善患者的预后。Telch 博士在加州帕洛·阿尔托的私人诊所从事进食障碍、惊恐障碍及焦虑障碍的诊疗工作。Chen 博士则是芝加哥大学精神病学和行为神经科学系助理教授，她在那里开展了成人进食障碍的 DBT 项目。他们均在进食障碍的 DBT 方面做了大量严谨、锲而不舍的研究与临床工作。应广大临床治疗师和研究人员的反复要求，他们三人撰写了本书。

上海市精神卫生中心进食障碍诊治中心团队在早期为临床应用而翻译过本书，在此基础上，团队进一步打磨，最终完成了《暴食和贪食的辩证行为治疗》。

本书详细描述了 DBT 如何用于治疗 BED 和 BN 患者，旨在全面介绍 DBT 这种有效治疗，具体结构如下：第 1 章使读者熟悉 BED 和 BN 患者面临的许多问题，概述目前可用的治疗方法，并提供改编版 DBT 治疗暴食和贪食的理论基础和现有证据；第 2 章向治疗师介绍 BED 和 BN 患者的 DBT 治疗，解释了发展改编版的原因；第 3～7 章描述了 DBT 治疗贪食和暴食症状的应用细节，其中第 3 章介绍了治疗前访谈和介绍性会谈，第 4～6 章分别涉及正念技能模块、情绪调节技能模块和痛苦忍受技能模块，第 7 章介绍治疗的结束和复发预防；第 8 章以两个案例来说明治疗的实施过程和常见问题；第 9 章概述了未来 BED 和 BN 的 DBT 发展方向。

本书的理论介绍深入浅出、简洁明了，为重点介绍 DBT 的实践方案作了很好的铺垫；实践部分讲解大量实用的技能，并配合案例，阐释细致入微，涵盖了 DBT 治疗 BED 和 BN 时几乎所有的临床常见问题，可谓手把手地教治疗。

本书适用范围广。从适用病种而言，本书主要适用于神经性贪食和暴食障碍。从读者人群而言，本书不仅适合所有与进食障碍患者工作的专业人员，包括精神科医生和护士、心理治疗师、内科医生、社会工作者、康复治疗师等研读，也适合想要对进食障碍或 DBT 进行相关研究的人员学习，还能为想要改变的进食障碍患者及其家属提供参考。

上海市精神卫生中心（SMHC）进食障碍诊治中心和北京大学第六医院进食障碍诊疗中心是国内最早和最完善的进食障碍诊治中心，本书的翻译团队由这两个中心的精神科医生和心理治疗师组成。各位译者均长期致力于进食障碍的诊治和研究工作，并熟悉 DBT 治疗，能更好地传递 BED 和 BN 的 DBT 治疗理念。

SMHC 进食障碍诊治中心于 2017 年开始引进 DBT 并应用于住院和门诊的进食障碍患者，是国内最早在进食障碍患者中实践和研究 DBT 的团队。2019 年，SMCH 进食障碍诊治中心和上海科学技术出版社合作，引进出版了进食障碍 DBT 自助图书——《告别情绪性进食的 DBT 方法》。该书已经成为患者和家属的重要自助手段，也成了进食障碍专业人员的重要参考用书。2022 年，SMCH 进食障碍诊治中心有幸和中国科学院心理研究所祝卓宏教授团队共同合作，翻译出版了《DBT 情绪调节手册（全两册）》，该书被誉为"标准 DBT 治疗手册""DBT 培训经典教材"。

此次《暴食和贪食的辩证行为治疗》的引进出版，将弥补国内进食障碍领域治疗图书的不足，为临床及研究人员提供专业指导，为进食障碍患者的治疗与康复提供有力的支持。2019 年，Safer 教授等所著 DBT 自助图书《告别情绪性进食的 DBT 方法》在出版后得到了进食障碍患者、家属和专业人员的高度评价；我们相信，这本由她领衔撰写的专业版 DBT 治疗书《暴食和贪食的辩证行为治疗》将再次受到读者的喜爱，能最终让国内更多的进食障碍患者得到有效的帮助。

感谢 Safer 博士、Telch 博士、Chen 博士和他们的同事发展了进食障碍的 DBT 并撰写了本书，让我们在今天有机会阅读、实践并研究进食障碍 DBT。

感谢翻译团队的所有成员在繁忙的临床和研究工作之余，抽空翻译本书。特别感谢朱卓影博士在我们引进、实践和研究 DBT 中给予的专业指导和付出的大量心血。感谢 SMHC 进食障碍诊治中心高睿和韩慧两位骨干治疗师在 DBT 临床实践和研究中的核心作用和辛勤付出。感谢北京大学第六医院李雪霓博士在临床实践和研究进食障碍 DBT 过程中给予我们团队的大力支持与帮助。

感谢中华医学会心身医学分会进食障碍协作学组、中华医学会精神医学分会进食障碍研究协作组、中国心理卫生协会认知行为治疗专业委员会辩证行为治疗学组对本书出版和推广给予的大力支持！

感谢上海科学技术出版社的老师们，他们的大力支持促成了本书的引进和出版。

最要感谢的是进食障碍患者和家属，你们对 SMHC 进食障碍诊治中心团队的信任，让我们在实践、研究 DBT 的过程中对该疗法越来越有信心，最终促成了本书的翻译。

**陈珏**
医学博士，主任医师，博士研究生导师
上海市精神卫生中心临床心理科主任
进食障碍诊治中心负责人
中华医学会心身医学分会进食障碍协作学组组长
2023 年 5 月 1 日于上海

　　自 1993 年原始的辩证行为治疗（dialectical behavior therapy，DBT）手册出版以来，很多人开始探索将这种治疗方法进行调整以用于不同人群的可能性。我提醒研究人员和临床医生，在调整时需要保持谨慎的态度，具体来说，就是不超出已有的实验结果，要尽可能贴近原手册，并要对调整后的治疗进行研究。许多人都在尝试将 DBT 用于不同的人群，但很少有人像 Debra L. Safer、Christy F. Telch 和 Eunice Y. Chen 这样严谨。迄今为止，《暴食和贪食的辩证行为治疗》是唯一的介绍将 DBT 用于进食障碍治疗的图书，其内容得到了随机对照试验结果的支持。

　　1994 年，Christy F. Telch 找到我，希望能将 DBT 改编后用于暴食障碍。在进行调整之前，她希望首先确保自己有开展标准 DBT 的能力，所以开始寻求我的督导。Christy F. Telch 是少数几个真正理解 DBT 的人之一。她不仅掌握了 DBT 的策略和原则，还理解它的细节，并将之纳入了本书。

　　Debra L. Safer 是我几年前成立的 DBT 研究战略规划委员会的重要成员。很快，她也参与了本书的编撰。Debra L. Safer 了解进食障碍和 DBT，并致力于确保本书忠实于数据和治疗结果。

　　2002 年，Eunice Y. Chen 以博士后研究员的身份加入了华盛顿大学行为研究和治疗中心（BRTC）。她成了进食障碍的专家，尤其擅长治疗复杂的或是作为多问题症状的部分成分的进食障碍。在 BRTC 的时候，Eunice 研究了 DBT 和进食障碍及边缘型人格障碍（BPD）。后来，她离开了 BRTC，去了芝加哥大学，在那里进行各种有关进食障碍、BPD 和 DBT 的新研究。

　　每周，我们都会接到人们的电话和邮件，他们都在寻求治疗进食障碍的新方法。大多数临床医生和研究人员认为，DBT 可以改编以适应进食障碍，特别是当进食问题是由情绪失调所致时。Debra L. Safer、Christy F. Telch 和 Eunice Y. Chen 率先在实证基础上进行相关研究。在本书出版之前，许多临床医生已经使用标准的技能训练手册来帮助贪食者和暴食者。本书提供了超过 30 份保留原始 DBT 技能精髓的讲义，且均针对进食行为而进行了改编。本书中的案例均与暴食及贪食行为相关，在临床医生和研究人员对 DBT 的使用方面具有指导意义。

　　当你阅读本书的时候，需要考虑以下几个重要的方面。首先，本书不是针对复杂的、有自杀倾向患者的治疗手册。针对自杀患者的研究结果支持使用标准 DBT。其次，本书适用于阶段 3，即存在单一问题的患者。本书基于团体技能训练，专为贪食者和暴食者量身定制。最后，书中目前没有关于厌食治疗的数据。再次强调，遵循研究结果很重要。

　　衷心感谢各位为 DBT 的普及和研究所付出的努力。

**Marsha M. Linehan，PhD**
华盛顿大学心理系教授
行为研究和治疗中心主任

# 致 谢

非常感谢帮助本书顺利出版的人，包括在我们的研究中担任治疗师的 Brenda Brownlow（PhD）、Emily Hugo（PsyD）、Rebecca Klein（PsyD）和 Susan Wiser（PhD），多年来担任研究助理的 Chui Wanda、Sara Clancy、Molly McMillen、Shireen Rizvi（PhD）和 Amanda Vaught，以及许多协助这个项目的博士生，比如 Maggie Chartier（MPH）、Megan Jones、Megan McElheran 和 Nicole Riddle。其他对本书作出重大贡献的有：W. Stewart Agras（MD）、Jennifer Couturier（MD）、Kara Fitzpatrick（PhD）、Craig Forte（LCSW）、Eval Gal-Oz（PhD）、Gerry Gelbart（MD）、James Gross（PhD）、James Lock（MD，PhD）和 Lynda Malavanya（MD）。

我们也要感谢行为技术研究公司的 Shari Manning（MD），感谢她阅读手稿并提出了宝贵意见。我们要对 Marsha M. Linehan（PhD）致以深深的谢意：本书基于她的工作，也是她激励我们出版本书。非常荣幸，吉尔福德出版社的 Kitty Moore 担任了本书的编辑，从始至终，她都给予我们专业的指导。

Debra L. Safer 要感谢她亲爱的家人，特别是她的父母 Dan 和 Elaine，她的丈夫 Adam 和他们的女儿 Zoe，还有不可或缺的保姆 Vilma。

Christy F. Telch 要特别感谢 Drs. W. Stewart Agras、Bruce Arnow 和 Marsha M. Linehan 在整个出版过程中给予的鼓励、支持和建议。此外，她还想对亲爱的丈夫 Bob Forman 及心爱的儿子 Aaron Telch 和 James Forman 在她的职业生涯和本书出版过程中给予的慷慨大度和无尽耐心表示衷心的感谢。

Eunice Y. Chen 要感谢 Mike McCloskey 和 Sunny Koey 的爱与支持。

最后，我们要特别致谢多年来所有参与我们研究的来访者。没有你们，这本书不可能出版。

# 目  录

购买本书的读者可从 www.guilford.com/safer-forms 下载附件，供个人或来访者使用（详见版权页）。

# 引　言

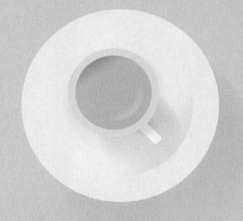

# 出版本书的目的

本书是应广大临床治疗师和研究人员的反复要求而撰写的，书中详细描述了辩证行为治疗（DBT）是如何用于暴食障碍（BED）和神经性贪食（BN）患者的治疗。本书旨在提供这种有效疗法的全面介绍。

治疗项目以 Christy F. Telch（1997a）编写的原始手册为基础。斯坦福大学医学院精神病学和行为科学系为验证本项目的有效性做了一系列的研究（Safer, Robinson, & Jo, in press; Safer, Telch, & Agras, 2001a, 2001b; Telch, 1997b; Telch, Agras, & Linehan, 2000, 2001）。

本书描述的主题是对标准 DBT 的改编，DBT 最初由 Marsha M. Linehan（1993a，1993b）开发，用于治疗有反复自杀行为的边缘型人格障碍个体。进食障碍的 DBT 改编版针对不同的来访者群体和研究问题对标准 DBT 做了一些修改。例如，标准 DBT 是为了解决通常与边缘型人格相关的严重和潜在致命的行为。为期一年的标准 DBT 包括每周的个体心理治疗、每周的团体技能训练、24 小时电话辅导及每周的治疗师团队咨询会议。

此改编版 DBT 针对以贪食或暴食为主要症状的来访者的治疗。此改编版结合了标准 DBT 中两个不同模块的功能［个体心理治疗（增强动机）和团体技能训练（获得／增强新技能）］，包括 20 次的每周治疗，对暴食来访者进行每次 2 小时的团体治疗，对于贪食来访者则进行每次 1 小时的个体治疗。此外，改编版 DBT 包含了标准 DBT 四个技能训练模块中的三个（正念、情绪调节、痛苦忍受）。本书排除人际效能技能模块是基于临床试验设计的考虑，即该模块与其他为暴食和贪食开发的针对人际问题的治疗方法可能重叠。

## 本书为谁而写

本书服务于不同的读者群。对于接受过 DBT 培训但缺乏进食障碍治疗经验的治疗师，本书旨在提供相关的进食障碍背景，以及对主要表现为暴食或贪食的患者应用 DBT 的具体指导。对于熟悉进食障碍患者的治疗但不熟悉 DBT 的治疗师来说，这本书概述了 DBT 的基本原则，并重点介绍了这些原则如何应用于有暴食和贪食问题的患者。对于有兴趣研究暴食障碍和神经性贪食 DBT 治疗的研究人员，我们希望对改编治疗的详细描述可以增加对它的使用，并鼓励对方案的改进和进一步的疗效评估。

重要的提示：在编撰适用于暴食障碍和神经性贪食的 DBT 时，我们不希望给人留下过分简化这类问题或其治疗的错误印象。来访者面临的问题通常很复杂，而 DBT 是一种多方面的综合治疗模式。为保证有效地提供治疗，治疗师需要具备认知行为治疗原则的坚实基础，以及对标准 DBT 的理解。Linehan 的两本图书，《边缘型人格障碍的认知行为治疗》（Linehan，1993a）和《边缘型人格障碍的技能训练手册》（Linehan，1993b）是本书的"伴侣"，建议治疗师在开始使用此项治疗前，先阅读这两本书。

## 哪些类型的来访者最可能从此治疗中获益

本治疗方法最初是在门诊环境下开发和研究的，暴食障碍患者每周接受一次团体治疗，存在暴食和清除症状的患者每周接受一次个体治疗。在相似的情况下，对相似的患者采用相同的治疗方法，最有可能复制最初发现的积极疗效。如果临床医师和研究人员有兴趣在其他环境下使用或评估这种治疗，如日间病房或住院病房，可能需要作出进一步的修订。

　　研究虽然支持 DBT 对于暴食障碍和神经性贪食的疗效，但其数量相对有限。因此，我们建议在仔细考虑可用的替代方案后使用这种治疗方法。最保守的建议是，用于暴食和贪食行为的改编版 DBT 最适用于已经用过标准的、有循证基础的进食障碍治疗（如认知行为治疗或人际心理治疗），但仍毫无改善或改善甚微的来访者。

　　到目前为止，研究还没有明确改编版进食障碍 DBT 与来访者配对以产生最佳疗效的相关变量。因此，在进行此类研究前，我们只能推测可能存在的治疗方法与特定来访者之间良好匹配的因素。例如，改编版 DBT 的治疗模型假设了情绪失调和暴食或贪食行为之间的基本联系。对于一位正在与情绪化进食作斗争的来访者来说，如果他描述的暴食明显是由负性情绪（如愤怒、悲伤）引起的，那么这种治疗可能特别合适。根据临床经验，我们发现对于那些反馈暴食的情绪调节模型很有用的来访者，治疗特别有效。

## 不建议使用改编 DBT 治疗的来访者

　　寻求治疗的暴食障碍或神经性贪食患者存在共病状况很常见，如共病心境障碍（Berkman, Lohr, & Bulik, 2007; Telch & Stice, 1998）和轴 II 障碍（Cassin & von Ranson, 2005）。我们的治疗研究数据显示，尽管抑郁症、焦虑障碍、物质滥用和人格障碍的共病率很高，但患者的靶症状仍然可以有明显改善（见表 1）。对于有多种症状的患者，考虑优先的治疗目标很重要。因此，如果存在其他严重的行为，如物质滥用、物质依赖或自杀行为，我们建议延迟使用 DBT 治疗暴食或贪食，直到进食障碍成为最主要的治疗目标（Chen, Matthews, Allen, Kuo, & Linehan, 2008）。也就是说，对于有严重慢性多重症状，同时又有自杀倾向，或有边缘型人格障碍（伴或不伴物质依赖）的患者，我们不推荐改编版 DBT。对于这些来访者，标准 DBT 有大量的随机（Linehan, Armstrong, Suarez, Allmon, & Heard, 1991; Linehan et al., 1999; Turner, 2000; Koons et al., 2001; Linehan, Dimeff et al., 2002; Verheul et al., 2003; Linehan et al., 2006）和非随机临床试验（Barley et al., 1993; Bohus et al., 2000; Stanley, Ivanoff, Brodsky, Oppenheim, & Mann, 1998; McCann, Ball, & Ivanoff, 2000; Rathus & Miller, 2002）证实其有效性。因此，最初的综合多模块DBT 是这些来访者的首选治疗方案。同样，物质滥用或物质依赖的人最好接受专门的物质滥用或物质依赖治疗。

**表 1　随机暴食障碍 DBT 研究中共病的发生率**

| 共病诊断 | 发生率（%） |
|---|---|
| 重性抑郁（患病率） | 9 |
| 重性抑郁（终身患病率） | 38 |
| 焦虑障碍（患病率） | 18 |
| 焦虑障碍（终身患病率） | 35 |
| 物质滥用／依赖（终身患病率） | 27 |
| 人格障碍 | 27 |

注：数据源于 Telch, Agras & Linehan (2001)。

目前尽管有针对神经性厌食患者的 DBT 项目（Wisniewski, Safer, & Chen, 2007），但尚无公开发表的可检验项目疗效的实验数据。

# 本书的结构

本书共有 9 章。第 1 章使读者熟悉暴食障碍和神经性贪食患者面临的许多问题，概述目前可用的治疗方法，并提供改编版 DBT 用于治疗暴食障碍和神经性贪食的理论基础和现有证据。

第 2 章向治疗师介绍暴食障碍和神经性贪食的 DBT 治疗，解释了发展改编版的原因，包括简短的标准 DBT 循证证据的综述；介绍治疗模型、假设、目标和靶点，并描述基本的治疗策略和如何开展具体的治疗。

第 3～7 章描述了 DBT 用于治疗贪食和暴食症状的细节。其中，第 3 章重点介绍治疗前访谈和介绍性会谈；第 4～6 章分别阐述正念模块、情绪调节模块和痛苦忍受模块；第 7 章则阐述治疗结束和预防复发。

第 8 章提供两个案例，一个是神经性贪食患者，另一个是团体治疗模式下的暴食障碍患者，以此说明治疗的实施和常见问题。

最后，第 9 章概述了未来暴食障碍和神经性贪食 DBT 的发展方向。

本书末尾的附录详细介绍了随机试验参与者招募的标准、诊断评估的数量和类型，以及 20 次研究治疗中有关治疗内容（如所教授的技能）的细节。

## 开始前的准备

我们建议计划开展这种治疗的治疗师先做两件事（除了阅读 Linehan 的手册外）。第一，我们建议治疗师在与患者进行治疗之前阅读整本书，尤其要掌握第 2 章中阐述的基本原理和治疗目标。第二，在将 DBT 技能传授给他人之前，治疗师应该自己练习使用这些技能。另外，治疗师在提供治疗时应继续练习这些技能，并完成作为治疗重点的特定技能的"家庭作业"。

# 第 1 章

# 暴食障碍和神经性贪食

## 为什么选择辩证行为治疗

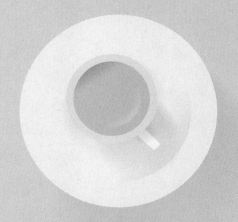

本章探讨暴食障碍（binge-eating disorder，BED）和神经性贪食（bulimia nervosa，BN）患者所面临的许多问题，重点讨论疾病的主要特征，以及与之相关的心理、生理和社会功能失调。虽然目前主导的治疗方法，如认知行为治疗（cognitive-behavioral therapy，CBT）、人际心理治疗（interpersonal therapy，IPT）和行为减肥治疗（behavioral weight loss therapy，BWL）都疗效显著，但大量的患者在接受治疗后仍有症状。这一事实促使了其他治疗模型的发展。我们在此描述其中的一种模型：暴食和清除的情绪调节模型。辩证行为治疗（DBT）最初用于边缘型人格障碍患者的情绪失调，我们会首先概述将 DBT 改编后用于治疗紊乱的进食行为的基本原理。本章最后，我们总结了暴食和贪食 DBT 治疗效果的现有研究证据。

# 概述

暴食障碍（BED）和神经性贪食（BN）是两种以暴食为特征的进食障碍，本书描述的用于 BED 和 BN 的 DBT 已进行了随机对照研究。有两个因素决定了一次进食是否属于暴食：进食的数量和伴随而来的失控感（American Psychiatric Association，2000）。换句话说，在单独的时间段内（如 2 小时），相似的情况下，患者所吃的食物与大多数人比较是大量的；此外，在这一阶段，患者会感到失控，就好像无法停止进食或控制吃什么或吃多少。BN 与

BED 的区别是对于暴食的一系列补偿性行为（如呕吐、严格限制饮食、滥用泻药或利尿剂、过度运动）。

## 暴食障碍

暴食障碍目前被纳入《精神障碍诊断与统计手册（第四版修订版）》（DSM-IV-TR; American Psychiatric Association，2000）的附录中，作为一种需要进一步研究的诊断。建议的诊断标准包括：持续至少 6 个月的时间内，在没有补偿行为的情况下，每周约 2 天存在暴食。其他相关的特征包括：吃得比平时快，进食后身体不舒服，尽管不饿也要吃，由于对食物摄入量感到羞愧而独自进食，以及在暴食后感到厌恶、抑郁或愧疚。

2%～5% 的人患有暴食障碍（Bruce & Agras，1992; Fairburn, Cooper, Doll, Norman, & O'Connor，2000; Spitzer et al.，1992，1993）。在某些人群中该病患病率甚至更高，例如寻求控制体重治疗的人（20%～40%; Spitzer et al.，1992，1993; Brody, Walsh, & Devlin，1994）。在接受减肥手术的患者中，高达 49% 的人符合暴食障碍的标准（de Zwaan et al.，2003; Niego, Kofman, Weiss, & Geliebter，2007）。在"匿名暴食者"组织的成员中，估计有高达 71% 的人为暴食障碍所苦恼（Spitzer et al.，1992）。

暴食障碍在女性中更常见。然而，相当多的男性也患有这种疾病。暴食障碍超重个体中男女比例为 2∶3，而社区样本中的比例接近 1∶1（Spitzer et al.，1992）。

被诊断为暴食障碍的患者通常会描述他们一生都在与暴食和体重控制问题作斗争。暴食、节食和超重通常发生在青春期中期或成年早期（Spurrell, Wilfley, Tanofsky, & Brownell，1997），不幸的是，这些情况会持续。在一项针对暴食障碍的大型研究中，75% 的人报告称，他们成年后超过一半的时间都在节食，大约一半的人有过 5 次或以上至少增重或减重 20 磅（1 磅 =0.453 6 千克; Spitzer et al.，1993）。

虽然有些患暴食障碍的人体重正常，但符合暴食障碍诊断标准的人更有可能超重或肥胖（Bruce & Agras, 1992）。许多研究（Bruce & Agras, 1992; Spitzer et al., 1993; Telch, Agras, & Rossiter, 1988）通过测量体重指数（BMI, kg/m²）发现，暴食频率和肥胖程度存在正相关。尽管暴食和肥胖之间存在重叠，但暴食障碍患者和不符合暴食障碍标准的肥胖个体之间存在重要差异（即肥胖和暴食障碍之间存在明显的差异）。这些差异跨越了多个领域，包括精神症状和进食障碍相关的问题、社会和工作问题及躯体后果。这些将在下面的章节中讨论。

除了暴食障碍相关的严重问题外，暴食障碍的诊断预示着减肥治疗的效果可能会更差。例如，有暴食障碍的超重者参加了减肥门诊的项目，其减重效果只有非暴食肥胖参与者的 55%（Pagoto et al., 2007）。Niego 和他的同事（2007）关于减肥手术患者的综述表明，那些有明显暴食史的患者更有可能出现较差的结局，包括术后更有可能出现进食紊乱（Hsu, Betancourt, & Sullivan, 1996; Hsu, Sullivan, & Benotti, 1997），体重减轻更少（Sallet et al., 2007），体重反弹更高（Hsu et al., 1996）及术后调整要求更高（Busetto et al., 2005）。

## 暴食障碍的精神病学和进食障碍特异性症状学

与没有暴食障碍的体重匹配对照组相比，诊断为暴食障碍与更高程度的精神症状相关。在一项对未寻求治疗的人群进行的研究中，暴食障碍患者终身重性抑郁（49%）及轴Ⅱ障碍的比例（59%）大约是超重及肥胖对照组的 2 倍（分别为28% 和 37%; Telch & Stice, 1998）。另一项大型研究发现，暴食障碍的超重患者与没有暴食障碍的超重患者相比，更可能有酗酒史（15% vs. 1.7%）或药物滥用（13% vs. 4%; Spitzer et al., 1993）。

在人格障碍方面，与超重／肥胖对照组（5%）相比，暴食障碍患者被诊断为轴Ⅱ障碍的可能性是对照组的 4 倍（20%; Telch & Stice, 1998）。B 类（如边缘型人格障碍）和 C 类障碍（如回避型人格障碍、强迫型人格障碍）更为普遍（Specker et al., 1994）。

值得注意的是，研究还表明，共病心理障碍的程度与暴食的严重程度有关，而与超重的程度无关（Picot & Lilenfeld，2003；Telch & Agras，1994；Yanovski，Nelson，Dubbert，& Spitzer，1993）。事实上，在没有暴食障碍的肥胖个体中，共病精神疾病的概率与正常人的相似（Spitzer et al.，1993；Telch & Stice，1998）。

除了精神症状的发生率增加外，暴食障碍的患者还表现出更高程度的进食障碍特异性病理。例如，暴食障碍患者对体重和体型的过度关注程度更高（Eldredge & Agras，1996；Spitzer et al.，1993），更担心体重增加，更关注食物和体重，对身体更不满（Wilson，Nonas，& Rosenblum，1993）。重要的是，这些进食障碍特有的症状，如过分关注体重和体型，已被证明与实际体重无关（Eldredge & Agras，1996）。

## 暴食障碍的社交和职业失调

有暴食障碍的人也更有可能表现出社交和职业功能受损。Spitzer 和他的同事（Spitzer et al.，1993）发现，65.1% 的暴食障碍患者表示，由于饮食和体重的困扰，他们的人际关系受到了损害，而在体重配对的对照组中这一比例为 28.8%。同样，由于进食和体重相关的苦恼而导致工作受影响的暴食障碍患者的比例（44.5%）是体重配对对照组（17.3%）的 2 倍多（Spitzer et al.，1993）。

其他研究人员调查了暴食障碍对生活质量的影响，发现与没有暴食障碍的肥胖个体相比，有暴食障碍的肥胖个体的整体痛苦程度明显更高（Rieger，Wilfley，Stein，Marino，& Crow，2005）。当评估超重对特定领域生活质量的影响时，暴食障碍患者存在更多的社会心理领域的失调，包括工作（如获得合理加薪）、公共活动（如担心在公共场所找不到适合的座位）、性生活（如性欲）及自尊（Rieger et al.，2005）。由于有暴食障碍和没有暴食障碍的参与者在超重程度上是相当的，这些发现不能归因于肥胖（Rieger et al.，2005）。

## 暴食障碍的生理后果

如前述，有暴食障碍的人比没有暴食障碍的人更容易超重或肥胖。此外，根据 BMI 结果，暴食越严重（根据频率和进食量），超重的程度就越高（Bruce & Agras, 1992; Picot & Lilenfeld, 2003; Telch et al., 1988.）[正常体重是 BMI 在 18.5～24.9，超重指 BMI 在 25～29.9，肥胖是 BMI ≥ 30（National Heart, Lung, and Blood Institute and the National Institute of Health, 1998）]。例如，在一个社区的 455 名女性样本中，满足暴食障碍临床诊断女性的平均体重指数（BMI=30.24）高于暴食频率低于每周 2 次的女性（BMI=26.21），而后者的体重指数又高于那些完全不暴食的女性（MBI=22.85; Bruce & Agras, 1992）。

考虑到暴食障碍和肥胖之间的重叠，患有这种疾病的人更有可能遭受与肥胖相关的重大医疗问题（例如，高血压、脑卒中、心脏病、睡眠呼吸暂停、结肠癌、乳腺癌; National Heart, Lung, and Blood Institute, 1998; Pi-Sunyer, 2002）。这种联系强调了暴食障碍对公众健康的重大影响。在某些情况下，暴食的存在似乎带来了更多超出了肥胖本身范畴的医疗后果。例如，在每周至少暴食两次的人群中，2 型糖尿病的发病率为 14%，而在 BMI 和年龄配对的对照组中，这一比例为 4%（Kenardy, Mensch, Bowen, & Pearson, 1994）。此外，在患有暴食障碍的 2 型糖尿病患者中，血糖控制（HbA1c 检测）和暴食之间存在显著的关系，这种关系与体重无关（Kenardy, Mensch, Bowen, & Dalton, 2001）。进一步表明暴食障碍诊断相关的严重躯体后果的证据是，暴食障碍患者的总体健康状况明显低于美国正常标准，甚至低于肥胖配对对照组（Hsu et al., 2002）。

## 情绪、情绪调节和暴食障碍

研究证据强调了情绪（尤其是负性情绪）和情绪调节在暴食中的作用。例如，最常被提及的暴食诱因是压力和负性情绪（Polivy & Herman, 1993）。此外，超重的暴食障碍患者在面对负性情绪时有更强的大量进食的冲动，这与超重的程度无关（Eldredge & Agras, 1996）。在一项关于六种情绪中哪一种最容易引发暴食的研究中，焦虑是最常被提及的，其次是悲伤、孤独、疲劳、愤怒和快乐（Masheb & Grilo, 2006）。

在一项对暴食障碍和体重配对对照女性的研究中，消极情绪状态与失控和暴食发作相关（Telch & Agras，1996）。一项研究对热量剥夺和诱发负性情绪的条件进行了比较，结果发现，暴食障碍的肥胖女性自我定义的暴食次数与负性情绪显著相关，而与热量剥夺无关（Agras & Telch，1998）。其他研究描述了类似的关于负性情绪在引发暴食中的作用（Chua，Touyz，& Hill，2004）。

一项要求参与者使用掌上电脑并在 6 天内追踪自身情绪和进食行为的研究表明，与没有暴食障碍的体重配对对照组相比，有暴食障碍的参与者在暴食之前存在更多厌恶情绪（Greeno，Wing，& Shiffman，2000）。此外，在研究过程中进行随机抽样发现，有暴食障碍的参与者比没有暴食障碍的参与者平均心境显著低落。在两周的时间内，暴食者记录的抑郁和焦虑的日波动更剧烈（Lingswiler，Crowther，& Stephens，1987）。暴食障碍患者无论体重正常还是超重，在进食期间的负性情绪都比不暴食的参与者更频繁（Lingswiler et al.，1987）。除了更有可能在负性情绪下进食外，有证据表明，与非暴食者相比，暴食者会更高地评估所受的压力（Hansel & Wittrock，1997）。

暴食障碍患者在负性情绪时进食，并评估情境压力更大的潜在原因之一可能是他们缺乏调节情绪的能力。Whiteside 与同事（2007）发现了支持暴食障碍患者情绪失调的理论，他们发现暴食障碍患者存在识别和理解情绪状态的困难并缺乏情绪调节策略，它们对暴食的影响超过了性别、食物限制、过度评价体重和体型等因素。

# 神经性贪食

神经性贪食的特征是对瘦的过度关注和暴食发作，然后是代偿性行为（如呕吐、极端限制性饮食、滥用泻药或利尿剂、过度运动）。神经性贪食的诊断要求这些情况必须在 3 个月里平均每周至少发生 2 次。诊断为神经性厌食的患者无法诊断神经性贪食，而且大多数神经性贪食患者体重正常。

神经性贪食的发病通常在青春期或成年初期，并常常由节食引起（American Psychiatric Association，2000）。女性占确诊患者的大多数（90%）（American

Psychiatric Association, 2000），大约每 100 名女性中就有 1 名符合神经性贪食的诊断标准（Hoek & van Hoeken, 2003; Hsu, 1996）。在某些群体中，神经性贪食的比例可能更高。以美国的女大学生为例，每 100 人中有 2～4 人可能受到影响（Katzman & Wolchick, 1984; Healy, Conroy, & Walsh, 1985; Pyle, Halvorson, Neuman, & Mitchell, 1986; Drewnowski, Yee, & Krahn, 1988; Pyle, Neuman, Halvorson, & Mitchell, 1991）。

　　神经性贪食是一个慢性的过程，且可能不稳定（Fairburn et al., 2000）。随着时间的推移，暴食和清除的周期有起有落（Milos, Spindler, Schnyder, & Fairburn, 2005; Wilson, Grilo, & Vitousek, 2007）。神经性贪食缓解率31%～74%（Ben-Tovim et al., 2001; Grilo et al., 2003; Milos et al., 2005; Wilson et al., 2007）；缓解往往有时限性，复发非常常见（Ben-Tovim et al., 2001; Herzog et al., 1999; Wilson et al., 2007）。

　　与暴食障碍一样，神经性贪食与心理、社会和躯体功能失调有关。这些内容将在以下几节中详细阐述。

## 神经性贪食的精神病学和进食障碍特异性症状学

　　神经性贪食患者常同时共病轴Ⅰ（如心境障碍、焦虑障碍、物质滥用）和轴Ⅱ（如边缘型人格、强迫型人格）精神障碍。尽管对共病率的估计因研究而异，神经性贪食患者抑郁的终身患病率（60%～70%）高于普通人群（16.2%; Kessler et al., 2003），特别是当研究的样本量较大时。神经性贪食患者共病焦虑障碍也比对照组更为常见，至少共病一种焦虑相关障碍（如强迫障碍、社交恐惧症、创伤后应激障碍）的终身患病率在25%～75%（Swinbourne & Touyz, 2007）。值得注意的是，在大多数情况下，焦虑障碍的发作先于贪食（Swinbourne & Touyz, 2007）。Bulik 和他的同事（2004）发现共病酒精滥用或酒精依赖也很常见，比例为46%。女性神经性贪食患者的终身物质滥用率也有升高，在18%（Herzog et al., 2006）～28%（Lacey, 1993）。神经性贪食患者的酒精滥用和物质使用障碍的终身患病率（分别为13.2% 和14.6%; Kessler et al., 2005）高于普通人群。

人格障碍（尤其是 B 类人格障碍）的发病率，在神经性贪食患者中也更高。在由诊断性访谈（一种比自我报告更严格的评估方法）得出共病率的综述中，边缘型人格障碍患病率为 6%～37%，回避型人格障碍患病率为 2%～36%（Cassin & von Ranson, 2005）。而普通社区样本中，边缘型人格障碍的患病率为 0.5%，回避型人格障碍的患病率为 1.8%（Samuels et al., 2002）。

在进食障碍特异性精神病理方面，与对照组相比，神经性贪食患者对于体型、体重、进食（对食物和热量）和饮食限制（Cooper, Cooper, & Fairburn, 1989）的关注度显著更高。

## 神经性贪食的社交失调

神经性贪食影响患者的社会适应。例如，与对照组相比，神经性贪食患者在工作、休闲和家庭关系方面表现出更多的整体社交障碍（Herzog, Keller, Lavori, & Ott, 1987）。神经性贪食发作状态的女性，与缓解状态及非进食障碍的女性相比，情感支持显著减少（Rorty, Yager, Buckwalter, & Rossotto, 1999）。与没有进食障碍的对照组相比，神经性贪食急性期及缓解期患者对于亲属所提供的情感支持的质量表达了显著不满（Rorty et al., 1999）。神经性贪食患者所经历的社交障碍似乎是持久的。在被诊断十年后，这些女性在人际关系中依然存在困难（Keel, Mitchell, Miller, Davis, & Crow, 2000）。

对患者生活质量的研究表明，有神经性贪食病史的患者与没有神经性贪食病史者相比存在更多困难，尤其是在情绪功能方面（Doll, Petersen, & Stewart-Brown, 2005）。与心境障碍患者组相比，进食障碍（包括神经性贪食）患者生活质量更差（de la Rie, Noordenbos, & van Furth, 2005）。生活质量的差异似乎长期存在，在随访中，进食障碍患者的生活质量较对照组仍更差（de la Rie et al., 2005）。

## 神经性贪食的生理后果

神经性贪食与严重的生理后果相关，尤其是经常呕吐或滥用泻药的人。虽然神经性贪食的病死率很低，但不可忽视。所有原因导致的综合死亡率为0.3%～2%（Fichter, Quadflieg, & Hedlund, 2008; Keel & Mitchell, 1997）。可能危及生命的并发症包括低钾（低钾血症）、食管破裂、泻药性结肠、肾功能受损、心律失常和心搏骤停（Kaplan & Garfinkel, 1993; Sansone & Sansone, 1994）。

在一项 275 名神经性贪食女性的研究中，最常见的症状是虚弱（84%）、腹胀（75%）、面颊水肿（50%）、牙齿症状（36%）和手指老茧（27%）（Mitchell, Hatsukami, Eckert, & Pyle, 1985）。即使没有直接的生命威胁，贪食行为也通过口腔并发症、胃肠道症状、肾脏和电解质异常、心血管症状及对内分泌系统的负面影响而对身体产生深远的影响（Mehler, Crews, & Weiner, 2004; Mitchell & Crow, 2006）。例如，牙釉质的腐蚀通常在自我催吐后的 6 个月内出现，在遭受 5 年或更长时间困扰的人身上则很明显（Althshuler, Dechow, Waller, & Hardy, 1990）；腮腺肿大影响 10%～50% 的神经性贪食患者（Mehler et al., 2004），低钾血症大约是 14%。严重的电解质紊乱可能会导致其他并发症，如心律失常和心肌变性（Casiero & Frishman, 2006）。在内分泌系统，虽然神经性贪食和糖尿病之间的因果关系证据不一致，但很明显，患有糖尿病的同时还罹患进食障碍与糖尿病的恶化相关，包括更早出现靶器官的损害（Rydall, Rodin, Olmsted, Devenyi, & Daneman, 1997）。

## 情绪、情绪调节和神经性贪食

负性情绪可能导致、维持贪食行为并成为其后果。贪食行为常常与负性情绪状态相关，包括焦虑、抑郁和愤怒（Abraham & Beumont, 1982; Arnow, Kenardy, & Agras, 1995; Stice, Killen, Hayward, & Taylor, 1998）。在一项使用掌上电脑记录 2 周神经性贪食患者数据的研究中，在发生暴食和呕吐的日子里，患者报告了更差的心境（较少的积极情绪，较多的消极情绪，较多的愤怒／敌意，较多的压力）（Smyth et al., 2007）。研究人员注意到，一天中，在暴食-清除前的几个小时内患者情绪恶化，而在暴食-清除后患者情绪曲线急剧改善。这些发现有助于解释尽管贪食行为不是一种有效的整体应对策略，但仍会在短期内持续存在。换句话说，暴食-清除日的平均"最佳"情绪虽然仍比没有暴食-清除的日子差，然而，暴食-清除后的那几个小时，却由于逃避或避免了强烈负性情绪状态而对暴食及清除行为起到了强烈的负强化作用（Smyth et al.，2007）。这些结果得到了其他研究的支持（Lingswiler，Crowther，& Stephens，1989；Lynch，Everingham，Dubitzky，Harman，& Kassert，2000；Powell & Thelen，1996；Steiger et al.，2005）。同样地，在神经性贪食患者中使用催吐或泻药已被证明可以减少暴食引起的负性情绪（Powell & Thelen，1996）。

自陈研究表明，在暴食-清除的日子里除了负性情绪增加外，神经性贪食患者的抑郁（Bulik，Lawson，& Carter，1996）和愤怒（Waller et al.，2003）水平更高，情绪波动更大（Johnson & Larson，1982）。神经性贪食患者也可能在情绪处理方面有缺陷。例如，与对照组相比，神经性贪食患者表现出更多的注意缺陷，包括在使用 Stroop 范式（Dobson & Dozois，2004）、视觉探测范式（Rieger et al.，1998）及两耳分听任务范式时（Schotte，McNally，& Turner，1990），对情绪词进行选择性注意（例如，体型、体重及食物相关词语）。当在实验范式中出现食物线索时，神经性贪食患者比没有神经性贪食的患者更焦虑（Bulik et al.，1996）、惊跳反射增强，表明患者受到强烈的负面影响（Mauler，Hamm，Weike，& Tuschen-Caffier，2006）。此外，与正常对照相比，神经性贪食患者更难觉察自我情感（Legenbauer，Vocks，& Ruddel，2008）。和其他进食障碍患者一样，神经性贪食女性患者比没有神经性贪食病史的女性更难忍受痛苦（Corstorphine，Mountford，Tomlinson，Waller，& Meyer，2007）。

希望获得更多关于进食障碍和肥胖信息的读者，请参阅 Fairburn & Brownell（2001），Garner & Garfinkel（1997）。

## 改编版 DBT 治疗暴食障碍和神经性贪食的基本原理

现有的治疗方法可以改善暴食和贪食的症状。这些方法包括：① 认知行为治疗（CBT）（Fairburn, 1995; Marcus, 1997; Wilson, Fairburn, & Agras, 1997），侧重于将病态的进食模式正常化（如减少饮食限制），处理对于体重和体型的高度理想化；② 人际心理治疗（IPT）（Klerman & Weissman, 1993; Wilfley et al., 1993; Wilfley et al., 2002），该疗法旨在解决维持进食障碍的人际问题；③ 行为减重治疗（BWL）（Agras et al., 1994; Marcus, Wing, & Fairburn, 1995; Munsch et al., 2007），该疗法强调减少以肥胖为特点的暴食障碍的混乱进食模式和过度热量摄入。虽然这些治疗会涉及情绪（例如，IPT 关注人际角色纠纷或伤心时的负性情绪），但没有一种方法在理论和具体步骤上直接关注负性情绪在暴食障碍和神经性贪食中的作用。

相当数量的暴食障碍和神经性贪食的来访者在结束 CBT、IPT 或 BWL 治疗时或结束后的一段时间，依旧为进食障碍症状所困扰（Wilson et al., 2007），这显示了开发针对暴食和贪食的新的概念化理论模型和（或）治疗方法的必要性。其中一个新模型是情绪调节模型。该模型建立在大量研究的基础上，将负性情绪与进食障碍联系起来（Abraham & Beumont, 1982; Arnow, Kenardy, & Agras, 1992, 1995; Polivy & Herman, 1993），情绪调节模型将暴食和其他类型的病理进食（如呕吐、限制性饮食）视为影响、改变或控制痛苦情绪的行为性尝试（Linehan & Chen, 2005; Waller, 2003; Wiser & Telch, 1999; Wisniewski & Kelly, 2003）。暴食似乎通过提供负强化或暂时缓解这些负性情绪而在暴食障碍和神经性贪食中发挥作用（Arnow et al., 1995; Polivy & Herman, 1993; Smyth et al., 2007; Stickney, Miltenberger, & Wolff, 1999）。

由于 CBT、IPT 和 BWL 都不是以情绪调节模型为基础的，因此一种基于矫正神经性贪食和暴食障碍患者假设的情绪调节缺陷的新治疗方法应运而生。辩证行为治疗（DBT）最初由 Linehan（1993a，1993b）开发，是迄今为止最全面、最具研究支持的针对边缘型人格障碍情绪调节问题的治疗方法（American Psychiatric Association, 2001）。与一些研究者一样，Telch（1997a, 1997b）认识到 DBT 将边缘型人格障碍患者的自我伤害行为定义为功能性的情绪调节行为（虽然是适应不良的），有助于理解进食障碍患者将暴食和（或）清除行为作为情绪调节的功能性行为（虽然是适应不良的）。因为 DBT 是专门设计用于教授适应性情绪调节技能并且它针对情绪失调导致的行为，改编 DBT 以治疗暴食障碍或神经性贪食有据可循（McCabe, La Via, & Marcus, 2004; Telch et al., 2000, 2001; Wisniewski & Kelly, 2003; Wiser & Telch, 1999）。

## DBT 用于治疗暴食障碍及神经性贪食的研究证据

到目前为止，初步研究认为，改编版 DBT 治疗进食障碍非常有前景，但仅限于个案报告（Safer et al., 2001a; Telch, 1997b）、非对照病例系列（Palmer et al., 2003; Salbach-Andrae, Bohnekamp, Pfeiffer, Lehmkuhl, & Miller, 2008）、非对照试验（Salbach, Klinkowski, Pfeiffer, Lehmkuhl, & Korte, 2007）和 3 个随机对照试验（Safer, Robinson, & Jo, in press; Safer et al., 2001b; Telch et al., 2001）。

本书描述的治疗方法是目前 DBT 用于进食障碍的治疗中唯一得到随机试验结果支持的治疗方式。在随机试验中，患者被随机分配到改编版 DBT 治疗暴食组（Safer et al., in press; Telch et al., 2001）或改编版 DBT 治疗神经性贪食组（Safer et al., 2001b）或对照组（例如，等待组或非特殊心理治疗组）。由于可能影响结果的因素是随机分布在各组中的，某一特定偏倚或因素混淆结果的机会非常小。因此，随机对照试验结果被认为是临床治疗有效性的最可靠的科学证据（Chambless & Hollon, 1998）。

经过改编的 DBT 最初是为满足暴食障碍、神经性贪食或部分神经性贪食（例如，根据 DSM-IV-TR 标准，连续 3 个月，暴食频率 1 次／周而不是 2 次／周；American Psychiatric Association, 2000 年）标准的成年女性（18～65 岁）而开发的。研究的排除标准包括：① 当前正在使用精神类药物（Telch et al., 2001; Safer, Telch, & Agras, 2001b）或在药物治疗的前 3 个月里，尚未达到稳定的精神药物剂量（Safer et al., in press）；② 精神病性或双相情感障碍；③ 目前正在接受心理治疗或减肥治疗；④ 目前存在自杀倾向；⑤ 目前存在物质滥用或物质依赖；⑥ 怀孕。边缘型人格障碍的患者并没有被明确排除在外，尽管只有少数参与者完全符合边缘型人格障碍的标准。

在第一个 DBT 治疗暴食障碍随机对照试验中，89% 的患者（16/18 人）在 20 周的团体治疗之后暴食行为戒除（即在评估前的 4 周内都没有客观的暴食发作），而这一数据在等待组中仅为 12.5%（2/16 人）。本研究脱落率相当低，22 个进入 DBT 研究并参加了第一节治疗的受试者中，仅 9%（2/22 人）脱落。在治疗后，DBT 的参与者报告称，他们对于体重和体型的关注及进食问题明显改善，情绪性进食量表（Arnow et al.，1995）表明，他们在愤怒时进食的冲动显著降低。在 3 个月和 6 个月的随访中，分别有 67%（12/18 人）和 56%（10/18 人）的参与者不再暴食。DBT 的参与者还在最后的评估中表示，他们平均每周练习 3.6 种不同的技能，平均每周练习 4 天。

高戒除率与一项较小的 DBT 治疗暴食障碍的非对照试验结果一致，其中 82% 的参与者在 20 次团体治疗后停止暴食，没有人在开始治疗后退出（Telch et al.，2000）。类似的结果也在 DBT 治疗暴食障碍的扩展研究中被报道，在该研究中，患者群体扩大到男性和女性及稳定服用精神药物的个体（Safer et al.，in press）。该研究对所有参与者使用保守的统计分析，包括了退出治疗的患者（即有治疗意图），在 20 次 DBT 治疗后，暴食戒除率为 64%，该结果在 12 个月随访中也继续维持（Safer et al.，in press）。这些比例与 Wilfley 等人（1993，2002）报道的 CBT 和 IPT 比例相似，需要进行长期比较性研究，以澄清特定参与者对不同治疗方法的相对反应率。

一项随机对照试验对团体 DBT 治疗神经性贪食进行了研究，20 周的 DBT 治疗与等待对照组进行比较。在治疗结束后，DBT 治疗暴食及清除行为的戒除率为 28.6%（4/14 人），而等待组则为 0%（0/15 人）（Safer et al.，2001b）。这些发现与神经性贪食试验中最大的多中心 CBT 治疗后的戒除率相似（Agras, Walsh, Fairburn, Wilson, & Kraemer, 2000）。重要的是，DBT 在情绪调节测量中的效应值（表示治疗效果的优劣）为中到大，从而为降低情绪失调作为 DBT 治疗神经性贪食的潜在机制假设提供了支持。例如，情绪性进食量表（EES; Arnow et al.，1995）表明，参与者生气、焦虑或抑郁时的进食冲动降低了。此外，积极和消极情绪量表（Watson, Clark, & Tellegen, 1988）显示，治疗组的消极情绪体验显著减少。治疗后 DBT 组随访的脱落率为 0%。

　　这些初步的积极结果令人振奋，因此许多临床和研究人员多次要求我们将改编的针对暴食障碍和神经性贪食症状的 DBT 做详尽的描述。由此，基于 Telch 最初的手册（1997a），我们撰写了本书。对于不熟悉标准 DBT 的读者，下一章将介绍标准 DBT 及适用于暴食障碍和神经性贪食的改编版 DBT。

# 第 2 章

# 治疗师导读

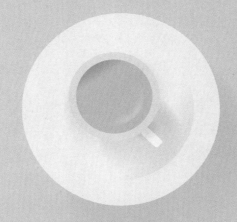

这一章为治疗师在来访者开始治疗之前提供指导。为使大家更好地了解背景情况，我们首先介绍改编版 DBT 治疗背后的推动力；然后，简要回顾标准 DBT 的循证证据；接着，我们将介绍这种治疗的模式、假设、基本原理、目的和目标；本章的最后一节着重于治疗的实施，包括基本治疗策略和如何组织治疗的细节。

## 改编版 DBT 发展的推动力

本书所描述的治疗方法的推动力最初来自长期治疗进食障碍的来访者和在这一领域进行临床研究的 Christy F. Telch。本书包括对进食障碍更有效的治疗方法的研发。正如第 1 章所讨论的，相当数量的暴食和贪食来访者没有从当前可用的心理治疗中（如 CBT、IPT、BWL）获得最大的收益。

我认为，治疗反应不佳的一种潜在解释可能是此类治疗未能直接针对暴食的情绪因素。换句话说，尽管有大量的描述性和试验性研究支持情绪失调和进食障碍之间的关系，但 CBT、IPT 和 BWL 都未涉及暴食的情绪调节模型。

在寻找更有效的暴食疗法时，笔者发现了 Marsha Linehan 为边缘型人格障碍来访者开发的一种疗法——DBT。标准 DBT 基于以下假设：以情绪调节系统的功能障碍来概念化边缘型人格障碍最为合理，如许多冲动行为（如自杀行为和非自杀性自残）都是调节痛苦情绪的适应性不良的尝试。当笔者深入这种治疗方法并接受 DBT 的正式培训时，更加确信这种治疗的假设、原则和策略可以有效地应用于进食障碍，因此开始了以原始治疗手册为基础的开发和研究。

在开发标准 DBT 的过程中，Linehan 将自己的 BPD 临床和研究经验与西方哲学（辩证法）、CBT、东方（禅修）和西方冥想练习的原则与概念相结合。DBT 可以被认为是对这些不同观点进行整合，并将这种整合应用于治疗情绪困难的新方法。DBT 将接受和改变整合于治疗所教授的技能中。

Linehan 自 20 世纪 80 年代开始发展标准 DBT，先后将标准 DBT 编成两本手册（1993a，1993b）。手册描述了辩证哲学的基础，治疗沟通中的接受和改变，以及 DBT 的核心假设；在应用本书中描述的改编版治疗之前，需要首先阅读手册。在笔者努力将 DBT 应用于进食障碍治疗的过程中，得到了 Linehan 大量的咨询意见。在她的允许下，笔者从手册中"抄"了大量内容，将其移植到笔者最初的治疗手册中，即《治疗暴食障碍的情绪调节技能训练》（Telch，1997a），这也是本书的基础。尽管本书的每一位作者都针对进食障碍添加了自己的想法，并针对 DBT 的内容进行了修改，但大家一致认为，修改后的治疗方法或多或少是 Linehan 手册的改编版。因此，本书并非每次引用 Linehan 手册时都作了标注。

## 简要回顾标准 DBT 的循证结果

目前，标准 DBT 是边缘型人格障碍情绪调节治疗中循证依据最多的疗法（American Psychiatric Association，2001），被认为是该障碍的推荐治疗（Lieb, Zanarini, Schmahl, Linehan, & Bohus, 2004; Linehan, Comtois et al., 2002）。到目前为止，已有多个标准 DBT 的随机对照试验（Linehan, Armstrong, Suarez, Allmon, & Heard, 1991; Linehan et al., 1999; Turner, 2000; Koons et al., 2001; Linehan, Dimeff et al., 2002; Verheul et al., 2003; Linehan et al., 2006）和一些非随机对照试验（Barley et al., 1993; Bohus et al., 2000; Stanley, Ivanoff,

Brodsky, Oppenheim, & Mann, 1998; McCann, Ball, & Ivanoff, 2000; Rathus & Miller, 2002; Bohus, Haaf, & Simms, 2004）。

　　与常规治疗（Linehan et al., 1991）比较，或者更严格地与非行为取向的专业治疗师所提供的治疗比较（Linehan et al., 2006），使用标准 DBT 后，有边缘型人格障碍的自杀来访者：① 发生自杀行为或非自杀性自残行为的可能性显著降低；② 自杀行为或非自杀性自残事件较少；③ 需要医学干预的严重的自杀行为或非自杀性自残行为减少；④ 更有可能继续接受治疗；⑤ 精神科住院天数减少；⑥ 愤怒有所降低；⑦ 在治疗结束时，总体和社会适应性有所改善。随着时间的推移，所有的来访者症状都有改善，抑郁、绝望和自杀意念的症状有所减轻（Linehan et al., 1991; Linehan, Heard, & Armstrong, 1993; Linehan, Tutek, Heard, & Armstrong, 1994; Linehan et al., 2006）。这些改变在 1 年的随访中仍然得以维持（Linehan et al., 2006）。

　　利用 DBT 治疗边缘型人格障碍和非法药物使用的随机对照试验也显示了 DBT 的疗效（Linehan et al., 1999; Linehan, Dimeff, et al., 2002）。这两项研究都表明，与对照组相比，DBT 组参与者的非法药物使用显著减少（Linehan et al., 1999; Linehan, Dimeff et al., 2002）。

## 治疗模式、假设和基本原理的介绍

　　在开始使用这种疗法之前，治疗师需要熟悉 DBT 对情绪和情绪调节的基本定义。简而言之，情绪是一种强大的基于生理的反应，它能组织人们对内部和外部刺激作出反应。情绪可以被看作是影响个体整体反应的复杂现象。情绪有许多"部分"，包括但不限于情绪体验（如恐惧）、情绪表达（如逃跑）和生理活动（如出汗）。虽然这些基本的组成部分是共同的，但每个人的情绪却具有不同的：① 强度；② 对积极和消极情绪的体验；③ 情绪易变性（情绪波动）；④ 对特定情绪的体验（例如，羞愧、内疚）。根据 DBT 模型，情绪调节包括个人试图影响、改变或控制情绪。方法有两种，一种是阻止情绪开始（例如，回避令人害怕的情境），另一种是在情绪开始后试图改变它（例如，逃离令人害怕的情境）。适应性情绪调节需要有标识、监控和调整情绪反应的能力，包括在短期内情绪无法改变时接受和容忍情绪体验的能力。

该治疗所基于的理论模型认为，BED 和 BN 来访者的核心问题是情绪调节功能障碍。这种功能障碍是脆弱性和适应性情绪调节技能不足的结果。也就是说，该模型假设来访者最主要的核心问题包括标识、监控、调整和接受情绪方面的不足。

由于 BED 和 BN 来访者的情绪调节技能发展不全，他们经常依赖不良的适应手段来控制情绪，如暴食和（或）清除。这些行为可以通过干扰或抑制情感体验和表达，以及通过降低生理唤醒水平来改变或影响情绪。这种暂时的缓解强化了暴食和（或）清除作为情绪调节的策略，这些行为变成了对情绪失调的自动的、过度学习的反应，排挤掉了更多的适应性策略。暴食和（或）清除行为是适应不良的，因为从长远来看，它们对个人有害，会加剧情绪调节的适应不良的反应，而且严重影响躯体、个人和人际健康。

这种治疗也基于以下假设，即 BED 和 BN 来访者明显的情绪调节障碍部分是情绪易感的结果。情绪易感的概念是对情绪刺激高度敏感、强烈的情绪反应及缓慢的基线回归。BN 患者总体负性情绪更多（Bulik et al., 1996; Waller et al., 2003），BED 患者（Greeno et al., 2000）比没有 BED 的人每日的负性情绪也明显更多。另有研究证据（Masheb & Grilo, 2006）支持，BED 和 BN 患者在所有情绪上都存在情绪失调，包括喜悦和兴奋等积极情绪。也就是说，暴食和（或）清除可能被用来调节强烈的兴奋感；因为如果没有足够的情绪调节技能，这种兴奋感的体验为压倒性的和威胁性的。最后，我们假设对于 BED 和 BN 的来访者，强烈的欲望和冲动会伴随情绪而来，同时也会有强烈的躯体反应（如心率加快）。因此，如果没有必备的情绪调节技能，BED 和 BN 患者在面对情绪困扰时，几乎不可能抑制住强烈的暴食和（或）清除的冲动。

## 不认可的环境的作用

该治疗模型假设个体情绪易感性与特定类型环境之间的长期交互影响导致了 BED 和 BN 的情绪调节缺陷。这种特定的环境被描述为"不认可的"，其特征是对个人体验（如信仰、想法、情绪和感觉）做出消极、不一致和（或）不恰当的反应。例如，哭泣可能会遭遇无人回应、惩罚或批评。因此，任何主动的情感表达都没有得到肯定、确认或重视。在这样的环境中，孩子认识到某些情绪和个人体验是不可接受且危险的，因为它们会导致拒绝、惩罚和反对。

在儿童期，不认可的环境可能带来的后果包括：① 没有能力标识情绪；② 无法相信自身的情绪是对事件的合理反应；③ 无法忍受痛苦或适应性地调节情绪唤醒或情绪反应；④ 不认可自身的体验。自我不认可让人怀疑自己的内心状态，依赖环境来寻找应对的线索。这种寻求外部认可的倾向导致无法建立和发展自我。进食障碍的核心部分就是过分专注外界对理想体重和体型的描绘。

现在，向 BED 和 BN 来访者传授适应性调节技能的理由应该很明确了。为了停止使用暴食和（或）清除来调节情绪，来访者需要学习适应性的情绪调节技能以代替适应不良的暴食行为。否则，一旦停止暴食和（或）清除行为，来访者可能又会代之以另一种功能失调的行为。这种治疗还假设在适应性情绪调节里，接受和改变技能都是必要的。

## 治疗目标和靶点

治疗目标、技能训练目标和治疗靶点由治疗师在治疗前和初始的几次治疗中陈述，并在第一次治疗时发放的讲义里概述（第 3 章，附件 3.2）。更多细节请参考这部分资料。简而言之，治疗的主要目标是让来访者停止暴食（和清除），并停止在目标栏中列出的所有其他有问题的饮食行为（例如，盲目进食，暴食的冲动，渴求、屈服于暴食）。治疗目标是通过教授适应性情绪调节技能来实现的，这些技能包括正念技能、情绪调节技能和痛苦忍受技能。来访者被教授练习和使用这些适应性情绪调节技能，以取代适应不良的进食行为。

为了实现目标，我们培训治疗师时专注于几个关键点。例如，我们建议他们总是"盯住奖品"，也就是说，要记住治疗的目的是停止暴食（和清除）[1]。治疗师必须

---

[1] 尽管全书的其余部分通常只提到暴食，但清除和任何其他补偿行为（如滥用泻药、禁食、过度运动）——当存在时——也被认为是额外的目标。

坚信暴食是一种严重的适应不良和破坏性行为，必须完全停止。治疗师积极寻找任何与暴食哪怕只是部分相似的行为，帮助来访者用治疗中所教授的适应性行为来代替有问题的进食行为。

"盯住奖品"要求治疗师不断地将来访者获得对进食行为（尤其是暴食行为）的控制力与学习技能联系起来。治疗师的工作是让来访者相信，学习和练习治疗中传授的情绪调节技能，对于他们实现停止暴食和控制其他问题行为的目标至关重要。此外，治疗师必须将适应性技能的学习和练习与提高生活质量联系起来。也就是说，暴食和问题饮食行为会产生罪恶感和羞耻感，剥夺来访者的自尊、掌控感和能力。

"盯住奖品"还需要治疗师采纳辩证戒瘾这一概念。在第二次治疗中（第3章，第84～87页）将对此进行说明。简而言之，辩证戒瘾的精髓是治疗师必须对外传递一种坚定的信念，即课程中的每一位来访者都可以而且将会停止暴食，同时在思想上做好准备，当来访者失败和暴食时"接住"他们。治疗师必须百分百地确定戒除暴食是能实现的，而且来访者可以从课程开始的那一刻就停止暴食。治疗师传达的态度是，戒除是必须的，没有中间地带。为了获得对生活的掌控，来访者必须**现在**就停止暴食。当然，治疗师的工作就是去帮助来访者弄明白要做些什么来停止暴食，以及用适应性的行为来代替暴食。在这方面，治疗师非常积极地为来访者提供方法，用以代替暴食。治疗师提供动力、信念、助推，直到来访者可以自己继续行动。另一方面，当来访者失败时，治疗师也准备好"扶起他们"。治疗师帮助来访者学会如何失败。也就是说，虽然治疗师传达了来访者能够而且必须停止暴食的信念，但也不评判地接受那些没有做到这一点的来访者，接受他们暴食了的事实。治疗师对暴食的反应是承认暴食很难戒掉，同时坚信来访者可以戒掉。在一位来访者又发生暴食后，治疗师解释说，现在的任务是接受失望，从失败中吸取教训，并承诺从现在开始通过不再暴食来修复暴食造成的自我伤害。

"盯住奖品"需要注意在目标清单上列出的最重要的靶点，即停止任何妨碍治疗的行为。治疗师很清楚地告诉来访者，他们相信暴食和问题进食行为不会在没有治疗的情况下停止。因此，由于来访者的目标是停止暴食、控制他们的饮食和生活，来访者必须接受治疗来实现这些目标。如果来访者不接受治疗，他们就不太可能好转。任何妨碍接受治疗的行为（如缺勤、迟到）都需要最优先处理，治疗师在治疗开始时就要让来访者承诺优先处理任何妨碍到治疗的行为。这一点一旦明确就无需再提及，除非妨碍治疗的行为出现。

在我们的研究试验中，"盯住奖品"的最后一个要求是治疗师必须遵守本书中描述的治疗方案。例如，在斯坦福大学进行的试验中，我们向治疗师强调，必须教授规定的技能，而学习的方式可以协调。也就是说，可以灵活运用。治疗师在进行治疗时，必须根据治疗过程中所发生的情况来决定某一特定策略是否适用。例如，本书可能建议使用"魔鬼代言人"策略来增强来访者承诺，但考虑到特定群体的背景，"延伸"可能更合适。用于教授技能的策略或工具是可以调整的，因此可以灵活使用。

需要指出的是，来访者，尤其是 BED 患者，可能会关注治疗是否旨在减肥。治疗师必须承认，这是一种可以理解的担心，他们也有同感，也担心来访者的体重，尤其是与适应不良的进食行为相关的超重。然而，治疗师必须明确，这不是针对减肥的计划，因为饮食、营养和膳食处方不是治疗的重点。如果来访者学习和使用适应性技能来调节情绪，他们将停止暴食并更能控制饮食，体重可能会下降（第 3 章）。要求来访者每周监测他们的体重，以评估与治疗相关的体重变化。

# 提供治疗：基本的治疗师策略

治疗 BED/BN 的 DBT 采用与标准 DBT 相同的治疗策略（Linehan, 1993a, 1993b）。这些策略包括辩证策略（如平衡接受和改变、辩证思考的示范）、问题解决和对策分析策略（例如，链分析）、风格策略（例如，不敬风格）、承诺策略（例如，利弊分析、扮演魔鬼代言人、得寸进尺、以退为进、将当前的承诺与先前的承诺联系起来、在没有选择的情况下强调选择的自由及啦啦队）、结构策略和治疗团队咨询策略（例如，每周治疗师咨询会议）。

以下将简要描述这些治疗策略，后续章节的相关部分将给出更详细的描述。

## 辩证策略

DBT 以辩证的世界观为基础，强调现实基本的内在关联性或整体性，并将当下行为与更大的背景联系起来。从辩证的世界观来看，现实并不是静止的，而是由对立的力量（论证和反证）组成的，这些力量继续发展，可以产生一组新的对立力量。个体被困在冲突的一端，而治疗师帮助来访者辩证地解决困境或冲突，并综合判断。综合判断是一种不同的方式，是超越冲突的不同视角。从这点来看，治疗师使用的基本辩证策略是觉察来访者所陷入的极端，并提出解决方法（例如，使用技能）。

在提供这种治疗时，治疗师主要使用的辩证策略是平衡接受和改变。治疗师的核心"态度"是通过敏感地平衡，使来访者接受自己本来的样子，但同时作出改变。这种辩证法在辩证戒瘾的概念中得到了明确的体现。辩证的指导原则也反映在所教授的技能上，包括在**全然接受**和**爱你的情绪**的同时学习改变情绪的技能。治疗师必须接受和认可来访者当前的情况，同时教授行为技能，告诉他们必须改变现状。

治疗师的平衡作用推动来访者为了有更好的生活而接受自己现在的状态并且作出改变。在这种情况下，治疗师必须敏锐地意识到来访者的不平衡倾向，要么过于倾向于推动改变，要么哪怕需要也不改变。提供平衡是治疗师的工作，其目的是帮助来访者适应变化，并接受变化是现实的一部分。

接受和改变的辩证态度是通过治疗师平衡地应用认可和问题解决的策略来传达的。认可的本质是一种沟通，表示在当前的环境中这样的反应是可以理解的。考虑到当前的情况和来访者的学习历史和信念结构，治疗师认识到并告诉来访者她的反应是有意义的，是合理的。认可不是敷衍或安慰。例如，如果来访者说："我太蠢了，竟然惹恼了老板，所以下班回家后我就暴食了一顿。"认可来访者并不意味着要去说："你一点都不蠢。"认可包括承认来访者感到愚蠢的情绪体验、来访者的反应及事后感觉自己愚蠢。认可不包括认可不合理的反应。所以在这种情况下，治疗师不会认可暴食是对情绪痛苦的有效反应。

简而言之，辩证的处理方法是：① 寻求综合和平衡，以取代功能障碍个体常见的僵化和极端反应；② 增强来访者对模棱两可和变化的适应，将其视为生活中不可避免的部分。

　　在辩证的众多策略中（Linehan，1993a，Ch.7，199-220），另外两个值得注意的是**延伸**和**转灾为福**。延伸是来源于合气道的一种策略，治疗师站在来访者的立场上，而不是反对他，使来访者在原来的立场上更进一步，从而失去平衡，使新视角更加开放。转灾为福的本质是在困境中创造机会。Winston Churchill 曾说过："悲观主义者在每一个机会中都看到了困难，而乐观主义者在每个困难中都看到了机会。"这说明，一个人可以从错误中学习，这是很重要的。例如，BED 和 BN 患者在暴食后通常会感到沮丧和羞愧，他们倾向于不去想这件事。在这种情况下，治疗师承认"困难的事实"，同时也将这次事件作为一个来理解问题行为前因后果的机会，并确定下次可以使用的有效技能。治疗师应该寻找多种机会来运用这一策略，并通过将失败转化为学习经验来帮助来访者学会从"失败"中振作起来。

## 问题解决和对策分析策略

　　问题解决的策略包括两个阶段。首先，接受问题的存在，这意味着治疗师首先要以不评判的方式帮助来访者观察和描述有问题的暴食和冲动行为模式。其次，在对问题进食行为进行非评判性分析之后，治疗师帮助来访者生成有效的、适应性的替代解决方案。这涉及识别已经教过的技能，并提高来访者使用这些技能的积极性。

　　问题解决和对策分析策略贯穿整个处理过程中，包括对问题行为的详细检查，同时生成可替代的适应性回应。在治疗中使用详细的链分析表单（第 3 章，附件 3.6）帮助来访者识别导致目标问题行为及该行为发生后的事件和因素。对策分析包括确定可替代的适应性反应（例如，确定要使用的技能）。链分析表单由来访者在每次目标问题行为发生后完成，并在下次治疗的回顾家庭作业环节中汇报。

## 风格策略

　　进行这种治疗的治疗师会平衡使用传达温暖和理解的回应与共情性的沟通风

格和就事论事的"不敬"风格。根据具体情况，两种风格在会谈中交替使用。当帮助来访者接受自己，摆脱消极自我评判时，回应式的共情交流风格通常是最合适的。就事论事的沟通风格可以帮助那些似乎无法从不同角度看待事物的来访者。不敬的沟通策略则通过非常坦诚的态度来提醒来访者，从而帮助其行动起来。例如，如果来访者说："我不能继续练习这些技能，因为它们使我花费了太多的时间。"治疗师可以用一种幽默的语气说："啊，我明白了，练习这些技能花了太多时间……但你却能找到时间来暴食。"或者，"如果你有时间暴食，你就有时间练习技能。"

## 动机和承诺策略

从来访者那里获得承诺和协议是治疗师在整个治疗过程中持续的任务。治疗师与来访者达成的第一个协议是来治疗，下一步是同意治疗的目标是停止暴食，再下一步是学习和练习技能。治疗师不断衡量来访者的承诺水平，来访者不遵守承诺时要使用动机和承诺策略处理。

在 DBT 中，动机不被视为"内在"或"本质"。相反，治疗师理解情境变量的决定性作用，情境变量出现时会增加来访者表现出期望行为的可能性（即"有动机"）。治疗师还需要记住，从来访者那里获得承诺和协议是一项持续的工作，需要治疗师不断评估来访者当前的承诺水平，在来访者的承诺有反复时继续使用动机和承诺策略。

在标准 DBT 中，团队技能训练关注的是补救来访者能力上的不足，而个体治疗则帮助来访者识别新教的技能的日常应用，并涉及分析可能干扰治疗的动机问题。这种分析可以采取行为链分析或对策分析的形式，也可以使用承诺策略。

治疗师使用改编版 DBT 治疗所面临的挑战是，在一次会谈中，既要提供标准 DBT 的个体治疗中通常关注的动机部分，又要提供通常在团体技能训练中教授的技能（第 3 章）。治疗师需要激励来访者在困难的情况下使用技能。当来访者放弃的时候，治疗师不应假设她或他能或不能自己解决问题。在这些情况下，但凡有可能，治疗师都需要想方设法地引导出来访者的新行为。

承诺策略在这里作简要讨论，但将贯穿本书的所有相关章节。同样，读者也需阅读 Linehan 原始手册（1993a，284-291）的相关部分。评估利弊包括帮助来访者回顾所评估行为的好处及坏处。治疗师应该强调利弊的短期和长期后果。例如，短期内看起来有吸引力的行为可能会有非常负面的远期后果。在扮演魔鬼代言人的过程中，治疗师以反驳或挑战来访者的方式，激发来访者给出自己**必须**改变的理由。在"得寸进尺"的策略中（Freedman & Fraser，1966），治疗师通过先提出简单的要求再提出更高的要求，来提高依从性。在"以退为进"的策略中（Cialdini et al.，1975），治疗师首先提出具有挑战性的要求，然后提出简单的要求。将当前的承诺与先前的承诺联系起来时，治疗师会提醒来访者以前所做的承诺，以支持可能正在减退的动机，或指出来访者的行为与先前承诺之间的矛盾。在没有选择的情况下强调选择的自由的策略通过强调在缺乏有效的选择时来访者有权选择做想做的任何事，来增强承诺。

## 治疗团队咨询策略

这里的主要策略是每周召开一次治疗师会议。团队咨询会议的目的是：① 回顾和评估对于治疗手册的遵从情况；②"治疗治疗师"，为每位治疗师提供不批判的环境，来观察和描述在这一周的治疗过程中他们的行为、想法和感受，并让其他团队成员提供不批判的反馈、认可和建议；③ 讨论如何最好地处理团体成员或来访者干扰治疗的行为。

## 结构策略

治疗是围绕治疗目标层级（第 3 章，附件 3.2）中列出的具体靶点进行结构化组织的。靶点包括必须停止的问题进食行为和为了达到这个目标必须学习的技能。通过引导来访者学习所教授的技能和如何使用它们，治疗师在来访者停止暴食的目标和学习新技能之间架起了桥梁。例如，治疗师可以说："好吧，如果你不想沮丧，你可以这样做。这意味着做与情绪告诉你要做的事相反的事情。沮丧的情绪让你退缩，让你不去活动，那么相反的行为就是活跃起来。"治疗师会给出明确的指示，告诉来访者如何应用所学技能，而不是假设来访者已经学会使用技能。

# 团体治疗的结构

　　如前所述，这种改编的治疗结合了标准 DBT 中两种不同形式的功能要素：个体心理治疗（增强动机）和团体技能训练（获得／增强新技能）[1]。因为有很多任务要完成，不管团体成员是否都到场，每周 2 小时的团体治疗都应该准时开始。治疗师首先和成员打招呼。如果一位团体成员迟到或错过了前一次会谈，她（他）会被要求在回顾家庭作业期间简要说明原因。注意到妨碍接受治疗的行为是非常重要的，不应忽视缺勤或迟到。但在短暂的关注之后，治疗师应该继续当天的议程。如果一位团体成员缺席，治疗师可以打电话去问候，并鼓励来访者参加团体治疗。对于经常缺席或迟到的来访者，团体带领者应运用自己的判断力，并尽量通过简短的电话或面对面的访谈与其私下解决这个问题。如有必要，针对这种干扰治疗的行为进行链分析。

## 回顾家庭作业：日记卡和链分析

　　第 3 章详细讨论了回顾家庭作业的过程。简而言之，会谈的前半部分（团体治疗 50 分钟，个体治疗 25 分钟）是用来回顾过去一周的技能练习和针对

---

[1] 我们的数据是基于我们在研究中使用的设置［其中，暴食障碍（BED）治疗是 20 次，每周 1 次，每次 2 小时的团体治疗；神经性贪食（BN）治疗是 20 次，每周 1 次，每次 50 分钟的个体治疗］，没有数据表明改变设置会对临床结果产生负性影响。事实上，Telch 的案例报告（1997b）表明，接受个体治疗的 BED 患者反应良好。因此，治疗 BED 或 BN 患者的治疗师可以以团体或个体形式进行。同样，尽管我们的研究使用 20 次治疗会谈的设置，但研究和临床环境间的差异可能要求治疗师以不同的速度完成治疗。第 3～7 章聚焦在要教授的技能上，而不是治疗师教授技能的时间。对于希望复制我们研究的治疗师，本书附录概述了每次治疗会谈所涵盖的具体内容。

目标行为的链分析。在团体形式中，每个团体成员应该有大约 5 分钟的时间来报告新技能的使用情况，并描述在应用这些技能来取代有问题的进食行为时的有效性或存在的困难。治疗师会与每个团体成员核对，了解他们使用了哪些技能，如何使用这些技能，以及这些技能是否有效。应该鼓励团体成员互相帮助，找出在应用技能遇到问题时的解决方案，并为每个团体成员所做的努力"加油鼓劲"。

治疗师清楚地表示：每位团体成员技能练习的情况都会被问到，如果没有练习则会被询问缘由。这可以激励来访者在一周中找到使用技能的情景，以便在治疗中分享。清楚地说明每个成员将被要求每周分享，这为练习设定了标准，成为激励的源泉。治疗师应该在小组成员感到愚蠢、羞愧或尴尬时保持警惕，可以讨论在这种情况下哪些技能是有用的。

由于时间非常有限，治疗师要使来访者非常专心。第 3 章有更详细的讨论。简单地说，来访者被要求分享两部分内容。第一是前一周技能练习的情况，及使用技能来替代适应不良的暴食和其他问题进食行为。分享技能练习的基础是每个来访者都要完成的日记卡。第二是来访者对目标进食行为的链分析。每位来访者都要分享层级最高的靶行为（第 3 章，附件 3.2）。例如，如果发生了最高级别的靶行为暴食和（或）清除，来访者必须分享针对该行为的链分析。如果暴食和（或）清除行为发生了，治疗师必须牢记辩证戒瘾的概念（第 3 章），以帮助来访者有效地应对失败，重新振作起来，并承诺从此刻起不再暴食。如果暴食和（或）清除没有发生，则可以讨论下一层级的靶行为。

在回顾作业的过程中，来访者被要求报告：① 在向问题行为发展的链条上确认关键功能失调的环节（第 3 章）；② 本来可以使用及下次会尝试使用什么技能，来替代功能失调的环节。

对于在技能练习和应用方面有困难的来访者，治疗师需要评估这种困难的性质。例如，首先确定困难是源于缺乏对技能的理解、缺乏练习，还是缺乏动机。如果困难是缺乏理解造成的，可能需要简短地复习（理想情况下可以由另一位小组成员提供）。如果来访者了解技能，则需确定是否需要通过额外的练习来强化。如果是，则帮助来访者设定实际的练习目标。如果困难是源于缺乏动机，则使用之前描述的承诺策略（Linehan，1993a）。例如，治疗师可以让来访者评估练习技能的利弊，形成练习技能的行动计划，并承诺在接下来的一周克服技能练习的障碍（包括缺乏练习的自我批评）。治疗师必须小心，不要流于对来访者的惩罚或批评，而是要帮助她或他重新承诺去练习。治疗师应描述和认可成员分享的每一个成功和失败的经验，这意味着要认可在极端应激的情况下使用这些技能的难度。如果治疗师对团体成员遇到的困难持评判的态度，来访者可能就会只愿意分享成功的经验。

治疗师可以建议那些多次没能练习技能的来访者使用链分析表来分析这个问题。换句话说，就是把缺乏技能练习（属于干扰治疗的行为）作为靶行为通过链分析来详细分析。做链分析本身就是一种技能性行为，帮助来访者掌握这个技能是发展适应性行为的关键一步。

治疗师必须寻找并赞扬每一个与使用技能相关的行为。例如，治疗师可以把来访者使用技能的尝试和结果区分开，对付出的努力给予赞扬，然后帮助来访者分析发生了什么，出了什么问题，下次使用的时候怎样会更有效。

治疗师应该留意那些总是使用相同技能的来访者。要提醒来访者，我们的目标是学会使用每种技能。学会了不一定要用，但技多不压身，这让来访者能在特定的情况下就使用哪种技能做出最好的选择。

综上所述，回顾家庭作业环节中出现的问题可以通过以下方式来解决：

（1）对产生问题行为的可能因素形成假设；

（2）通过询问"你那时可以使用哪些技能"来生成技能解决方案；

（3）鼓励使用所建议的技能解决方案。

在我们的研究环境中，当技能练习回顾结束时，治疗师会收集所有的日记卡、家庭作业表、链分析等。

## 休息

在2个小时的团体治疗中，应该在回顾家庭作业后留5～8分钟的休息，允许团体成员使用洗手间、喝点水、伸展身体等。通知团体成员，治疗的后半部分将马上开始，以便有1小时的时间对新技能进行指导和练习。

## 技能指导

一般来说，每种技能的教学包括以下几方面。

1. 提供在本治疗项目里教授该技能的理由或原理：向来访者解释为什么要教授某个技能，为什么它是重要的，以及它如何与来访者停止暴食和控制问题进食行为的目标相关。

2. 技能获取：描述技能和学习技能的具体步骤。

3. 技能强化：演示如何练习技能，并在团体讨论中提供练习该技能的机会。

4. 技能泛化：为日常生活中使用技能提供建议。治疗师让成员们思考当情绪失调时，如何用技能来代替暴食和其他问题行为。

使用讲义和家庭作业可以促进技能的教学。这样做的目的是让学习与来访者的生活相关联。为确保团体成员积极参与讨论，治疗师应询问有关技能理解的问题和技能运用的想法。为了促进理解，治疗师要突出重点，剩余的时间用隐喻和故事来说明、强化，或者简单地重新说明关键点。

在治疗结束时，治疗师澄清并说明下一周的家庭作业。这包括明确作业内容，确保来访者了解如何练习和记录。最后，留几分钟来结束治疗，通常是练习一个特定的技能（例如，腹式呼吸）。

总体来讲，每次治疗都有许多内容要介绍，而时间却很少。因此，治疗师必须灵活地运用恰当的方法，目标是有效而不是完美。如果确实有必要花更多时间在某位来访者的问题上，治疗师可以自觉地放弃在技能指导过程中"面面俱到"。相反，如果治疗师觉得漏掉一个要点会影响整个技能训练，也可以提出在休息时再去讨论来访者的问题。这样做的目的是为了时刻"盯住奖品"，即通过教授适应性技能来帮助来访者在情绪失调时停止暴食。

# 治疗前阶段
## 治疗前访谈和介绍性会谈

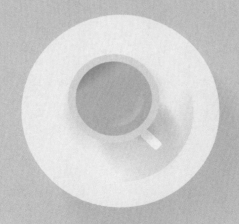

本章描述了 DBT 中，治疗前阶段的概念和结构。这一阶段的总体目标是：① 向来访者介绍治疗；② 获得来访者的治疗同意；③ 获得停止暴食（和清除）的承诺。在我们的研究中，这一阶段会在完成诊断评估并确定来访者符合研究标准后开始。

当以团体形式进行治疗时，入组阶段包括：① 治疗前访谈（在团体开始前 1～2 周与每位小组成员分别进行）；② 团体形式的介绍性会谈。在我们对 20 次团体治疗的研究中，介绍性会谈通常在治疗的前两周进行。当以个体治疗的形式进行治疗时，治疗前访谈也是必要的。其目标之一是获得参与治疗的承诺，这在获得停止暴食和（或）清除的承诺之前是必不可少的。下一阶段（介绍性会谈）是一个更复杂的得到停止暴食（和清除）的口头承诺的过程。然而，如果某一特定诊所设置条件限制使得单独的治疗前访谈不可行，那么，可以把治疗前访谈的目标和材料结合进初始访谈中，承诺参加治疗是实现停止暴食（和清除）承诺的先决条件。尽管如此，我们的经验是，当以个体治疗的形式提供治疗时，把治疗前访谈的功能和介绍性的材料分次说明会更好，因为医生会有足够的时间来强调承诺和治疗的重要性，这种治疗不会让人感到匆忙或"例行公事"。

## 治疗前访谈

治疗前访谈有许多重要而具体的目标。这通常需要 30～45 分钟，不是为了取代标准的问诊（例如，现病史、既往的精神病史及躯体病史、社交史等），而是被安排在诊断评估完成后。这里介绍治疗前访谈的目标，在本章的相关小节及第 8 章的案例中将进行更详细地讨论。

## 治疗前访谈的目标

治疗前访谈的七个目标如下：

（1）建立治疗联盟。

（2）理解来访者的饮食困难的程度。

（3）提供 DBT 治疗的基本原理。

（4）向来访者介绍治疗并获得接受治疗的承诺。

（5）回顾来访者和治疗师对治疗的期待。

（6）提供有关流程问题的提问机会。

（7）传递热情和积极性。

在诊断评估是由治疗师以外的人员（例如，研究助理、研究医师）进行的情况下，治疗前访谈可能是治疗师与来访者的第一次见面。访谈最重要的目的是让治疗师（或团体的另一治疗师）开始建立治疗联盟。治疗前访谈的第二个目的是使治疗师大致了解来访者在饮食方面的困难。例如，在第 8 章 36 岁的 Sarah 的案例中，暴食和清除经常发生在她丈夫外出旅行的晚上，而且在监督两个孩子写作业和让他们准备睡觉的时候她感到压力特别大。

第三个目的是为来访者即将开始的治疗提供解释。这包括介绍问题进食的情绪失调模型（附件 3.1），由治疗师评估该模型的相关性和适用性。

第四个目的是使来访者了解治疗的目标和靶点，并获得相应的承诺。这包括讨论干扰治疗的行为的概念（例如，不来治疗）；获得参与治疗的承诺，在干扰治疗的行为出现时为进行干预奠定基础。第五个目的是明确来访者和治疗师对治疗的期望，这些在附件 3.3～3.5 中列出。第六个目的是提供流程信息，如治疗日期和时间，并给来访者提问的机会，稍后将描述来访者提出的典型问题。治疗前访谈的第七个（也是最后一个）目的是让治疗师向来访者表达对于治疗即将开始及来访者参与的热情。治疗师对治疗价值的信念，以及对来访者能够获得成功的信心，使治疗有了建设性的开始，充满了积极的期许和希望。

## 治疗前访谈和治疗日期的介绍

治疗师通过自我介绍开始治疗前访谈。即使是在第一次见面的时候，也要确保热情，可以这样说："我很高兴你能加入我们。我们对这种治疗方法很有信心。"接下来，解释治疗前访谈的目的是了解来访者，并对治疗方案进行介绍。

从一开始就要强调，对治疗过程的投入和来访者消除暴食（和清除）行为的能力之间的联系。例如，治疗师可以说：

"我们知道停止暴食（和清除）和控制进食的行为对你来说非常重要。这对我们来说也很重要。如果你自己可以改变这些行为，那你就应该已经停止暴食（清除）了。为了达到疗效，你需要完成整个疗程。即使你不想来治疗，或者特别不方便的时候，你也要坚持。就像你生病了，医生会给你开一定量的抗生素，即使有些时候你不喜欢或觉得自己不需要，也一定要服完整个疗程。停止暴食（和清除）需要很大的努力，我们希望你能成功，所以接受完整疗程的治疗是很重要的。"

## 讨论治疗日期及弥补错过的治疗

在治疗前访谈中，治疗师应核实来访者在预定的治疗期间是否有空。在我们的研究中，评估期间，来访者会在他们的日程安排中明确预定的治疗日期。那些在治疗开始时就确定不得不错过三次以上团体治疗的成员，很不幸将不能加入团体 [1]。当然，在个体治疗中，时间安排可以更加灵活，但仍应尽量使治疗连续进行，错过的部分应迅速重新安排。如果治疗是以团体的形式进行，并且有音频或视频记录，治疗师可以提出（可根据需要调整），当来访者不得不错过一次治疗

---

[1] 这与标准的 DBT 有所区别（Linehan，1993b，23），在标准 DBT 中，连续缺席 4 周的技能培训来访者将从治疗中退出。

时（例如，生病），需要听录音弥补错过的治疗。

## 询问来访者先前的治疗经历

我们建议询问来访者以前的治疗经历。治疗师可以说："我会大致介绍治疗的内容，但首先我想了解更多关于你的情况。你以前参加过什么团体吗？参加过这样的团体吗？如果参加过，你喜欢吗，还是不喜欢呢？你能预见到什么问题吗？"根据我们的经验，来访者通过匿名暴食者协会、减肥中心支持小组和（或）治疗师带领的团体来获得对饮食问题的支持，是很常见的。治疗师会强调与这些团体治疗方法的差异（这是结构严密、以技能为基础、聚焦进食障碍的团体），尤其是如果来访者表示有过负面的团体经验时。如果来访者分享了在过去的治疗中曾经遇到的具体困难，我们也会帮助他提前做好应对。

## 介绍情绪失调模型

我们发现，让来访者描述一起典型的问题进食事件，以此为基础来评估模型与来访者的相关性及适用性，是引入问题进食的情绪失调模型的好方法［暴食和（或）清除，附件 3.1］。治疗师可以这样开始："现在我想问你最近典型的暴食（和清除）经历。你能尽可能详细地描述一下当时的情况吗？在暴食（和清除）之前是什么情况？你当时有什么感觉？"

根据来访者的描述，治疗师提出问题进食的情绪失调模型（附件 3.1），并使用来访者所叙述的细节来描述事件的流程。

在讨论过程中，治疗师寻找机会指出以下几点：

- "这个模型假设情绪是对内部或外部事件的反应。换句话说，环境中的某些事，比如一场争论，或者你自身的某些东西，比如你的思维，会触发某种情绪或情绪波动。"
- "情绪，无论是消极情绪，如悲伤或愤怒，还是积极情绪，如幸福或快乐，都可能让人不舒服。任何情绪在过于强烈的时候都可能成为问题，因此需

　　要有技巧地调节情绪。"

- "这个模型假设（基于我听到的你刚刚对暴食的描述，这个假设可能是正确的……）你还没有找到调节情绪的方法，以致经常无法处理情绪体验。至少在有些时候，你完全不具备忍受自己感受的能力。"

- "此外，由于你在过去多次转向食物，你对于不通过食物，而是通过其他方式处理情绪的期望很低。因此有不舒服的情绪时，你不相信能处理情绪或安抚自己。"

- "你会开始相信，暴食（和清除）是应对情绪的唯一选择。它成了一种自动的、被过度学习的行为。"

- "暴食（和清除）会让你暂时逃避自己的感觉，因而减少痛苦。你不必面对自己的情绪，也不必努力去应对它们，因为食物会分散你的注意力。"

- "在短期内，暴食（和清除）有助于'解决'不舒服的情绪。但从长远来看，这也是你来这里接受治疗的原因。这样做的代价很大。例如，暴食（和清除）导致内疚和羞愧，这可能导致更多的暴食（和清除）和无望感。你的自信被削弱了，你对自己能处理困难感觉的期望也被进一步削弱了。"

- "有技巧的情绪调节行为包括监控、评估和调整情绪反应的能力，还包括在无法立即改变的情况下，接受和容忍情绪体验的能力。这些适应性情绪应对技能可能会在情绪开始之前就减少情绪的影响，或改变情绪开始后的表达方式。总体来讲，目标是管理你的情绪体验和行为，以帮助实现生活的目标。"

- "这种疗法将帮助你表达情绪，让你在生活中不再用食物来解决情绪困扰。我们还认为，有些问题是无法解决的，但与其采取破坏性的解决办法，不如接受问题本身。在这种治疗中，你也将学会用适应性情绪调节策略来代替过去的不良反应。"

　　在提出上述观点之后，治疗师会提出问题，以帮助来访者将模型和基本原理融入她或他的思维中。例如："你对这个模型和治疗的设定有什么看法？你觉得适合你吗？有没有不合理的地方？"

## 介绍治疗目标、技能训练目标、治疗靶点

一旦来访者理解了治疗模式，治疗师就可以介绍治疗目标、技能训练目标和治疗靶点（附件 3.2）。治疗师必须将来访者的目标和治疗靶点与技能的学习和练习联系起来。例如，治疗师可以指出：

"对你来说真正重要的和你加入这个项目的原因是你想停止暴食（和清除）。如果你只是停止暴食（和清除），而不培养处理情绪的技能，又有另一种功能失调、适应不良的行为可能出现。这个治疗课程的基本前提是，通过学习和练习适应性技能来处理情绪。你可以使用技能来代替暴食和清除、其他问题进食行为及其他适应不良的行为，这些都是你目前用来应对情绪的方法。这种治疗的重点是帮助你获得、加强和应用适应性技能来控制情绪，从而消除对暴食（和清除）等的依赖。"

Sarah，疲惫的两个孩子的母亲，能够通过观察背部和肩膀的肌肉紧绷程度，更觉察自己的情绪状态。

治疗师要拿着讲义，从头开始阅读并讨论每个要点，征得来访者对治疗的每个主要方面的同意和承诺，才得以继续。根据我们的经验，在治疗前访谈中，大部分来访者都能直接给出对治疗目标的承诺。例如，在我们的治疗研究中，治疗师向来访者介绍了治疗目标后［例如，治疗师："治疗最重要的目标是停止暴食（和清除）。这是当务之急。我们的目标还包括控制其他有问题的进食行为，我接下来会介绍，"然后问来访者，"首先，你同意这个总体目标吗？"］，我们发现来访者基本上很容易就同意。不过，也有一些来访者可能会迟疑。这时，尽管他们需要 100% 承诺停止暴食（和清除），但同时也可能不确定自己是否有能力实现这个目标。这正是治疗和技能学习将帮上他们的地方，是他们用来实现目标的工具。

在 BED 或者 BN 的 DBT（同样在标准 DBT）中，承诺被视为一个过程，一种需要被引出、学习和加强的行为。在治疗前访谈中，治疗师首先鼓励来访者对

治疗给出承诺。在第一次介绍性会谈中，将鼓励和加强来访者对治疗目标和靶点的承诺。

当试图获得关于学习和练习技能的技能训练目标的承诺时，治疗师可以解释："技能训练的目的是学习和练习适应性情绪调节技能。"当问及："这对你有意义吗？你同意这个目标吗？"的时候，如果来访者同意，治疗师就可以继续向下进行了。对大多数来访者来说，问题进食的情绪失调模型的定位与来访者对自身问题进食的理解是非常相似的，因此学习有技能的情绪调节行为的目标是合乎逻辑的。

## 向来访者介绍正念进食之道

治疗师解释："我们称之为'正念进食之道'。'正念进食'指的是在当下，有觉察地进食。正念进食与暴食正相反，暴食是在没有觉察或控制感的情况下进食。"为了帮助来访者有效地获得正念进食的能力，要建立以下的治疗目标层级。其中最高级别的靶点是停止任何妨碍来访者接受治疗的行为。

### 停止任何妨碍治疗的行为

强调：任何妨碍有效参与治疗的行为都将是治疗的重中之重。

治疗师可以解释：

"我知道你已经把停止暴食作为你的总体目标。与此同时，如果你不想来参加治疗、错过了治疗、没有做作业或者没有练习技能，那么这些问题需要首先解决。你正在学习如何停止暴食，如果你自己可以做到这一点，就不会在这里了。所以，我们的工作之一就是找出挡在治疗道路上的任何障碍，并着手解决。如果你不在这里，怎么学习这些技能呢？这是你在正念进食之道上的首要靶点，你能同意这一点吗？"

### 停止暴食（和清除）

治疗师解释："当谈论暴食时，我们指的是吃大量食物，或吃少量的食物时有失控感。"治疗师引用之前讨论的"典型暴食"的例子，说明暴食的情绪失调模型。清除和（或）其他补偿性行为（例如，使用泻药或利尿剂、禁食、过度锻炼）也是靶点。治疗师可以说："停止这些行为对于提高生活质量至关重要。你同意这个目标吗？根据我们的经验，尽管有一些不安，但大多数来访者都会点头同意。"在获得同意后，治疗师继续解释剩下的靶行为，因为这些行为被认为给来访者的暴食铺路。

### 消除盲目进食

将盲目进食定义为无意识地进食，或者"自动进食"。这包括过量进食，或者在不饿、注意力不在"吃"上的时候（比如看电视的时候）进食。盲目进食也可以包括乱吃，例如因为没有用餐计划而整晚吃零食。盲目进食并不等同于暴食，因为它并不意味着失控。然而，盲目进食经常会导致暴食（和清除）。例如，无意识进食会让来访者在吃完一整碗薯片后却不记得吃了什么，这会让他们感到羞愧和绝望，可能会导致屈服于暴食（和清除）的冲动。治疗师可以问："你这样吃过东西吗？你同意把它作为目标吗？"通常情况下，来访者会点头赞同并分享自己的类似经历。

### 减少对食物的渴求、冲动和关注

来访者往往专注于或反复思考食物。本治疗假设此类行为可以转移来访者的痛苦情绪。治疗师解释说，渴求、冲动和对食物的关注是应对情绪的无效手段。随着时间的推移，这些未被注意的感觉会越来越强烈，导致暴食（和清除）。"你认为这适用于你吗？减少这种行为对你来说有意义吗？你同意把它作为靶点吗？"来访者通常会回答说，对食物的渴求、冲动和关注让他们很苦恼。32 岁的 Meredith 说："我觉得某些食物，比如巧克力，会呼唤我！如果知道如何屏蔽它，那就太好了！"

### 减少屈服行为

屈服是一种精神状态，包括向食物和进食行为投降或表示放弃。正如治疗师所说：

"屈服看起来是一种被动的行为，但它实际是一个主动的决定——关闭不暴食（和清除）的选项。事实上，你总是可以选择去还是不去暴食（和清除）。当你屈服的时候，你是在决定关闭选项，放弃并自我蒙蔽。减少屈服行为对你来说有意义吗？你同意把它作为靶行为吗？"

42 岁的 Simon 展示了他屈服的经历："我最后说，'去他的吧，我懒得纠结了！'然后离开高速公路，去了麦当劳，最后在车里吃了四个芝士汉堡。"

### 减少貌似无关的行为

貌似无关的行为（apparently irrelevant behavior, AIB）是指乍一看似乎与暴食（和清除）无关，实际上却是导致暴食（和清除）行为链的重要组成部分的行为。"你觉得这个行为无关紧要，但在内心深处，你知道这是在给自己挖坑"。例如，Janet，一位 52 岁的离异母亲，描述一种典型的 AIB：她从办公室把剩菜带回家"给儿子吃"，而事实上她才是最可能吃掉这些东西的人。另一个典型的例子是"给公司买甜品"，来访者一边明知可能"会被自己吃掉"，一边说服自己"甜点会被其他人吃掉"。另一种 AIB 是许多超重的暴食者的典型特征，即避免称体重。通过不给自己称重，来访者失去了关于自己饮食行为后果的重要反馈，这让他们更容易假装暴食的行为"真的没那么重要"。

### 增加技能性情绪调节行为[1]

治疗师解释说，为了帮助来访者停止暴食，控制他们的进食行为，治疗将包括教授适应性情绪调节行为。本书通过以下三个模块来教授这些技能[2]。

---

1　增加技能性情绪调节行为广义上是指增加所有被教授的适应性技能（如正念技能、情绪调节技能和痛苦忍受技能），而不仅是那些在情绪调节模块中所教授的。

2　本书所描述的经过改编的治疗涉及三个技能模块，而不是标准 DBT 的四个（参见引言）。由于时间限制，以及为了减少与 IPT 的理论重叠，本治疗省略了人际效能技能模块。人际问题与进食障碍关系密切，从临床角度，医生想要教授这个模块是合理的。然而，目前本治疗尚未验证该模块的效果。

### 正念技能

正念技能促使来访者对当前时刻不带评判地观察、描述和体验，而无需逃避。"这个模块的基本概念是觉察和活在当下。正念技能可以帮助你更清楚地意识到自己暴食的冲动，可以帮助你减少自我评判，可以用来取代暴食、盲目进食和其他问题行为。"

### 情绪调节技能

本模块中教授的技能帮助来访者更恰当地管理自己的情绪，并打破情绪和问题行为之间的联系。治疗师可以说：

"悲伤的情绪可能与某些行为有关，比如退缩和暴食。情绪调节技能将教会你体验这些情绪——经过它们，而不是逃避。其他技能包括用与当前情绪'相反'的方式行动，比如变得积极而不是退缩。此外，即使吃东西最终会让你感觉更糟，但它也可能是你唯一的快乐源泉。情绪调节技能教会你以健康、持久的方式增加积极情绪，而不会像暴食那样适得其反。这些技能适合你吗？你同意学习它们吗？"

通常情况下，来访者都会痛快地承认这些技能适合自己。大多数来访者能够识别情绪（包括积极的和消极的）与暴食之间的联系，尽管不知道如何应对。专业的情绪调节技能的说法可以给他们注入希望，也就是通过治疗，将有新的和更有效的方法来回应他们的情绪。

### 痛苦忍受技能

这些技能教来访者在无法改变当时处境的情况下，以不同的方式忍受不适和痛苦。痛苦忍受技能包括接受现实和危机生存。

"在困难的时候不求助于食物是一项必备技能。这可能意味着通过观察你的呼吸而不是转向食物，来忍受痛苦的情绪和逃避痛苦的冲动。或者，在你感到情绪崩溃的情况下，使用一些策略，比如休息一下或自我安抚。学习这个模块中的技能对你来说重要吗？你同意学习和练习它们吗？这样你就可以有技巧地忍受痛苦，而不是通过暴食让事情变得更糟糕。"

Simon 经常暴食快餐，他的回答是范例："我讨厌痛苦！食物让我感觉更好。你们要教我用别的方式，那可真不容易！但如果真的有效，我愿意试试！"

治疗师应该让来访者明白，他们被要求学习和练习在治疗过程中学到的所有技能。当然，治疗师最终可能会指出，在治疗结束后继续使用哪些技能是来访者自己的选择。"但你必须学习和练习所有的技能，才能找到最有效的方法。"

**走正念进食之路**

治疗师根据讲义向来访者介绍：有研究表明，停止暴食导致体重下降或体重稳定。具体来说，当戒除暴食时，BED 患者更有可能减重，而 BN 患者通常能稳定体重（即停止清除和其他补偿性行为并不会导致人们通常担心的体重增加）。此外，治疗师还要指出，停止暴食的好处是会改善来访者的情绪、自尊和生活质量（随后关于减重的部分中有更详细的讨论）。这也是来访者来治疗的根本原因。

## 向来访者介绍普遍性的治疗问题

治疗师通过说一些诸如"治疗的重点是帮助你获得、加强和应用适应性情绪调节行为来消除你对暴食的依赖"的话来引导来访者理解治疗的总体目标。治疗是结构化的，每一阶段都有特定的议程。来访者可能会发现这种方法与过去尝试过的其他方法有很大的不同，特别是参加过"支持性"或"过程性"团体的来访者。正如治疗师所描述的，治疗不会试图深入探索来访者的童年经历，也不会试图涵盖来访者当前生活的所有方面。在这种治疗中，治疗师和来访者专注于与来访者的进食行为有关的问题。来访者通常不会对这样的治疗重点有什么疑虑。事实上，许多来访者都曾接受过治疗，探索过他们童年早期的创伤性经历；他们注意到，尽管这样的治疗对很多方面都有帮助，但并没有影响他们的暴食行为。

## 迟到

　　迟到会影响治疗过程。如果来访者知道自己会迟到，应事先打电话给治疗师。如果治疗师没有事先收到信息，来访者也未出席，辅助治疗师可以打电话询问。治疗师可以说明：这样做能让治疗师有机会鼓励那些有强烈冲动想采取某种妨碍治疗的行为的来访者，去使用其所学到的技能。打电话询问也有助于减轻团体成员对任何缺席成员情况的担心。讨论迟到强调了这种干扰治疗行为的严重性。此外，治疗师需要告知来访者本人和整个团体的成员，治疗中会与来访者探讨经常性迟到或其他可能对治疗造成干扰的行为。

## 治疗师需要适时打断

　　治疗师须告知参加团体治疗的来访者，为了确保每个人都有时间发言，治疗师可能会偶尔打断。来访者要做好准备，不要把它个人化。

## 减重

　　如前所述，体重超标的来访者加入治疗时往往非常关注减重。治疗师认可来访者的关注。治疗师可能还会补充说，他（她）也担心来访者的体重，因为体重超标反映了过度进食食物来麻痹或回避情绪。然而，治疗师还是要明确一点：治疗不是以减重为主要目标的，节食、营养和饮食计划不是它的重点。

　　然而，正如之前在治疗目标中提到的，停止暴食（和清除）并使用适应性技能来调节情绪的来访者通常会减重和（或）稳住体重。具体来说，治疗师可以告知来访者，在之前 DBT 用于 BED 的试验中，来访者在治疗过程中平均减重 4 磅（Telch, Agras, & Linehan, 2001）。在治疗结束 6 个月后，持续戒除暴食的来访者进一步减重 7 磅，有反复的人减重 1.5 磅（Safer, Lively, Telch, & Agras, 2002）。

　　根据来访者对治疗不关注减重或特定饮食计划的担忧程度，治疗师可以提供更详细的理由。对 BED 患者进行的研究表明，许多人最初对结构化的节食方案反应良好，呈现暴食行为减少。然而，保持住不反弹对许多人来说是困难的，那些有暴食的人更有可能重新增重（例如，成为"摇摆不定"的减肥者）。来访者现在来参加我们的治疗性会谈的事实就已表明节食法没能治愈他们。如果我们的治疗方法能够加入节食的计划，可能确实会更好。然而，由于来访者还没有改变用暴食来应对情绪困扰的失调的基本功能模式，体重很可能会反弹，并且他感到更加挫败。相反，我们希望将治疗的重点放在停止暴食上，最终使来访者处于一个更有利的位置，不仅能最终控制饮食，还能维持他或她来之不易的减重成果。

此外，节食过程本身就充满了压力和时间消耗。购买低热量的食物、做饭、锻炼，所有这些都需要努力和投入。虽然治疗师也同意达到健康的体重很重要，但我们希望来访者在治疗期间的目标现实一些。

不参与研究的治疗师可以根据具体情况决定是否加入减重这一部分，或向来访者介绍一个减重项目（特别是在治疗已经开始、暴食已经改善，而体重没有变化的时候）。第 9 章讨论了当减重是重点时 DBT 的应用。

**团体成员的体重**

开始接受团体治疗的来访者偶尔会关注其他成员有多重。治疗师强调，参与者的体重和体型各不相同；然后，可以继续说明所有的团体成员都有饮食失调的问题，并使用食物来应对令人不安的情绪。

**治疗师是否有进食障碍**

许多治疗进食障碍来访者的治疗师都会遇到这个问题。根据我们的经验，不存在最佳反应，或者最佳答案。治疗师可以这样向来访者回复：

"嗯，在我看来，没有令人满意的方式能够回答你的问题。让我来告诉你为什么。如果我告诉你我没有进食障碍，你可能会担心我不可能对你的进食困扰有足够的理解，而且我会评判你。但如果我说，我确实有进食障碍，你可能会担心我不能帮到你，因为我也有同样的问题。"

或者治疗师可以这样回答："在我们的文化中，几乎每个人都用食物来应对情绪——在身体不饿但我们感到焦虑或无聊的时候进食。我希望，我没有进食障碍不会妨碍你在治疗中的体验。"

同样的，如果来访者看起来不舒服，并且评论治疗师的体重（例如，"你好瘦啊"），治疗师可能会观察到来访者似乎在将自己与治疗师进行比较，并做出评判。这可能会妨碍来访者成功地治疗。治疗师可以补充说，他真诚地希望来访者带着这样不舒服的体验来尝试这种治疗，在治疗过程中，来访者将学到一些技能，帮助他应对这类评判。

## 来访者和治疗师的治疗协议

治疗师将团体成员治疗协议（附件3.3）或个体来访者治疗协议（附件3.4）的副本交给来访者。讨论每个条目是为了确保来访者理解其基本原理，并允许其提出问题。这些协议将在介绍性会谈中回顾，因此在治疗前谈谈中不要求达成正式协议。相反，治疗师要求来访者把表格带回家阅读和思考，然后在第一次治疗时把它带回来。

以类似的方式讨论治疗师治疗协议（附件3.5），也在第一次治疗时进行讨论。

## 治疗前访谈的结束

询问来访者是否有任何未被回答的问题或想提出的问题。然后结束会谈，表达与来访者见面的喜悦之情，并表达对即将开始第一次治疗会谈的热情——利用这个机会提醒来访者具体的会谈日期、地点和时间。

# 介绍性会谈

本节包含引入介绍性会谈的材料。在我们的 20 次治疗研究试验中，这些材料在第 1 次和第 2 次治疗中介绍。根据能够提供的治疗次数和其他潜在因素，治疗师可以在这个部分花更多时间。因为在结束了治疗前访谈后，介绍性会谈会为后续的治疗奠定基础，其作用至关重要。

除非另有说明，本书描述的都是团体形式的会谈，由治疗师带领团体进行。

这些内容可以直接修订后用于治疗师与个体来访者的会谈。

在我们的团队中，每位来访者都会收到一个活页夹。每次治疗中分发的打孔的讲义将被保存在这个活页夹中，来访者被要求在每次治疗时携带活页夹。我们建议来访者随身携带活页夹。看到活页夹不仅可以提醒来访者参与的过程和对治疗的承诺，而且手边有活页夹还可以让他复习新教授技能的内容，并方便收集、保存作业。

## 介绍

治疗师首先欢迎来访者参加治疗项目，并对共同参与这一过程表现出热情。在治疗前访谈期间，每一位参加团体治疗的来访者至少见过两位治疗师中的一位，但可能没有见过另一位。每位治疗师应简要介绍自己的姓名、专业背景，并提及自己在与本治疗有关的研究项目或临床中的职位。

然后，治疗师要求来访者用 1～2 分钟的时间介绍自己，包括想要分享的个人信息，如兴趣爱好、职业、是否有孩子和（或）配偶。来访者也可以讲讲他对治疗的期望。

## 承诺停止暴食（和清除）

接下来的策略至关重要。治疗师的目标是建立一个激动人心的场所，以激励来访者，并帮助做出停止暴食（和清除）的承诺。治疗师应该传达这样的信息：如果来访者想要有高质量的生活，停止有问题的饮食行为是绝对必要的。此外，治疗师应该表达坚定的信念，即这个目标是可以实现的。结束这次讨论时，治疗师的目标是让每位团体成员口头承诺停止暴食（和清除）。

DBT 对 BED 或 BN 的承诺策略与标准 DBT 相同（Linehan，1993a；例如，利弊分析、魔鬼代言人、得寸进尺、以退为进、将当前的承诺与先前的承诺联系起来、在没有其他选择的情况下强调选择的自由及啦啦队）。这些已在第 2 章中简要介绍，现在会更详细地描述。如前所述，与标准 DBT 一样，动机并不被视为来访者的内部状态或内在品质。相反，治疗师理解情境变量的必要作用，当情境变量出现时，会增加来访者表现出期望的行为的可能性（即"动机"）。治疗师还需要记住，从来访者那里获得承诺和协议是一项持续的任务，要求治疗师不断评估来访者当前的承诺水平，并在来访者的承诺出现反复时重新使用动机和承诺策略。

利弊分析被推荐作为"推销"戒除暴食（和清除）承诺的首要技能。治疗师可以这样开始：

"你们都来了，真是太好了！我们认为，你出现在这里是因为想控制自己的进食行为，停止暴食（和清除）。我们也认为你想要有完整的和令人满足的生活，在这种生活中你享受人际关系，体验一种掌控感，并在大多数时候对自己感觉良好。暴食（和清除）是一个问题，因为它干扰了你想要拥有高质量生活的良好感觉，对吧？然而，你转向食物是有原因的。它有好处。所以，让我们先坦诚地列出继续成为一位暴食者的利弊吧。我们要的不是顺水推舟地支持一方或另一方，而是花时间真正仔细地看看继续这种行为的好处和坏处。我们先从好处开始。是什么让你持续暴食（和清除）？它们肯定有好处。"

一位治疗师从团体成员那里收集"好处"，另一位治疗师则把这些写在白板或大的纸上（注：如果以一对一的个体形式进行治疗，治疗师可以写在一张纸上）。在引出暴食（和清除）的好处后，治疗师询问坏处："保持暴食（和清除）的严重问题是什么？是什么让你接受治疗的？"再一次，一位治疗师引出回答，另一位把它们写下来。一旦建立了清单，治疗师就应该使用"魔鬼代言人"的策略来帮助巩固动机：

"那些好处看起来非常吸引人！我们不确定是否能够找到一种方式来告诉自己，努力尝试放弃暴食（和清除）。说服我们——为什么在继续暴食（和清除）的同时你仍然能过上高度满意的生活？注意，我们在这儿所说的有品质的生活，可不只是指活着或'熬过'，并试图将痛苦降到最低。我们谈论的是感觉全身心地活着，发挥潜力，拥有你所能拥有的最好的生活。"

当扮演魔鬼代言人的时候，治疗师会把团体成员拉入必须停止暴食（和清除），才能拥有想要的高质量生活的立场。治疗师仍然持一种怀疑的姿态，继续明知故问地试探来访者是否相信可能在继续暴食的同时过着完全满意的生活。这个策略成功的关键是通过清晰地描述和重申什么是高质量的生活，来使是与否之间的差异变得极为明显。如果做到了这一点，大多数来访者会毫不犹豫地认为，暴食（和清除）正在摧毁他们拥有高质量生活的可能性。

当治疗师确信小组成员非常一致时，可以总结如下：

"根据你们所说，我们相信除了停止暴食（和清除）和控制好其他问题进食行为外，绝对没有其他选择。所以，在继续推进之前，让我们先来面对这样一个现实——暴食（和清除）的生活结束了。你上一次的暴食（和清除）就是最后一次。你不可能一边继续这种饮食，一边过想要的生活。如果停止所有这些问题进食行为，你就有机会过上想要的生活。但是如果你继续，就没有机会。所以唯一的选择就是停止暴食。我们达成一致了吗？"

## 口头承诺停止暴食（和清除）

下一步是获得每位来访者口头的戒除承诺。治疗师解释如下：

"根据我们的模型，我们相信有一件事将有助于获得成功。那就是做出停止暴食（和清除）的承诺。这么说的原因是，我们从研究中知道，当你只是说'我试试'时，缺乏承诺的力量，而做出承诺的人更有可能坚持到底。因此，我们要求你们做出口头承诺，深入审视自己，作出决定，放弃暴食（和清除）。因为这是应对情绪困扰的无效方式。"

随后，治疗师让来访者花一点时间去思考刚刚的讨论，提醒他们，是他们说服了治疗师暴食（清除）和高质量的生活不相容："这不是我们告诉你的，这是你内心深处本来就知道的，以自己的经验为根基。思考暴食（和清除）的高成本，找到一种方法，对自己和治疗做出深刻承诺，放弃这种行为。"

治疗师接着会对每位来访者说："你能说，'我承诺不再暴食（和清除）'

吗?"一旦所有的来访者都做出了承诺,在一次团体治疗的第一部分和第二部分
之间休息 5 ~ 10 分钟。

**疑难问题解答**
**获得关于停止暴食的口头承诺时**

在我们的团体中,当被要求口头承诺停止暴食时,来访者有不同的反
应。大多数人倾向于认为它相当简单明了,但有些来访者会表现出许多担忧
和负性情绪(如焦虑、愤怒)。治疗师感受到这些不适和困扰,可能会有去
弱化或减少所要求的承诺的冲动。迄今为止,关于这种治疗的有效性的研究
是基于这本书中描述的治疗方案,鉴于此,我们强烈建议治疗师从来访者那
里争取最高水平的承诺。下面的方法应该有用。

- **例 1**:"我无法遵守承诺。我不可能做得到。所以我不能做出这样的承诺。"
- **治疗师可以回答**:"真的完全不可能守住承诺吗?我的意思是,这确实可能
  非常困难和可怕,但你是说不继续暴食(和清除),你就活不了了吗?"
  如果来访者承认,实际上不暴食也能活,治疗师可以补充:"所以,听起
  来你同意'停止暴食(和清除)是有可能的',但你很确定在尝试的过程
  中会失败。因此,对自己说'停止暴食是不可能的'反而更容易一些。因
  为如果尽了最大的努力却失败了,你不仅要为自己的暴食(和清除)感到
  难过,还要为自己尝试停止所付出的努力感到难过。我能理解那种想法。
  然而,关于承诺的研究告诉我们,当人们没有做出充分承诺,即从一开始
  就说没有希望时,成功的可能性会降低。"
  治疗师可以选择的回答还包括:"你是在担心现在会暴食(和清除),
  还是担心未来?"向来访者保证,治疗师指的只是这一刻,并提醒他们,
  毕竟,生活是由一连串的当下组成。"你能在此刻、现在,承诺尽最大的
  努力永远不再暴食(和清除)吗?"(得寸进尺技能;Linehan, 1993a,
  288 ~ 289)。如果来访者回答说,可以在这一刻做出承诺,治疗师可以
  要求再多一点。

- **例 2**："好的。我承诺努力试试。"
- **治疗师可以回答**："我们真的很感谢你愿意尝试。但我们也从研究及治疗经验中得知，当人们说会'努力试试'的时候，其实是在困难时刻给暴食留了门，哪怕只是条门缝。在某种意义上，'努力试试'是说 75% 的你同意我们的要求，但如果情况真的很糟糕，你就会重新开始暴食。而事实上，正是在那 25% 的时间里，提醒自己不再暴食的坚定承诺会让你更有可能不靠食物挺过去。所以让我们后退一步，试着去理解是什么让你难以百分之百投入。"

　（注：如果来访者继续坚持"努力试试"是他能做到的最好的程度了，治疗师可以决定随着时间的推移再来对此进行塑形。治疗师要坚持这种治疗方法的核心，必须坚持这样的观点：暴食是可以停止的，100% 的承诺是可以做到的，即使需要一次又一次地重新承诺。的确，正如前面讨论过的，我们可以提醒来访者，生活就是由一连串的时刻所组成的。）

- **例 3**："我不能承诺，因为承诺反而会让我想去暴食（和清除）。"
- **治疗师可以回答**："你害怕承诺——你认为如果这么做，你会更想暴食。你会在这里承诺，然后在团体治疗结束后直接去暴食（和清除）？"我们发现这样问很有帮助："难道不可以有一个目标，但同时可能无法实现目标吗？如果是这样，那有目标就是错的吗？"

　（注：这个回答使用了辩证戒瘾的概念，下一节会正式介绍。）

- **例 4**："这感觉很别扭。我觉得我是被迫做出承诺的。"
- **治疗师可以回答**："我很高兴你能说出来！我相信其他人也有同感。要重申的是，只有你才能决定是否要做出承诺。这绝对是你的生活和选择。对你来说，暴食的好处可能比它的负面影响更大。这样的话，你不愿意承诺放弃是有道理的。如果是这样，你愿意承担后果——健康问题、自尊心下降、没有我们所说的高质量的生活吗？"治疗师保持足够长时间的沉默，让来访者消化这一点（强调选择的自由和没有选择的余地；Linehan 1993a，289 ~ 290）。

- **例5**："如果我能减少暴食（和清除），生活就不会那么糟糕了——我是否能够选择减少暴食次数或者只暴食蔬菜呢？"
- **治疗师可以回答**："嗯，你是对的，如果你减少暴食（和清除），情况肯定会有很大改善。但我对高质量生活的理解是，想要全身心地活着，对生活给你的每一刻都做出充分的反应，就不可能同时回避生活，用食物麻痹自己。做对自己那么有破坏性的事情，是否还能充分高质量地生活？"治疗师再次保持沉默，不施加压力。

- **例6**："我无法想象没有暴食（和清除）的生活。我太害怕了，不敢做出承诺。"
- **治疗师可以回答**："是因为你很难想象高质量的生活是什么样的，所以不确定自己在争取什么吗？"许多 BED 或 BN 患者对生活质量下降习以为常，以至于开始觉得似乎什么都不可能了。治疗师可以温和地指出，他们是在要求来访者设想一种看起来确实不可能的生活，来访者会觉得不敢奢望。"这很可怕，但我认为你可以做到。我认为你可以允许自己想要拥有那样美好的生活。"

## 暴食的利弊分析

这个技能是对在口头承诺之前进行的利弊讨论做个总结。为了加强刚刚做出的承诺，并提醒来访者使他做出并坚持停止暴食的承诺的个人原因，治疗师分发 3 英寸 ×5 英寸（1 英寸 =0.025 4 米）卡片。治疗师指导来访者在卡片的一面列出暴食（和清除）的 5 个最糟糕的后果，在另一面列出不暴食（和清除）的 5 个最积极的结果。来访者可能会发现，参考之前小组讨论时在白板上写下的利弊条目，对于激发思考是有帮助的。

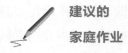

**建议的**
**家庭作业**

1. 治疗师指导来访者练习承诺戒除暴食（和清除）的技能：慢下来、做几次深呼吸、把目光聚焦在一个柔软的地方，然后，在内心深处反复承诺不再暴食（和清除）。治疗师可能会补充："试着保持那种感觉，那种坚定的承诺，以及伴随的力量感和清晰感。"

2. 治疗师建议：当来访者有哪怕最轻微的想要暴食（和清除）的想法或冲动时，都应该回想对自己许下的承诺，并想象治疗师和整个团体说："我们都坚定地支持你。"

3. 治疗师指导来访者每天至少回顾一次写有利弊的 3 英寸 ×5 英寸卡片，在任何有暴食（和清除）冲动的时候回顾：治疗师可能会建议来访者将卡片复印多份，放在容易拿到的地方，比如钱包里，以便快速地查阅。

## 介绍治疗

### 治疗模型、假设和基本原理

在这个部分开始时，治疗师首先要祝贺来访者，因为他们作出了通过停止暴食为自己争取更高质量生活的承诺。现在，治疗师将解释更多关于治疗的细节，包括它的基本假设和模型。这两点在治疗前访谈中都简要介绍过。

提出基本治疗模型时，可以这样说：

"我们是这样理解暴食（和清除）的。首先，有一个触发事件。我们不相信暴食（和清除）毫无理由地就发生了，尽管有时很难确定触发因素。同样，我们不认为暴食是一种没有目的的习惯，也不认为它是完全无法控制的瘾头。我们相信这是一件你已经学会去做并且可以忘记的事情。所以说，首先发生了一些事情，我们称之为触发事件。"

为了帮助来访者想出可能的触发事件，治疗师可以提供一些例子："例如，触发事件可能是早上看着你的衣柜，认为没有合适的衣服。也可能是白天时，你觉得衣服很紧。"对于 Mary，一位大学生来说，典型的触发事件就是要准备考试，或者考试成绩比她预期的低。对于有两个年幼孩子的 Sarah 来说，丈夫晚上不在家是一个常见的触发因素。

"触发事件不一定是大事件——它只是一个事件。比如，一个人待在家里会引发不舒服的情绪。根据我们的模型，这种不舒服的情绪是你想要消除，至少想要减少持续时间及强度的，或者两者兼而有之。即使是像快乐这样的积极情绪，如果不知道如何应对它们，你也会感到不舒服。我们的假设是，有暴食（和清除）问题的人情绪调节系统发育不足。这包括对情绪体验的监控、评估、调整和接受方面存在缺陷。你还没有学会控制情绪的技能。"

"可以说，食物'解决'了这个问题。它暂时提供了一种通过安抚、麻痹、吸引注意力等方式来减少情感体验的方法。但是，如你所想，得到的缓解只是暂时的。食物并不是处理情绪困扰的有效方法，因此也不能解决潜在的问题。下次当感到不舒服的时候，你就会发现情绪低落和吃东西之间的联系更加紧密了。"

"我们认为问题不在于你所体验到、所触发的情绪。在我们看来，问题在于你学习如何处理自己的情绪。从长远来看，这种行为会严重降低你的生活质量，导致更多的痛苦。它并不能达到让你感觉更好的预期效果。它可能会暂时分散你的注意力，但最终会带来更多的痛苦。它还可能抑制更多的适应性情绪行为，如寻求帮助。用食物麻痹情绪会降低获得认可、帮助、支持和改变的可能性。它会干扰那些能真正改善生活的行为。"

"我们想帮助你打破不舒服的情绪和求助于食物之间的联系。我们将教授你更有技巧的方法来调节情绪，这样你就可以停止暴食（和清除），以及取代功能失调的行为。情绪控制的技能可能会使你在情绪开始之前减少情绪体验，或者调整已经体验到的情绪的行为表达。在这一点上，我们不确定你是否只是在改变行为方式上缺乏技巧；还是在适应不良的饮食习惯中过度习得行为，以至于它排挤了你已有的熟练行为。我们假设，即使你只学会技能中的一部分，你仍然可以从复习中受益，以加强技能的使用；你也可以学习新的技能，练习行为技能。"

**疑难问题解答**

**介绍暴食的情绪模型时**

· **例**："我认为在暴食之前我没有任何情绪。我没有注意到任何感觉——只有暴食的冲动。"

· **治疗师可以回答**："我们认为，人们总是在不断地体验情绪。但是因为你已经学会了很快地用食物来处理，你可能完全没有意识到情绪。也许你会感到一丝不舒服，但你所能意识到的只是'这个甜点看起来太好吃了'。在这个治疗项目中，我们将帮助你更熟练地观察和描述自己的情绪。"

### 生物社会模型

该治疗模型提出进食障碍来访者的主要和核心问题是拥有发展不足的情绪调节系统，缺乏对情绪体验进行监控、评估、调整和接受的能力（第2章）。换句话说，有暴食（清除）问题的来访者经常感到沮丧、愤怒、焦虑，但是无法调控自己的情绪。无法调控情绪会妨碍实现和保持积极的自我看法，并导致低自尊。这反过来又会使他们在情感上更脆弱。情绪调节的缺陷被认为是由多种因素造成的。以下将介绍上述假设的背景。

一种假设认为，与其他个体相比，有暴食（和清除）问题的来访者更难应对自身的情绪，是因为他在生物学上具有更高的情绪敏感性。该假设可能并不适用于所有的来访者，但是，根据我们的经验，BED和BN患者通常同意这一说法，并描述他们一生都在被告知"你太敏感了"。

 **讨论要点**："有人说过你太敏感，或者'脸皮太薄'吗？"

第二种假设是，当进食障碍来访者做出反应时，往往会有非常强烈的冲动想要随性而为，而且对情绪体验有非常强烈的反应，比如感觉心脏在更剧烈地跳动等。这种情绪上的敏感性，加上适应性调节情绪能力的不足，造成了非常困难的局面。暴食和清除是依赖情绪的行为，当随性而为的感觉和冲动升起时，便很难控制。本书中的治疗教会来访者控制情绪和行为的技能，这样两者就不会那么紧密地联系在一起。它帮助来访者学会容忍强烈的感觉，不必做什么去阻止它。

## 不认可的环境

这种模型的假设是，进食障碍的行为是由于来访者生理上的情绪敏感性和一组被称为**不认可的环境**的条件相互作用而形成的。在不认可的环境中，不去注意或谈论情绪。就算是在情绪被注意到的时候，也不能被准确地标识和重视。这种情况自然会导致个体难以了解和标识自己的感受，难以相信自身的情绪对于正在发生的事情是合理的解释，难以适应性地调节自己的情绪唤醒和反应。痛苦忍受会变得很难。事实上，如果个人因为表达自己的情绪而受到惩罚，久而久之，就会学会控制和抑制自己的情绪——最终决定不表现或感觉情绪。他会学会把情感体验推开，从而不认可自己的情绪。随着时间的推移，个体可能学到食物可以帮助他这样做。

我们发现，接下来的教学插图有助于向来访者演示上文所说的不认可的环境。

## 阐述不认可的环境

建议来访者想象这样的情景：一个情绪敏感的孩子去参加嘉年华，赢了一条金鱼。与其他孩子相比，这个孩子有更强烈的情绪反应。例如，当孩子赢得了金鱼时，他（她）完全被快乐征服了——把袋子晃来晃去，反复地看鱼，手伸到袋子里摸它，等等。这个孩子显然非常兴奋，并陷入了兴奋。然后，要求来访者想象金鱼第二天就死了。孩子伤心欲绝，哭个不停，不停地哭诉自己的失望和希望金鱼复活的渴望。治疗师解释说，在不认可的环境中，不管出于什么原因，照顾者无法耐受孩子的强烈体验和情感表达。也许照顾者本身就是在不认可的环境中长大的，或者当下是抑郁的。不管怎样，照顾者感受到需要抑制孩子的情绪需求。在这种情况下，照顾者会毫不客气地把鱼冲进马桶，说："闭嘴！有什么可哭的？你只养了这条金鱼一天而已！再哭，我就让你真有的哭！"治疗师强调，孩子的内在体验在这种环境中是如何不被认可的。随着这样的情况反复发生（不止几次），孩子会学会不相信自己的情绪。孩子可能会认为他（她）的感觉出了问题。

治疗师还可以再举一个例子，比如：

"口渴是一种大多数人都能轻松识别的内在体验。但是想象一下，你在这样的家庭中长大：因为某些原因，你的照顾者难以回应这种体验，所以渴的体验得不到认可。在多年被告知'你不渴，你刚刚喝过水了'之后，你觉得自己会有什么反应？很有可能，你已经很难知道自己到底渴不渴，以及怎么应对。这跟我们所说的情绪得不到认可是类似的。"

根据该模型，不认可的环境的另一个特征是，孩子极端的情绪表现可能每隔一段时间就会得到强化。例如，当孩子的情绪过于强烈时，照顾者可能会表现出同情。这教会孩子在下一次升级情绪表达，比如当他哭泣的时候得到糖果，眼泪就会变得格外强大。治疗师解释说，当奖励是间断给予的时候（即间歇性强化），那些相关的行为会变得尤其难以改变。在这种惩罚和间歇性强化的环境中，孩子将无法学会有效地表达他（她）的情感痛苦。

不认可的环境的另一个特点是，孩子被告知解决问题和调节情绪的方法过于简单，如"只要你微笑，世界就会和你一起微笑""只要下决心不那么想就行了"或"靠自己的力量振作起来！"由于过于简单化，孩子没有学会忍受痛苦或解决生活中的困难和复杂的问题。相反，他可能会形成不现实的目标，并在失败的时候感受到极大的痛苦。

**阐释认可的环境**

再回来看看赢得金鱼的孩子。请来访者描绘一个同样高度情绪化的孩子，他现在被金鱼的死亡击垮了。然而，在这种情况下，无论出于什么原因，照顾者都有更多的情感资源。"想象一下，如果照顾者说，'哦，你很难过，是吗？当你不想要所爱的生命死去的时候，它却死去了。这是很痛苦的。我知道你多么希望事情有所不同。写一首关于它的诗怎么样？我们来举行一场葬礼，到时你可以朗读这首诗。'"在这种环境中，孩子通过不断重复这样的情景，学会相信自己的情感是合理的。治疗师解释说，尽管孩子依然情绪敏感，但他更有可能学会如何适应性地调节情绪唤起。

◉ **讨论要点：**"不认可的环境的后果可能包括不能识别情绪、不相信情绪是
合理的、不能调节情绪、对痛苦的包容度很低。基本上，这意味着不相
信自己对周围发生的事情的情绪反应，认为感觉是错误的。你们觉得这符合你的
情况吗？"

治疗师可以这样总结这一部分：

"好消息是，过去学到的东西可以忘掉。虽然我们不会把时间花在探索童年
时期情感经历的起源上，但会专注于纠正可能由它导致的技能缺陷。这种
疗法是你可能从未上过的情绪101课程的内容。我们的治疗方案将帮助你
表达情绪，使你能够在不使用食物来解决情绪困扰的情况下生活。我们也
认为有些问题是无法解决的，但与其采取破坏性的解决办法，不如接受问
题本身。你将学会用控制情绪的适应性技能来取代适应不良的反应。"

## 回顾治疗目标、技能训练、治疗靶点

虽然在治疗前访谈中已经介绍过治疗的目标，但由于它们为之后的治疗部分
提供了坚实基础，在介绍性会谈中还会再次重申。

我们建议分发带孔的治疗目标、技能训练目标和治疗靶点的讲义（附件
3.2）（根据特定来访者群体进行修改）复印件，并仔细讲解。例如，治疗师可
以说：

"再说一次，对你来说真正重要的是想要停止暴食（和清除），这也是你加入
治疗的原因。所以这就是我们的总体目标。这个治疗项目的基本假设是，通
过学习和练习适应性和技能性情绪处理方法，你将能够使用技能来应对情
绪，这将取代适应不良的暴食（和清除）行为，其他问题进食行为及你目前
使用的其他适应不良的行为。"

然后回顾正念进食之道，可以依次讨论每一个要点，也可以请来访者回忆治
疗前访谈中所谈到的内容。不管哪种方法，治疗师都应该在继续治疗之前，就每

一个环节再次取得来访者的认同。

### 干扰治疗的行为

正如治疗师在治疗前访谈中所解释的，比让来访者停止进食问题更重要的是，要优先考虑任何妨碍来访者参加治疗、学习或练习技能的行为。如果不能充分地接受治疗，怎么可能有改善呢？如果出现此类问题，来访者是否同意致力于解决？

### 停止暴食（和清除）

正如之前所讨论的，来访者已经同意这是获得更高质量生活所"必须"要做的。

治疗的靶行为则是那些会导致来访者暴食的行为，从消除盲目进食开始。

### 消除盲目进食

治疗师介绍这是指无意识地进食。来访者是否有过这样的经历：一边看电视，一边在面前放了一碗零食，然后发现所有的零食都吃光了，却不记得怎么吃的？在这种情况下来访者会作何反应？通常，这样的进食会导致暴食（和清除）。盲目进食还包括进食紊乱（比如整个晚上都在吃）、从不计划一顿饭。虽然来访者可能感觉不到失控，但这种饮食会导致暴食（和清除）。

### 减少对食物的关注、冲动和渴求

进食障碍的来访者报告说，大量的时间他都在思考食物——发现自己专注于食物，并体验到与食物相关的冲动和渴望。本书中的治疗设定这些行为会最终导致暴食（和清除），因此必须作为治疗靶点。例如，对食物反复思考可能是转移烦恼情绪的方法。然而，这些行为不能教会来访者有效地处理情绪，而导致了暴食（和清除）。

### 减少屈服

治疗师可以利用这个机会提醒来访者，他总是可以决定是否进行暴食（和清除）。虽然他可能觉得**必须**这样做，但事实是，如果他们不暴食（和清除），也不会死。一个人进入屈服的状态，可能看起来是被动的，但其实是主动的过程。它包括主动关闭选项、决定放弃和屈服于进食。这是一次蓄意的关闭。屈服是一种会导致暴食（和清除）的适应不良的行为，而来访者可能发现自己经常性地屈服。

### 减少貌似无关的行为

貌似无关的行为是指以下这些行为：来访者假装或试图说服自己这些行为不会导致暴食（和清除），但内心深处知道它是有风险的。例如，当你特别容易产生暴食冲动时，决定去杂货店购物（但以"只是去买牛奶"为理由），或者在募捐活动上购买烘烤食品（而不是直接捐赠）。请来访者举出生活中的例子。

为了停止暴食和控制饮食，来访者将会用习得的情绪控制的适应性技能来代替有问题的饮食行为。课程分为三个模块[1]。

1. 正念技能：提高对当下的觉察和体验，同时不带评判和自我意识（self-consciousness）。这是治疗项目的核心技能。

2. 情绪调节技能：包括帮助来访者识别情绪，了解它的功能，减少负性情绪的易感性，增加积极情绪。通过了解情绪的功能，来访者更有能力调节它。这可能包括在一种情绪完全开始之前降低它的强度，在情绪已经出现的时候调节它的表达方式和（或）以与当前情绪"相反"的方式行动。

3. 痛苦忍受技能：包括危机生存技能和接受技能，帮助来访者在无法改变的情况下忍受痛苦的情绪状态。

我们希望来访者能够学习和练习所有的技能，以便能够找到最适合自己的技能。

---

1 正如本章先前部分及引言中提到的，本书基于三个模块。关于模块数的确定是基于研究人群和研究问题的（例如，省去人际效能模块以减少与 IPT 的重叠）。人际问题与进食障碍患者高度相关，但我们尚未决定在暴食障碍或神经性贪食患者的研究方案中纳入并以循证方式检验是否省去人际效能模块。

治疗师可能会使用研究中发现的戒除暴食（和清除）最终会导致体重稳定或减轻的事实作为强化物（第 2 章）。此外，如果来访者停止暴食（和清除），他们的情绪、自尊和整体生活质量都将会改善。

## 介绍治疗的结构

描述治疗的结构是为了让来访者了解每周治疗的形式。团体治疗，根据我们的研究协议，持续 2 小时，包括 8～12 位来访者。根据治疗师的诊所设置和来访者群体，治疗可能会延长到 2.5 小时。前半部分（前 50～60 分钟）用来回顾过去一周的技能练习、日记卡和链分析。5～10 分钟的休息之后，课程的第二部分将专门用来教授特定的技能。

个体治疗持续 50～60 分钟，保持相同的治疗结构：前 25～30 分钟用于回顾来访者前一周的技能练习（包括回顾日记卡、链分析等），然后在剩余的治疗时间中教授新技能。

治疗以团体形式进行，当有 10 位左右来访者时，分享的过程必须结构化，以确保每位成员都有发言的机会（第 2 章）。治疗师在这个关键时刻需要提出，每位团体成员都要在前半部分分享他（她）的技能练习。在有 10 位成员时，每位小组成员大约有 5 分钟的发言时间。治疗师强调，鉴于这是侧重于技能习得和强化的有时限的治疗计划，因此前半部分需要结构化。如前所述，治疗的目的不是覆盖来访者生活的所有方面或处理所有危机。只要是涉及所教授技能的当下的困难，就可以拿来讨论。学习使用适应性情绪调节技能，最终将增强来访者处理生活中各个方面问题的能力。

来访者要想最大限度地利用治疗，很重要的一点是要提前计划最希望讨论的内容。来访者可以回顾过去一周内的技能练习（例如，哪些技能是有用的，哪些技能是需要进一步练习的），还可以报告链分析的内容（这是用来分析来访者在前一周里发生的问题行为的一种工具）。

治疗师提醒来访者根据治疗的日程提前安排时间。虽然我们的研究试验是基于 20 次治疗会谈的模式，但会谈的次数可能会因来访者所在机构的设置和治疗人群的不同而有所不同。

## 团体成员和治疗师治疗协议

团体成员和治疗师治疗协议（附件 3.3、3.5）最初在治疗前访谈中被提及，现在在介绍性会谈中分发和讨论。治疗师大声朗读协议上的每一项，强调协议条目对团体成员能否从治疗中获益至关重要。

治疗师指出，**保密**，或者对团体成员所说的信息保密，对于创造安全的环境至关重要。在这种环境中，团体成员可以自由地公开讨论高度私人化的问题和感受。不与其他团体成员建立私人关系也很重要，例如，小团体的形成会妨碍团体作为一个整体发挥作用的能力。反过来，治疗师也同意不与来访者建立可能造成破坏的私人关系。

治疗师强调希望团体成员将团体治疗的时间提前留出来，并定期参加。只有在确实不可避免的情况下才能缺勤，比如严重的疾病或无法重新安排的外地旅行。要求团体成员打电话给治疗师（或指定的人），这样如果他错过治疗，其他成员可以被告知，而不用担心他发生了什么状况。如前所述，治疗师也可以在团体治疗开始前给没有到场的来访者打电话。治疗师借此机会强调，即使错过治疗，来访者也要每周完成家庭作业。在我们的研究中，团体治疗的过程会被录制，团体成员可以通过观看录像或收听录音来弥补错过的治疗。正如我们在研究中指出的，对治疗师来说也是如此。如果治疗师错过了一次治疗，他（她）要在下一次团体治疗之前听本次治疗的内容。如果治疗师有缺席的计划，他（她）要同意提前告知团体。

回顾对练习所教技能和避免暴食（和清除）的承诺。在研究中，需要完成研究评估，这也包含在治疗协议中。治疗师解释说，完成评估对于评估当前的治疗方案以创建尽可能有效的治疗方案非常重要。

在回顾了团体协议之后，治疗师可能会问："你已经看过协议了，你觉得可以签署吗？如果没问题的话，就签上名，交上来。"在团体的协议都收上来之后，治疗师应该通读治疗师协议（在前面的讨论中提到了其中的几条）。在我们的研究小组中，两位协同治疗师都提前签署了这些协议，以便可以复印。在分发之前，治疗师可以说："就像你会非常努力一样，我们也会同样全力帮助你实现停止暴食（和清除）的目标。这是我们的协议。我们已经签了字，现在把复印件给你。"

## 介绍链分析

如果来访者的活页夹中没有包括链分析示例和链分析填写指南（附件 3.6、3.7），向他们提供。链分析的空白副本（附件 3.8）也要分发。治疗师要把链分析作为非常重要的工具来进行介绍。尽管填表的过程费时费力，但它为理解导致暴食（和清除）的事件提供了关键的细节。来访者将被要求在下一次治疗前填写一份表格（参考链分析示例和填写指南）。一旦有了经验，来访者将有机会去回答更多的问题（关于链分析的进一步讨论，见第 80 ～ 82 页）。

行为分析的目的是找出问题是什么（例如，暴食和清除），是什么触发了它，它的功能是什么，是什么妨碍了问题的解决，以及有什么其他方法可以帮助解决问题。进食障碍治疗中的许多错误是目前的问题没有得到充分的理解和评估所致的。

首先让来访者看链分析示例第一页的顶部，即链的图示。要说明的重点是，暴食和清除，就像其他行为一样，可以认为是由一系列组成部分或环节构成的。这些环节环环相扣成为一个链条。治疗师可以说，那些习得的行为，如暴食（和清除），通常会被体验为"闪电般地快速发生"。来访者通常很难描述自己是如何从 A 点［此时他们还没有暴食（和清除）］到 B 点（此时他们已经暴食了）的。它会给人一种失控而且"模糊"的感觉。使用链分析的重要性在于将看似闪电般的事件分解成可理解的事件序列。强调暴食（和清除）是习得的行为，因此可以"卸载"。这个模型将能识别出来的组分连接在一起。此外，打破任何一个环节，暴食和清除的链条就可以被打破。

链分析表格要求来访者确定确切的问题行为是什么，哪些易感因素让他更有可能暴食，诱发事件是什么，具体的环节是什么，以及后果是什么。

首先是识别问题行为。治疗师解释说，来访者须参照正念进食之道（附件 3.2），分析在两次治疗之间发生的最高级别的靶行为，即干扰治疗的行为。换句话说，如果来访者没有练习技能，应该就这个问题行为做链分析。接下来依次是暴食（和清除），然后是盲目进食，等等。

接下来的链分析表格要求来访者识别触发事件。治疗师解释说，这是指在环境中发生的某件事情，它启动了链条的后续环节。表格中的第三个方框是易感因素的识别。易感因素发生在触发事件之前，包括使来访者更容易受到触发事件影响的因素，比如内部因素（如生病、疲劳）或外部因素（如家里没有其他人、在自助餐或聚会上面对诱人的食物）。

再往下，要求来访者想象在问题行为和触发事件之间有根链条。治疗师提醒他们，触发事件是外部的，它引发了接下来的特定想法、行为、身体上的感觉，或者其他事件。一旦确定了这些，来访者要确定上述环节之间的顺序。都完成之后，来访者要试着想想在每个环节上他可以做些什么来打破链条。特别要求来访者识别哪些技能可以被使用，例如，参考利弊分析卡或者重申停止暴食（和清除）的承诺。

最后一页要求来访者确认暴食（和清除）的后果，减少易感性的方法。他们可以做哪些事情来防止触发事件及造成伤害的问题再次发生。此外，当来访者觉得暴食（和清除）造成了伤害，并感到内疚和自责时，他也可以考虑如何修复对自己和他人的伤害（合适时）[1]。

治疗师应强调以下几点：

- 来访者不需试图完美地填满整条链或完全正确地完成。最重要的是，**开始**真正使用链。链分析示例和填写说明可以作为指南。更多的细节将在以后的治疗中提供。

- 关键功能失调环节：当填写链分析的第二页时，来访者应该聚焦在关键功能失调环节上，该环节（例如，特定的想法、感觉、事件或行动）在触发事件（例如，外部事件或触发这条链的线索）和问题行为之间的链条上有

---

1　在标准 DBT 中，对造成的伤害进行弥补是恶性行为协议的一部分，用于来访者对他人造成损害（例如，偷窃）的情况。暴食行为通常不会对他人造成比来访者本人更大的伤害，而且常常伴随着过度的内疚或自责。在这种情况下，纠正和过度纠正可能也是有帮助的，因此它被包含在本治疗所使用的链分析的标准形式中。

最突出的关联作用。治疗师应明确指出这些环节可能是有功能的，也可能是功能失调的。是来访者对环节的反应，决定了他更接近还是更远离问题行为。

- 随着时间的推移，来访者会从填写链分析的经验中发现，对自身的想法和感受有更多的觉察是多么重要，而这正是无效环境所压制的。
- 来访者在链分析里要写的东西有时很多，有时也会很少。

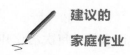

**建议的**
**家庭作业**

治疗师指导来访者在两次治疗期间至少填写一份链分析，以获得充分的练习。当然，来访者可能希望填写更多的链分析。

## 介绍日记卡

如果来访者的活页夹中还没有日记卡，治疗师要分发日记卡的副本和日记卡填写说明（附件 3.9，3.10）给每位团体成员。日记卡的主要目的是提醒来访者在一周内练习这些技能，并提供一个地方来记录练习，也是用来跟踪目标行为［例如，暴食（和清除）和阻碍正念进食之道的其他行为］的方法。来访者还被要求每天记录他对不同情绪（如愤怒、悲伤、恐惧、快乐）的体验，并注意情绪与目标行为之间的联系（注：对于 BED 患者，可以修改日记卡，删除"清除"栏，将暴食细分为主观暴食和客观暴食，如附件 3.10 所述；Wisniewski et al.，2007，217）。

此外，我们强调，这种治疗将任何干扰治疗的行为置于治疗层级的最顶端。治疗师解释说，因此，来访者被要求在每次团体治疗前后在日记卡上评估想要退出的冲动。治疗师可以说他会特别注意这部分的评估。

在我们的研究中，要求来访者每周称一次体重，并记录在日记卡上。正如所描述的那样，不称重可能是许多来访者的问题行为。如果来访者报告，称体重是过去暴食（和清除）的诱因，我们可以建议他在每次团体开始之前称体重。对于来访者来说，不去回避触发因素是至关重要的，这样做可以使他获得团体的支持，使用技能来帮助他忍受踏上秤后所经历的情绪。

在日记卡的背面，按照我们研究里教授的顺序，列出了适应性情绪调节技能。来访者被要求圈出每天练习的各个技能。

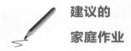

**建议的**
**家庭作业**

治疗师建议来访者每天至少填写一次日记卡。日记卡将在每次治疗开始时进行回顾。

［注：再次强调，不练习就不会成功地改变长期的行为，如暴食（和清除）。理想情况下，来访者在白天随身携带日记卡，以便准确记录所有的技能练习情况和针对的靶行为。在一天结束时核查日记卡是很有帮助的，确保所有的技能练习和靶行为都被记录下来。关于填写日记卡的其他说明，来访者可以参考附件 3.10。］

## 组织来访者的首次技能练习报告

正如在引言和第 2 章中提到的，与标准 DBT 不同，改编版 DBT 的显著特征是将个体治疗和团体技能训练的功能结合在一起。具体来说，在标准 DBT 中，增强动机（通常在个体治疗中完成）和获取／强化新技能（通常在技能训练的团体中教授）是分开的，而为暴食（和清除）改编的 DBT 中，这些功能被合并到一次治疗里。

对于采用团体形式进行治疗的治疗师来说，治疗中最具挑战性的是前半部分。以下是我们发现的一些有用的方法。

- 在白板（或讲义）上，写下在指定时间内（如 5 分钟）报告个人技能练习的一般原则。在我们的团体中，建议来访者遵循附件 3.11 中列出的指导原则。
- 治疗师可以把迄今为止教授过的技能写在白板上，以提醒来访者（尤其是在早期治疗期间）。

- 治疗师可以强调，因为每位来访者能分到的时间有限，希望来访者能最大限度地利用时间。

治疗师可以提出以下几点。

- "首先，我们想从你在上一周是否有暴食（和清除）开始了解，然后是关于技能练习的问题。比如说，这周，我们第一次课上教授的需要练习的技能是承诺、利弊分析和填写日记卡。如果你在这些作业上有任何问题或困难，可以在这里提出来，我们可以帮助你。"
- "如果你没有练习技能，或者没有填写日记卡或链分析，我们想和你一起了解是什么阻碍了你。这很重要，因为你知道，我们的首要目标——甚至高于停止暴食（和清除）——就是不要做妨碍治疗的行为。如果你能用自己的方式停止暴食，那应该已经好了！根据我们的经验，成功使用本治疗来停止暴食（和清除）的来访者都做了家庭作业，并参加了每次的团体治疗。"
- "在汇报日记卡和技能练习之后，我们希望你汇报链分析。请参照你的链分析表格。"
- "你完成了吗？如果没有，那么是什么阻碍了你呢？也许你对自己的饮食感到尴尬，不想说出来。这种对情绪的反应可能会干扰治疗。"
- "如果你完成了链分析，我们首先想知道你记录的问题行为是什么。这意味着要学会用行为的术语来描述问题。请翻到正念进食之道那一页，在5分钟内，讨论你在这周记录的最高级别的问题行为。"
- "然后，我们希望你聚焦关键功能失调环节。澄清一下，关键功能失调环节不是触发事件或问题行为，它是让你屈服的那个点，在那个点上你觉得没有回头路。请记住，将这个环节描述为功能失调的环节，并不是对它进行评判。例如，你可能认为无聊是暴食链中一个关键功能失调环节。无聊本身并不是不正常的。也许你需要体验无聊，但不是暴食。如果你对这个环节的反应导致了问题行为，那么我们就称之为功能失调的环节。我们的想法是用技能替代，尤其是在那个环节，这样你就不会转向暴食（和清除）。"

- "请找出一个或多个关键功能失调环节，以及你下次将使用哪些技能。如果你需要帮助，请告诉大家。"

## 练习识别链分析中的关键功能失调环节

特别是在治疗的初始阶段，来访者可能很难识别关键功能失调环节。在这种情况下，使用附件 3.12 来回顾关键功能失调环节的典型例子，可能是有帮助的。

治疗师分享第一个例子：

"在这个案例中，问题行为是一种'主观的'暴食。与'客观的'暴食相比，它摄入的食物量并不大。走在商场里，经过一家卖甜品和糖果的店铺，这就是触发事件。他往窗户里一看，感觉到了身体上的渴望，于是想，'我没办法抗拒它们，它们太好吃了。'识别到的情绪是焦虑和渴望。他屈服了，觉得焦虑和渴望的情绪太过强烈而无法忍受。这就是他的关键功能失调环节。这些情绪本身并无所谓功能失调与否。功能失调的是，以一种冲动的、失控的方式转向食物，麻痹自己或回避情绪。如果是这种情况，我们会在团体里花时间来看看都发生了什么，可以给出些什么不一样的反应。例如，当他体验到渴望和焦虑时，也许可以想想自己的承诺，这有可能打破情绪与问题行为的联系。"

治疗师可以让团体成员轮流读其他例子，讨论识别出的关键环节，等等。鼓励提出问题和评论以确保来访者理解了所讨论的概念。

## 更深入地回顾链分析

在对链分析做了简要介绍，且来访者有机会在家填写了一份表格之后，治疗师将会更深入地解释链分析。治疗师强调，这种工具作为问题解决策略是多么的重要，它帮助提高来访者对功能失调的饮食行为的觉察，允许其详细检查导致了暴食（和清除）和其他问题进食行为的各个因素，以及随之而来的后果。

治疗师可以从回顾有关链分析的基本知识开始。既然来访者已经尝试了，那么这些知识就更容易理解了。治疗师可以参考链分析第一页顶部的图示（附件 3.6），以强调像暴食（和清除）这样的问题行为并不是"凭空发生的"。

正如我们所讨论的，来访者经常频繁地做出这样的行为，以至于他可能会觉得行为是瞬间或自动发生的。通过使用链分析，来访者将越来越清楚地看到暴食（和清除）实际上是一种可以被弄明白的习得行为。环境中发生的事件会触发一系列的感觉、想法和行为，从而导致问题进食行为。分析问题行为的后果也很重要，因为它可能会使暴食（和清除）或其他问题行为更有可能发生，从而将这个链与另一个链连接起来。

链分析允许来访者减缓这个过程，一帧一帧地定格每个环节，最终通过用更具适应性的环节替换过去所使用的行为，来打破这个链条。

理想情况下，来访者会在暴食（和清除）的想法出现时，或在注意到冲动时，尽快做链分析。这将有助于早期识别各种因素，可能带来直接打破链条的结果。如果问题行为已经发生，来访者应在事后尽快完成链分析。

在研究中，我们要求来访者至少在前 15 次治疗时每周填写一份链分析。这一数量的练习是必要的，以使来访者能够理解，它是治疗结束后自己仍可以继续使用的工具。即使来访者没有暴食（和清除），也应使用链分析处理另一个目标行为，比如盲目进食（附件 3.2）或者是其独有的与暴食相关的问题行为。如果来访者在某一周内完全没有与饮食相关的问题行为，则可以描述过去的暴食（和清除）经历或与进食无关的问题行为。

15 周后，来访者可以根据需要填写链分析——这意味着只有在发生与进食相关的问题行为时才做。

然后治疗师回顾填写链分析的过程。考虑到链分析的复杂性，我们发现大多数时候团体一起回顾链分析示例（附件 3.6）是有帮助的，引出团体中一个或两个来访者的例子来详细回顾，或者治疗师提供一个典型的案例，团体成员共同讨论。如果是 50 分钟的个体治疗形式，可用的时间通常足以回顾来访者的实际链分析（注意：第 82 ～ 84 页的疑难问题解答部分提供了处理不填写链分析的来

访者的示例 )。

对于希望向团体介绍典型场景的治疗师来说，以下内容被证明是有帮助的。治疗师可以说：“让我们都想象一下这样的场景。你度过了漫长的一天，然后去参加和朋友或家人的晚宴，感觉自己在聚会上吃得太多，回家后决定暴食（和清除）。这听起来跟你的经历相似吗？让我们通过链分析来分解它”。

要求团体确定问题行为 [ 例如，在家时客观上的大暴食（和清除）] 和易感因素（例如，在漫长的一天后感到疲劳，可能对参加聚会有矛盾的感觉）。然后，带领团体讨论如何识别触发事件。要强调的是，答案没有对错之分。如果一位来访者认为，他开始暴食（和清除）的原因是晚宴上诱人的食物，那么这就是他的触发因素。其他来访者可能会说，这让他变得脆弱，但直到那天晚上独处时，他才开始暴食。在这种情况下，触发事件是聚会结束后在深夜回家。

然后，让来访者翻到链分析的第二页（附件 3.6），写下一些可能包含在自身链条中的环节，并补充：“这些环节越小、越具体越好。”通常，来访者会写下自己的想法（例如，“我不应该吃那么多”）、身体感觉（例如，令人不舒服的饱腹感、肌肉紧张）、情绪（例如，聚会结束后的孤独感、为吃多了而感到羞愧、对聚会上发生的事情感到后悔等）。然后，治疗师会征求来访者的意见，看看可以采取什么不同的做法。具体来说，还有哪些适应性技能可以被使用。

现在，让来访者查看链分析的第三页。首先，询问求助于食物来控制不舒服情绪的短期和长期后果。来访者可能会发现，暴食（和清除）在短期内让他忘掉不舒服的情绪，但长期来讲会让他感到痛苦、挫败和沮丧。减少自身脆弱性的方法可能包括冷静下来，在聚会之前、期间和之后花时间集中注意力，提醒自己致力于建立真正高质量的生活。防止问题再次发生的方法可能包括到家以后避免去厨房，而是直接去卧室看书、打电话或者填写日记卡和链分析。

**疑难问题解答**
**回顾来访者技能练习报告时**

· **例 1**：来访者已经完成了他（她）的链分析，但往往很难在团体治疗中分配的时间内，聚焦于识别关键功能失调环节。

- **治疗师可能的回应**：注意区分来访者是在"讲故事"还是在报告链条中的内容，是很重要的。当讲故事的情况发生时，治疗师应该帮助来访者重新聚焦于相关的要素。通常可以这样说："记住，关键功能失调环节是你觉得与问题进食行为联系最紧密的环节。答案没有对错之分。你不妨翻到第二页，把你写好的东西大声读出来。"

- **例2**："我上周没填日记卡。"
- **治疗师可以回答**："即使没有在日记卡上圈出来，你有没有练习过其中的技能？"注意，这里关键是要区分哪些来访者练习了技能，但没有记录下来，哪些来访者根本没有练习。大多数来访者至少思考过这些技能，有必要将之作为一种塑造其行为的方式加以强化。指出日记卡只是提醒来访者练习技能的一种方式，他所做的才是最重要的。然后聚焦在是什么阻碍了他做记录（例4）。

- **例3**：来访者暴食（和清除）了，但没有填写日记卡和（或）链分析。
- **治疗师可以回答**："你认为是什么妨碍了你做这项作业？"引导来访者进行小范围的链分析。如果来访者似乎难于识别干扰因素，治疗师可能会问："这是很糟糕的一周吗？是不是在一天结束的时候，你想要忘记吃了什么，因为你感到尴尬，不想审视自己和自己的行为？这种情绪是痛苦的。但是你提出的问题非常重要。你的情绪和行为是紧密相连的。一旦出现对失败、羞耻和尴尬的恐惧，它们就会阻碍你履行承诺。如何让自己去做一些不想做的事情，比如练习技能和填写家庭作业表？我们认为，真的很焦虑的时候其实是可以用一些技能的，但转向食物是下意识的反应，它会排挤掉所有更有效的行为。你此刻能重新承诺去寻求和使用那些技能吗？在接下来的一周，你能练习想象自己边做家庭作业边处理这些情绪吗？屈服于冲动而去逃避，意味着放弃自己而去暴食（和清除）。根据你的经验，不做家庭作业能帮助调节你所描述的不舒服的情绪吗？"

- **例4**："我觉得它让人受不了。我搞不清自己到底是什么感觉。我没法正确地写下来。"

- **治疗师可以回答**："听起来像是在投降和评判。我好像听你说过，如果做不到完美，你就根本不想做？（来访者点头）这很重要——你已经发现了一些阻碍你变得更有技能的环节。不放弃很重要。如果不知道到底是什么事情让你觉得想要暴食，那没关系。你仍然可以拿着表格，坐下来，填你能填的东西——哪怕只是一个环节或表中的一个格子。听起来你被评判击倒了。有时候，休息一下，专注于呼吸，会使你的情绪没有那么强烈。当准备好了，回到日记卡或链分析上，一次只做一部分。"

- **例 5**："没有触发事件——什么都没有发生。我就开始吃了。"
- **治疗师可以回答**："有时，当没有明确的触发事件时，问题可能是易感因素的累积。你是这种情况吗？有没有什么事情是如果没有发生，你就不会暴食的？为什么你在那一天的那一刻暴食，而不是在别的时候呢？"

- **例 6**："我搞不清自己是不是暴食了。"
- **治疗师可以回答**："这不是我能告诉你的事情——你必须自己弄清楚。暴食的评定界限可能不像你希望的那样清晰，但它是取决于内在体验的。你在吃的时候感到失控了吗？记住，在是否要吃或吃什么的问题上纠结——那种'该还是不该'的感觉——并不一定意味着你暴食了。暴食也不取决于食物的种类。吃没有营养的食物并不一定构成暴食。当你有被迫和失控的感觉，当一旦开始就无法阻止自己时，暴食就发生了。这和过量进食是不一样的，那种情况下你会觉得好像是能控制的，但又会因为吃的量与减肥目标不一致而感到后悔。如果你确定自己在吃东西时是感到失控的，而不知道你到底吃的算不算太多，那就不要太在意这些细节。"

## 辩证戒瘾

　　我们建议在与来访者的第二次治疗中提出辩证戒瘾的概念，这一概念最初是在 DBT 中为药物滥用而提出的（Linehan & Dimeff, 1997）[1]。有必要解释一下，提出这一概念是治疗方案中**策划好**的一部分。换句话说，治疗师并不是因为任何一位特定的来访者报告说，尽管承诺要戒瘾，但他还是有了暴食（和清除），才讨论这个问题。提出辩证戒瘾是因为它对治疗而言非常重要，只是在第一次治疗里没有足够的时间来提及。

来访者面临着两难的处境。治疗师可能会说："你已经同意，你很重视发挥自己的潜力，全身心投入生活。你认识到，继续这样对待食物与实现那种生活是不相容的，并 100% 致力于停止暴食（和清除）。进退两难的是，如果你在做出承诺后还发生暴食（或清除），怎么办？"

为了有效地处理这种情况，我们将教授来访者一个非常重要和有用的概念，称为辩证戒瘾。

"多年来，人们已经认识到对立力量的存在。辩证的观点是，对于每一种力量或位置，都存在一种对立的力量或位置，即正面和反面。很好的例子是电池的正极和负极。它们可以共存，但却代表截然相反的两极。辩证的观点寻求的是一种超越对立部分之和的综合。例如，阴阳符号是黑白的，但黑白在一起并不是灰色。这种综合超越了黑白之和。"

治疗师解释说，当人们开始只相信或看到一种正确的位置或者一种做事的方式时，往往会陷入麻烦。辩证方法会综合两极的立场，承认两者的存在，并接受这种综合。

"那么这和暴食有什么关系呢？当你明白有两股对立的力量在起作用，需要承认和调和时，它和暴食的关系就非常密切了。一方面，你为自己设定了停

---

1　与针对物质使用障碍的 DBT（DBT-SUD）模型不同，针对暴食障碍和神经性贪食的 DBT 模型不包括"步步为营"（touchdown every time）概念（即理解来访者每次只为他确定能够遵守的时长而进行承诺）。在我们的模型中，承诺本身被视为一种有力的技能，哪怕来访者并不确信自己是否有能力遵守。

止暴食的目标。你做出了口头承诺，因为感觉充满活力、自我感觉良好与暴食（和清除）是不相容的。暴食（和清除）的冲动是如此强烈，必须 100%坚定地承诺，差一点儿都会引发失败。当你面对想要暴食（和清除）的冲动时，你不能有'暴食（和清除）了也是可以的，只要再去努力就行了'的想法。这样的想法是有害的，会让你更有可能决定去暴食（和清除）。"

另一方面，很明显，如果来访者不能料想并为失败做好准备，就不太可能有效地处理此类事件。"这是我们作为治疗师，和团体成员所面临的问题。一个人怎样才能应对成功和失败这两种对立的力量呢？如何在没有实现目标的情况下还坚持目标？我们该怎么办？"治疗师将奥运会运动员的比喻作为帮助来访者思考这个问题的方式，提出以下几点。

- "停止暴食（和清除）和奥运会上的重大赛事一样重要。想象一下，你是奥运会运动员，而我们治疗师，是你的教练。对于运动员来说，赛前除了赢得比赛或'夺取金牌'外，什么都不会讨论。如果奥运会运动员认为获得铜牌'就可以了'，那么他的训练心态、成绩和推动力都会受到影响。奥运会运动员不能考虑在比赛中摔倒，或者在比赛前扭伤脚踝会怎么样。这些想法必须置于脑后，即使它是可能发生的。运动员必须只为金牌而奋斗。"
- "换句话说，把你自己想象成参加'停止暴食（和清除）'活动的运动员。你唯一能思考和讨论的事情就是绝对和彻底的戒瘾。"
- "然而，运用辩证的观点，不论是你，还是运动员，都必须为失败的可能性做好准备。辩证的困境就是成功与失败是并存的。作为解决方案的辩证戒瘾包括两部分。一方面，你百分百确定暴食（和清除）不在考虑范围，百分百确信自己不要再暴食（和清除）。然而，与此同时，你必须牢记（在内心最遥远的地方，这样它就不会干扰你的决心），如果'滑倒'了，你会通过不加评判地接受并重新振作起来，从而有效地处理它。这意味着承认'好吧，我暴食（和清除）了'。你必须能够觉察到问题并承认它，这样才能改变。使用链分析，分析发生了什么，成为一位问题解决者。然后重新 100% 承诺戒瘾，知道那是最后一次，你不要再'滑倒'。"

- "我们说的是，有可能做到这两件看似矛盾的事情——承诺绝对戒除暴食（和清除），但如果这种行为发生了，就接受。我们说的不是在暴食发生之前就接受。在内心深处对自己说'哦，我想就算我暴食了也没关系，因为如果真这样了，我就做链分析，然后重新承诺'会破坏你的承诺。相反，对暴食（和清除）可能性的认识必须被埋没在意识之外。如果发生了，你可以像这样反应，但因为它再也不会发生，所以你不必挂怀。"

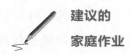

**建议的
家庭作业**

治疗师指导来访者每天练习辩证戒瘾的技能，通读家庭作业表（附件 3.13），并在下次治疗前填写。

## 腹式呼吸

告知来访者，下一项技能（腹式呼吸）[1]，可能是他在这个治疗项目中学到的最有用的技能之一。腹式呼吸看似简单，但根据我们在研究试验中的经验，来访者报告说这是他最常使用的技能。我们一次又一次地听到，来访者发现这对于打破问题进食的链条是多么有帮助。对于听说过腹式呼吸的来访者，或者曾经通过其他方式练习过的来访者（例如，演奏乐器、练习瑜伽），这是加强他使用腹式呼吸的机会。

首先让来访者思考，当他体验强烈的情绪时身体发生了什么变化。来访者经常报告说呼吸变得紊乱、心率加快。来访者也可能注意到头晕。指出躯体感觉会增加痛苦并且导致来访者想要通过暴食（和清除）来停止这些感觉。腹式呼吸可以打断这一生理过程，并能减少精神痛苦。此外，腹式呼吸可以促进正念（一种

---

1　教授腹式呼吸的方法与 Barlow 和 Craske（2006）在《控制你的焦虑和恐慌》（*Mastery of Your Anxiety and Panic*）中的方法相似。

心智状态，将在正念模块中讨论）。正念的目的是加强来访者集中注意力的能力，增加对当下的觉察。保持注意力在一个特定的锚点上，比如呼吸，是练习正念的一种方法。锚点的目的是把注意力拉回到"此时此刻"，把注意力集中在呼吸上。

治疗师可能会这样说：

"学习和练习腹式呼吸，把注意力集中在呼吸上，这对缓解情绪困扰和身体紧张非常有帮助，情绪困扰和紧张已经积累起来，可能会激发你的欲望，让你暴食。你的呼吸和你是一体的，所以腹式呼吸是很容易获得的技能，呼吸不会停止，就在你的鼻子下方。当有暴食冲动的时候，你可以通过呼吸让自己平静下来，赶走冲动。这样做，就是在用腹式呼吸和专注于呼吸来代替有问题的进食行为和想法。"

治疗师可能会发现使用以下内容是有帮助的，可以根据需要进行修改。

 **体验式练习**
**腹式呼吸**

"把一只手放在腹部，另一只手放在胸部。这不是在尝试做任何花哨的事情！留意放在腹部的手。然后呼吸。练习缓慢、规律、顺畅地呼吸，让放在腹部的手上下移动，放在胸部的手保持静止（注：治疗师可能会发现演示很有用，例如：你可以看着我，就像这样）。记住，你只是在缓慢地呼吸。把注意力放在上下移动的腹部那只手上。要有耐心。如果你注意到自己不是用腹部在呼吸，试着不要评判。只要保持对呼吸的觉察，觉察一呼一吸。你会走神，但练习得越多，就越容易觉察，并把注意力拉回到呼吸上。"

"用鼻子吸气和呼气。当你吸气时，慢慢地数一、二、三。当你呼气时，默默地对自己说一些诸如'放松''冷静'的话。在数到十的时候，再从一开始。试着让注意力集中在呼吸上。如果这样想有帮助的话，呼吸频率通常是每分钟 10～12 次。这意味着要花 3 秒钟慢慢吸气，花 3 秒钟慢慢呼气。"

　　"当感到担心或焦虑时，或者当注意到自己的情绪变得更加紧张时，你可以使用这个技能。只需慢下来，专注于呼吸。除了在感到紧张的时候练习这个技能，在没有任何事情发生的时候也要有规律地练习，这样你才能熟练掌握这项技能。练得越多，你就越能觉察到自己的心和呼吸。呼吸可以作为心智的锚点。"

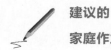

**建议的**
**家庭作业**

（1）治疗师指导来访者一天练习两次腹式呼吸，每次 3～5 分钟——唯一的目的就是练习。这叫作正式练习。

（2）此外，治疗师还指导来访者进行非正式练习，比如在开车、聚会、打电话、工作等的时候练习。

（3）治疗师须明确指出，对来访者来说，尤其重要的是当注意到任何暴食（和清除）的冲动时练习使用这项技能。

（4）来访者应该在日记卡上标记每天使用"腹式呼吸"的情况。

**附件 3.1**

# 问题进食的情绪失调模型

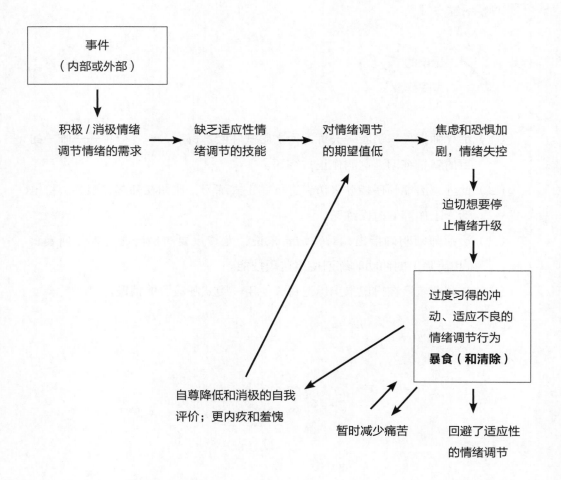

引自 Debra L. Safer, Christy F. Telch 和 Eunice Y. Chen 著，陈珏主译的《暴食和贪食的辩证行为治疗》。英文版版权所有 ©2009 The Guilford Press。简体中文翻译版版权所有 © 上海科学技术出版社有限公司。本附件的影印件仅供购书者个人使用（详情请见版权页）。

**附件 3.2**

# 治疗目标、技能训练目标和治疗靶点

**治疗目标：**停止有问题的进食行为（如暴食、暴食−清除行为）。

**技能训练目标：**学习和练习适应性情绪调节技能，以取代适应不良的暴食和其他问题进食行为。

**治疗靶点：**

## 正念进食之道

（1）停止任何妨碍治疗的行为\*。

（2）停止暴食（和清除）。

（3）消除盲目进食。

（4）减少对食物的渴求、冲动和关注。

（5）减少投降——也就是说，关闭暴食（和清除）的选项。

（6）减少貌似无关的行为——例如，为"公司"购买暴食的食物。

## 通过学习和练习，增加技能性情绪调节行为[†]

**正念技能**

**情绪调节技能**

**痛苦忍受技能**

遵循正念进食之道，自然会带来健康的体重调节和生活质量的提高。

\* 这里给出的正念进食之道的层级是基于我们研究试验所招募的人群。虽然没有明确描述，如果有危机出现，跟标准 DBT 一样，减少任何危及生命的行为是优先于其他目标的。

[†] 技能性情绪调节行为包括所有标准 DBT 模块中教授的技能。在此语境中，"情绪调节技能"一词并不仅仅用在情绪调节技能模块里。

改编自 Linehan（1993b）和 Telch（1997a）。版权所有 ©1993 The Guilford Press，©1997 Christy F. Telch。经许可，改编后用于 Debra L. Safer, Christy F. Telch 和 Eunice Y. Chen（2009）著《暴食和贪食的辩证行为治疗》。简体中文翻译版版权所有 © 上海科学技术出版社有限公司。本附件的影印件仅购书者个人使用（详情请见版权页）。

**附件 3.3**

# 团体成员治疗协议

（1）我同意对团体治疗中讨论的资料，包括其他团体成员的姓名进行保密。

（2）我同意在团体治疗之外不与其他团体成员建立私人关系。

（3）我同意准时参加治疗。

（4）我同意每周参加治疗，并完成 2 小时的治疗。

（5）如果我错过治疗或迟到，我同意提前打电话。如果我错过了一次治疗，我同意来诊所听录音或看录像，完成技能练习，并在回顾家庭作业的时间里分享练习。

（6）我同意练习所教的技能。

（7）我同意尽我最大的努力停止暴食，并帮助其他成员停止暴食。

（8）我同意完成家庭作业，并将其带至每次治疗。

（9）（注：如适用）本人同意填写研究问卷及访谈，这是治疗项目的一部分。

团体成员签名：＿＿＿＿＿＿＿＿＿＿＿＿＿＿＿　　　　日期：＿＿＿＿＿＿＿＿＿＿

引自 Debra L. Safer, Christy F. Telch 和 Eunice Y. Chen 著，陈珏主译的《暴食和贪食的辩证行为治疗》。英文版版权版权所有 ©2009 The Guilford Press。简体中文翻译版版权所有 © 上海科学技术出版社有限公司。本附件的影印件仅供购书者个人使用（详情请见版权页）。

**附件 3.4**

# 个体来访者治疗协议

（1）我同意准时参加治疗。

（2）我同意参加每周的治疗，并坚持到50分钟的治疗结束。

（3）如果我错过治疗或迟到，我同意提前打电话。

（4）我同意练习所教的技能。

（5）我同意尽我最大的努力来停止暴食（和清除）。

（6）我同意完成家庭作业，并将其带至每次治疗。

（7）（注：如适用）本人同意填写研究问卷及访谈，这是治疗项目的一部分。

来访者签名：_____　　　　　　日期：_____

---

引自 Debra L. Safer，Christy F. Telch 和 Eunice Y. Chen 著，陈珏主译的《暴食和贪食的辩证行为治疗》。英文版版权所有 ©2009 The Guilford Press。简体中文翻译版版权所有 © 上海科学技术出版社有限公司。本附件的影印件仅供购书者个人使用（详情请见版权页）。

**附件 3.5**

# 治疗师治疗协议

（1）我同意对所讨论的信息保密，包括（团体成员姓名）和（来访者姓名）。

（2）（注：如适用）我同意在团体治疗之外不与团体成员建立私人关系。

（3）我同意准时参加治疗。

（4）我同意每周参加一次治疗，并坚持完成整个治疗（2 小时）或（50 分钟）。

（5）我同意，如果我将缺席治疗或迟到，我会通知团体成员。（如适用）如果我错过了一次治
　　疗，我同意听治疗的录音（或观看录像）。

（6）我同意练习所教的技能。

（7）我同意尽我所能提供最好的治疗，以帮助（团队成员）或（来访者）停止暴食（和清除）。

治疗师签名＿＿＿＿＿＿＿＿＿＿＿＿＿＿＿＿＿＿＿＿＿＿＿＿＿＿　　日期＿＿＿＿＿＿＿

（治疗师签名）＿＿＿＿＿＿＿＿＿＿＿＿＿＿＿＿＿＿＿＿＿＿＿＿　　日期＿＿＿＿＿＿＿

引自 Debra L. Safer，Christy F. Telch 和 Eunice Y. Chen 著，陈珏主译的《暴食和贪食的辩证行为治疗》。英文版版权所有 ©2009 The Guilford Press。简体中文翻译版版权所有 © 上海科学技术出版社有限公司。本附件的影印件仅供购书者个人使用（详情请见版权页）。

## 附件 3.6

# 链分析示例
### 问题行为的行为链分析：第 1 页

姓名：_____　　填写日期：_____　　问题行为日期：_____

易感性

---

**我所分析的问题行为到底是什么？**

暴食从便利店买的各种垃圾食品一小时。

---

**环境中的什么触发事件开启了通向问题行为的链条？**

**开始的日期：**　　周一

我和老公吵架了，因为他违背了我们的协议。协议内容是他母亲在假期里会住在旅馆。但是，他竟然告诉他母亲可以住在我们家里。

---

**我自身及环境中的哪些因素让我更易感？**

**开始的日期：**　　周六

我对列出的所有待办事项清单（超市购物、擦洗餐具、整理房间、给狗洗澡、洗车）感到压力和不知所措。老公也不帮忙，我很生气。我的睡眠不够，我感到疲惫和烦躁。多年以来，我养成了在心烦意乱时暴食的习惯。

---

改编自 Marsha M. Linehan，版权所有 ©1996—2009。经许可，改编后用于 Debra L. Safer，Christy F. Telch 和 Eunice Y. Chen 著《暴食和贪食的辩证行为治疗》。简体中文翻译版版权所有 © 上海科学技术出版社有限公司。本附件的影印件仅供购书者个人使用（详情请见版权页）。

问题行为的行为链分析：第 2 页

姓名：_____      填写日期：_____

A- 行为（Actions）
B- 身体感觉（Body sensations）
C- 想法（Cognitions）
E- 事件（Events）
F- 情绪（Feelings）

| 实际发生的环节 | ABC-EF | 新的 ABC-EF 技能 |
|---|---|---|
| 抓起我的东西冲出了屋子。 | A | 注意到"做"某事的冲动，做"冲动冲浪"而不采取行动。 |
| 想了一下刚刚的争吵。我不知道是否该回家道歉。 | C | 观察，只是留意。不评判想法，不依附它，也不把它推开。 |
| 想到假期，想到这一切变得那么复杂，我感到很难过。 | F | 留意当下的情绪。不试图阻止它。接受，允许悲伤。它的功能是什么？ |
| 我感到肌肉紧绷，紧抓着方向盘。车开始开得很快。 | B | 找一个安全的地方停在路边，做腹式呼吸。 |
| 我想：不管了，我要做给他看，几个小时都不回家。 | C | 找到智慧心念。在内心深处，我看重什么？智慧心念会指引我解决这个问题。 |

改编自 Marsha M. Linehan，版权所有 ©1996—2009。经许可，改编后用于 Debra L. Safer，Christy F. Telch 和 Eunice Y. Chen 著《暴食和贪食的辩证行为治疗》。简体中文翻译版版权所有 © 上海科学技术出版社有限公司。本附件的影印件仅供购书者个人使用（详情请见版权页）。

| 实际发生的环节 | ABC-EF | 新的 ABC-EF 技能 |
|---|---|---|
| 开始考虑我要去弄点什么吃的，如果吃了，我会感觉好很多。 | C | 观察想要放弃的那股劲儿。观察我假装让自己感觉好起来的方式。观察自我安抚的需要。通过听收音机来自我安抚。 |
| 把车开到便利店，买了很多暴食的食物。 | A | 提醒自己不用暴食来解决问题的承诺。在这一刻，重新承诺，用一些活动来分散注意力：去商店买一本杂志，玩填字游戏，或者买彩票。 |

## 问题行为的行为链分析：第 3 页

姓名：_____　　　填写日期：_____

---

**对环境的后果是什么？**

（1）回家后更难跟老公说话了。

（2）

---

**对我自己的后果？**

（1）当所有的食物吃完，我感到筋疲力尽，但也感到释然。关于这场争吵的想法和感受已经成为遥远的记忆，不再重要。只想回家睡觉。

（2）一回到家，我开始感到内疚，因为我不想做任何事，只想睡觉。我的胃不舒服，感到恶心、自我厌恶和羞愧。

---

**未来减少我易感性的方法**

　　首先，我可以通过减少对自己的要求，来降低压力和紧张程度。我也可以专注于为自己设定的某些"任务"，以获得快乐和满足。其次，我可以向别人寻求帮助和交流我的感受，而不是期望他们读懂我的想法。

---

**防止触发事件再次发生的方法**

　　跟老公讨论处理冲突和分歧的"规则"。例如，只有在双方都同意的时间里交谈，真诚地倾听对方的立场，同意在陷入僵局或事态升级时结束讨论，稍后再进行讨论。

---

**我的问题行为造成了什么伤害？**

　　最大的伤害是对我自己的。暴食之后，我感到羞愧、认为自己毫无价值、感到身体不舒服。我注意到我和老公疏远了，解决手头真正问题的能力也降低了。

---

改编自 Marsha M. Linehan，版权所有 ©1996—2009。经许可，改编后用于 Debra L. Safer，Christy F. Telch 和 Eunice Y. Chen 著《暴食和贪食的辩证行为治疗》。简体中文翻译版版权所有 © 上海科学技术出版社有限公司。本附件的影印件仅供购书者个人使用（详情请见版权页）。

**针对伤害的修复、纠正和过度矫正计划**

　　我将向自己道歉，并承诺永远不再暴食。我发自内心地承诺，在下次暴食链开始时使用停下、观察、描述，以及所有我能用的技能。为在争吵时的所作所为向老公道歉，并提议做一些我们都喜欢的事情。我还会采用过度矫正的方法，在杂货店把罐头食品赠送给有需要的人。

**我对此最深的想法和感受（我想分享的）**

　　在内心深处，我的智慧心念知道这不是我想要的生活方式。我没有花时间去理解、探索或检查被唤起的想法和感受，就直接反应了。我没有去了解我的体验，了解我是谁。我用暴食模糊了体验。这让我很难过。我想停止暴食。

**附件 3.7**

# 链分析填写指南

1. **问题行为**：在链分析第一页指定位置中确定问题行为［例如，不练习技能、暴食（量大或小）、暴食（和清除）、盲目进食］。具体而详细地描述行为的特征。

2. **触发事件**：在第一页对应的框中，填写启动问题行为的整个事件链或事件序列的特定事件。从环境中的某个行为或事件开始，即使在你看来它并不是问题行为的"原因"。触发事件可能是称体重、照镜子、吃自助晚餐、做志愿者等。触发事件可以是在你通向问题行为之路开始的那一刻发生的任何事情。描述一下，当触发事件开始时，你的内心发生了什么（例如，你在做什么、在想什么、有什么感觉）。

3. **易感因素**：大致确定在触发事件之前有什么因素（包括你自己的和环境的）使你更容易受到它的影响。换句话说，是什么赋予了触发事件如此强大的力量？这些因素可能包括你自身的，如身体疾病、饮食或睡眠不平衡、吸毒或饮酒、情绪（如悲伤、愤怒、恐惧、孤独）或行为（如不做任何事或拖延）。它也可能是环境中积极或消极的因素，比如诱人的食物、独处、家庭或工作对你有了更多要求，等等。

4. **链条中的环节**：在链分析的第二页，写出将触发事件与问题行为挂钩的链条中的主要环节。注意最先出现的是什么：身体感觉？情绪？想法？描述发生的顺序。环节可能包括你的行为或其他事件（例如，吼孩子或伴侣、停在杂货店）、身体的感觉（例如，胃在抽搐）、认知或想法（例如，"我太胖了""我的衣服都不好看""我永远不会完成这个""我等不及了"）、其他事件（例如，老板让我待到很晚、晚餐邀请）和情绪（如愤怒、不知所措、孤独、害怕）。

5. **新的有技能的解决方案**：在最右栏的每一行，描述可以用来替换那个环节并打破导致问题行为的事件链的具体技能。有时，用不同颜色的钢笔或铅笔填写会更有帮助。

6. **后果**：在第 3 页顶部的方框中，描述问题行为的后果，包括环境的和你自己的。这样做的目的是找出强化问题行为的后果，这种后果会让问题行为更有可能再次发生。描述短期的后果（例如，在关系中感到强势、决定不参加聚会、感觉麻木、不再对争论感到焦虑）及

改编自 Marsha M. Linehan，版权所有 ©1996—2009。经许可，改编后用于 Debra L. Safer，Christy F. Telch 和 Eunice Y. Chen 著《暴食和贪食的辩证行为治疗》。简体中文翻译版版权所有 © 上海科学技术出版社有限公司。本附件的影印件仅供购书者个人使用（详情请见版权页）。

长期的后果（例如，情绪低落、身体不适、体重增加）。

7. **在未来减少易感性的方法**：详细描述可以通过减少对事件链的易感性来防止事件链启动的方法（例如，改善睡眠、不购买大量的食物、平衡工作和休息）。

8. **防止触发事件再次发生的方法**：描述可以做什么来防止触发事件再次发生。例如，或许可以与伴侣达成协议，在争吵升级之前叫暂停；然后，执行协议。

9. **问题行为造成了什么伤害**：详细描述问题行为对你和他人造成的伤害。它是如何影响你的自信的？如何影响你对于为了长远利益而把控自己能力的信心？如何影响你与他人的关系？

10. **修复计划**：描述你将如何修复问题行为所造成的伤害（例如，你将如何纠正问题行为对自信心的打击或对人际关系的损害？）

11. **关于这件事最深刻的想法和感受（你想要分享的）**：花点时间鼓励和允许这个事件链和问题行为带来的最深刻的想法和感受浮现。写下你想要分享的想法和感受。

**附件 3.8**

# 链分析

### 问题行为的行为链分析：第 1 页

姓名：_____    填写日期：_____    问题行为日期：_____

易感性

触发事件

环节

问题行为

后果

---

**我所分析的问题行为是什么？**

---

**环境中的什么触发事件开启了通向问题行为的链条？**

**开始的日期：**

---

改编自 Marsha M. Linehan，版权所有 ©1996—2009。经许可，改编后用于 Debra L. Safer, Christy F. Telch 和 Eunice Y. Chen 著《暴食和贪食的辩证行为治疗》。简体中文翻译版版权所有 © 上海科学技术出版社有限公司。本附件的影印件仅供购书者个人使用（详情请见版权页）。

**我自身以及环境中的哪些因素让我更易感?**

**开始的日期:**

**问题行为的行为链分析：第 2 页**

姓名：_____　　　　填写日期：_____

A– 行为（Actions）

B– 身体感觉（Body sensations）

C– 想法（Cognitions）

E– 事件（Events）

F– 情绪（Feelings）

| 序号 | 实际发生的环节 | ABC–EF | 新的 ABC–EF 技能 |
|---|---|---|---|
| 1 | | A | |
| 2 | | C | |
| 3 | | F | |

改编自 Marsha M. Linehan，版权所有 ©1996—2009。经许可，改编后用于 Debra L. Safer，Christy F. Telch 和 Eunice Y. Chen 著《暴食和贪食的辩证行为治疗》。简体中文翻译版版权所有 © 上海科学技术出版社有限公司。本附件的影印件仅供购书者个人使用（详情请见版权页）。

| 序号 | 实际发生的环节 | ABC-EF | 新的 ABC-EF 技能 |
|---|---|---|---|
| 4 | | B | |
| 5 | | C | |
| 6 | | C | |
| 7 | | A | |

## 问题行为的行为链分析：第 3 页

姓名：_____    填写日期：_____

---

**对环境的后果是什么？**

I.


2.


**对我自己的后果？**

I.


2.

---

**未来减少我易感性的方法**

---

改编自 Marsha M. Linehan，版权所有 ©1996—2009。经许可，改编后用于 Debra L. Safer, Christy F. Telch 和 Eunice Y. Chen 著《暴食和贪食的辩证行为治疗》。简体中文翻译版版权所有 © 上海科学技术出版社有限公司。本附件的影印件仅供购书者个人使用（详情请见版权页）。

**防止触发事件再次发生的方法**

**我的问题行为造成了什么伤害？**

**针对伤害的修复、纠正和过度矫正计划**

**我对此最深的想法和感受（我想分享的）**

附件 3.9

## 日记卡

### 日记卡正面

**日记卡**

开始时间：

周一　二　三　四　五　六　日（圈出）　＿＿＿／＿＿＿／＿＿＿

日期：　＿＿＿／＿＿＿／＿＿＿

请写出你的编号或者姓名首字母　＿＿＿

本周完成日记卡的情况：

每天　＿＿＿　　4～6次　＿＿＿

2～3次　＿＿＿　　1次　＿＿＿

想要退出治疗的冲动（0～6）

治疗前　＿＿＿

治疗后　＿＿＿

| 日期 | 暴食冲动 (0～6)* | 清除冲动 (0～6)* | 次数（如果有）暴食　清除 | 盲目进食次数 | 有无貌似无关的行为（圈出）† | 屈服、放弃或投降了吗 (0～6)* | 对食物的渴求 (0～6)* | 关注食物 (0～6)* | 生气 (0～6)* | 悲伤 (0～6)* | 害怕/焦虑 (0～6)* | 羞耻/自卑 (0～6)* | 自豪 (0～6)* | 开心 (0～6)* | 使用技能的程度 (0～7)+ |
|---|---|---|---|---|---|---|---|---|---|---|---|---|---|---|---|
| 周一 | | | | | 是　否 | | | | | | | | | | |
| 周二 | | | | | 是　否 | | | | | | | | | | |
| 周三 | | | | | 是　否 | | | | | | | | | | |
| 周四 | | | | | 是　否 | | | | | | | | | | |
| 周五 | | | | | 是　否 | | | | | | | | | | |

引自 Debra L. Safer, Christy F. Telch 和 Eunice Y. Chen 著，陈珏主译的《暴食和贪食的辩证行为治疗》。英文版版权所有 ©2009 The Guilford Press。简体中文翻译版版权所有 © 上海科学技术出版社有限公司。本附件的影印件仅供购书者个人使用（详情请见版权页）。

续　表

| 日期 | 暴食冲动 (0~6)* | 次数(如果有) | | 清除冲动 (0~6)* | 盲目进食次数 | 有无貌似无夫的行为 (圈出)† | 屈服、放弃或投降了吗? (0~6)* | 对食物的渴求 (0~6)* | 关注食物 (0~6)* | 生气 (0~6)* | 悲伤 (0~6)* | 害怕/焦虑 (0~6)* | 羞耻/自卑 (0~6)* | 自豪 (0~6)* | 开心 (0~6)* | 使用技能的程度 (0~7)+ |
|---|---|---|---|---|---|---|---|---|---|---|---|---|---|---|---|---|
| | | 暴食 | 清除 | | | | | | | | | | | | | |
| 周六 | | | | | | 是　否 | | | | | | | | | | |
| 周日 | | | | | | 是　否 | | | | | | | | | | |

称体重的日期　___/___/___　体重_____

注：* 在空格中填写 0~6 中的一个数字（0= 没有冲动 / 想法 / 情绪，6= 强烈的冲动 / 想法 / 情绪）。

† 描述貌似无夫的行为。

+ 技能使用情况：

0= 没想到使用技能；1= 想到了，但没使用，不想使用；2= 想到了，但没使用，想使用；3= 尝试了，但用不了技能；4= 尝试了，能使用，但没帮助；5= 尝试了，能使用，有帮助；6= 自然使用技能，但没帮助；7= 自然使用技能，有帮助。

技能练习记录（日记卡反面）

| 技能日记卡 | 说明：在每个使用技能的日子打勾 | 填写此页的频率 | 每天 | 4～6次 | 2～3次 | 1次 |
|---|---|---|---|---|---|---|
| 1. 承诺 | 周一 | 周二 | 周三 | 周四 | 周五 | 周六 | 周日 |
| 2. 利弊分析卡 | 周一 | 周二 | 周三 | 周四 | 周五 | 周六 | 周日 |
| 3. 腹式呼吸 | 周一 | 周二 | 周三 | 周四 | 周五 | 周六 | 周日 |
| 4. 智慧心念 | 周一 | 周二 | 周三 | 周四 | 周五 | 周六 | 周日 |
| 5. 观察：只是留意 | 周一 | 周二 | 周三 | 周四 | 周五 | 周六 | 周日 |
| 6. 描述：只是用语言 | 周一 | 周二 | 周三 | 周四 | 周五 | 周六 | 周日 |
| 7. 参与：融入每个体验 | 周一 | 周二 | 周三 | 周四 | 周五 | 周六 | 周日 |
| 8. 正念进食 | 周一 | 周二 | 周三 | 周四 | 周五 | 周六 | 周日 |
| 9. 不评判的立场 | 周一 | 周二 | 周三 | 周四 | 周五 | 周六 | 周日 |
| 10. 一心一意：活在当下 | 周一 | 周二 | 周三 | 周四 | 周五 | 周六 | 周日 |
| 11. 有效：重点是有用 | 周一 | 周二 | 周三 | 周四 | 周五 | 周六 | 周日 |
| 12. 冲动冲浪 | 周一 | 周二 | 周三 | 周四 | 周五 | 周六 | 周日 |
| 13. 替代性反叛行为 | 周一 | 周二 | 周三 | 周四 | 周五 | 周六 | 周日 |
| 14. 当下情绪的正念（观察/描述） | 周一 | 周二 | 周三 | 周四 | 周五 | 周六 | 周日 |
| 15. 热爱你的情绪 | 周一 | 周二 | 周三 | 周四 | 周五 | 周六 | 周日 |
| 16. 命名你的情绪 | 周一 | 周二 | 周三 | 周四 | 周五 | 周六 | 周日 |

引自 Debra L. Safer, Christy F. Telch 和 Eunice Y. Chen 著，陈珏主译的《暴食和贪食的辩证行为治疗》。英文版版权所有 ©2009 The Guilford Press。简体中文翻译版版权所有 © 上海科学技术出版社有限公司。本附件的影印件仅供购书者个人使用（详情请见版权页）。

续　表

| 技能日记卡　说明：在每个使用技能的日子打勾 | 周一 | 周二 | 周三 | 每天 周四 | 4~6次 周五 | 2~3次 周六 | 1次 周日 |
|---|---|---|---|---|---|---|---|
| 17. 情绪的作用 | 周一 | 周二 | 周三 | 周四 | 周五 | 周六 | 周日 |
| 18. 减少易感性 | 周一 | 周二 | 周三 | 周四 | 周五 | 周六 | 周日 |
| 19. 建立掌控感 | 周一 | 周二 | 周三 | 周四 | 周五 | 周六 | 周日 |
| 20. 建立积极体验 | 周一 | 周二 | 周三 | 周四 | 周五 | 周六 | 周日 |
| 21. 对积极体验的正念 | 周一 | 周二 | 周三 | 周四 | 周五 | 周六 | 周日 |
| 22. 与情绪相反的行为 | 周一 | 周二 | 周三 | 周四 | 周五 | 周六 | 周日 |
| 23. 观察呼吸 | 周一 | 周二 | 周三 | 周四 | 周五 | 周六 | 周日 |
| 24. 浅笑 | 周一 | 周二 | 周三 | 周四 | 周五 | 周六 | 周日 |
| 25. 觉察练习 | 周一 | 周二 | 周三 | 周四 | 周五 | 周六 | 周日 |
| 26. 全然接受（转念，自愿自主） | 周一 | 周二 | 周三 | 周四 | 周五 | 周六 | 周日 |
| 27. 烧毁桥梁 | 周一 | 周二 | 周三 | 周四 | 周五 | 周六 | 周日 |
| 28. 转移注意力 | 周一 | 周二 | 周三 | 周四 | 周五 | 周六 | 周日 |
| 29. 自我安抚 | 周一 | 周二 | 周三 | 周四 | 周五 | 周六 | 周日 |
| 30. 改善当下 | 周一 | 周二 | 周三 | 周四 | 周五 | 周六 | 周日 |
| 31. 利弊分析 | 周一 | 周二 | 周三 | 周四 | 周五 | 周六 | 周日 |
| 32. 提前应对 | 周一 | 周二 | 周三 | 周四 | 周五 | 周六 | 周日 |
| 33. 没有练习或使用任何技能 | 周一 | 周二 | 周三 | 周四 | 周五 | 周六 | 周日 |

填写此页的频率

附件 3.10

# 日记卡填写说明

每天完成日记卡是治疗的重要组成部分。"正念地"完成日记卡（即不带评判地注意）会增加你对正在发生的事情的觉察。因此，完成日记卡是一种有技能的行为。如果每天完成日记卡，你将会从中获益良多。我们建议你在每天结束的时候完成它，但是如果另一个时间对你来说更方便，那也可以。以下是如何完成这张卡片。

**首字母 / 编号**：写下你姓名的首字母（或参与研究的编号）。

**多久填一次这张卡**：在对应的位置打勾，选择你在过去一周内填写日记卡的频率。

**日期**：在对应的时间下面填写（年 / 月 / 日）。

**暴食冲动**：参考说明，从 0～6 中选择最能代表当天最高评级的数字。在进行评级时，冲动的关键特征是强度（有多强烈的冲动）和持续时间（冲动持续了多久）。

**清除冲动**：参考说明，从 0～6 中选择最能代表当天最高评级的数字。在进行评级时，冲动的关键特征是强度（有多强烈的冲动）和持续时间（冲动持续了多久）。

**暴食次数**：如果有的话，写下每天暴食的次数。暴食指的是在吃东西的时候感觉失控，好像停不下来一样。大的（或客观的）暴食指的是比大多数人在类似情况下吃得更多的食物量。一些指南上指出这包括吃两份及以上的全餐，或三份及以上的主菜。也可以是半桶饼干加上一大桶冰激凌。小的（或主观的）暴食指的是有失控感，虽然你自己可能觉得吃了很多，但大多数人都不会觉得，例如棒棒糖、半袋爆米花。

**清除次数**：写下呕吐或其他行为（如使用泻药、禁食）作为对进食的补偿的次数。

**盲目进食**：写下每天"盲目进食"的次数。

盲目进食指的是对正在吃的东西不加留意，尽管你不会像在暴食时那样感到失控。典型的盲目进食的例子是坐在电视机前，吃着一袋爆米花或薯片，却没有意识到自己在吃（例如，有时食物不知怎么地不见了，只能模模糊糊地意识到自己已经吃过了）。然而，在吃的过程中，你并没有失控的感觉。

改编自 Christy F. Telch（1997a），版权所有 ©1997 Christy F. Telch。经许可，改编后用于 Debra L. Safer，Christy F. Telch 和 Eunice Y. Chen 著《暴食和贪食的辩证行为治疗》。简体中文翻译版版权所有 © 上海科学技术出版社有限公司。本附件的影印件仅供购书者个人使用（详情请见版权页）。

**貌似无关的行为（AIB）**：根据当天是否有任何 AIB 圈"是"或"否"。如果有，请在空白的地方或另一张纸上简要描述。AIB 指的是乍一看似乎与暴食和清除无关，但实际上在导致问题行为的行为链中是很重要的行为。你可能会说服自己，这种行为并不重要，或者不会影响到停止暴食的目标；但事实上，这种行为非常有破坏力。典型的 AIB 是以想送给邻居女儿的名义买几盒你最喜欢的儿童饼干（你当然可以买饼干送给邻居）。

**屈服**：参考说明，从 0～6 中选择最能代表当天最高评级的数字。在进行评级时，要考虑的关键特征是强度（投降的强度）和持续时间。屈服是指放弃目标——停止暴食和有技能地处理情绪。你会屈服于暴食，表现得好像除了食物就没有其他选择或方法来应对。

**专注于食物**：参考说明，从 0～6 中选择最能代表当天最高评级的数字。专注于食物指的是思想或注意力被食物所吸引。例如，晚饭和最喜欢的食物的存在可能会过多地吸引你的注意，使你难以专注于工作。

**情绪栏**：参考说明，从 0～6 中选择最能代表当天最高评级的数字。评级时要考虑的关键特征是强度（情绪的强度）和持续时间。

**使用技能的程度**：参考说明，从 0～7 中选择最能代表当天使用技能的努力程度的数字。当进行评级时，考虑一下那天是否想过使用技能，是否真的使用了技能，以及技能是否有帮助。

**体重**：每周称一次体重，并在对应的位置记录体重（单位：千克）。请写上称体重的日期。最好选择在每周的同一天称重。提前几分钟到诊所称体重是个好方法。

**退出治疗的冲动**：指的是在每周治疗开始前和结束后，你有想退出治疗的冲动的强度。这两项评分针对你收到日记卡的当次治疗。最好在当次治疗结束后尽快评分。用 0～6 表示想退出的强烈程度，0 表示不想退出，6 表示强烈地想要退出。

**完成日记卡的技能面：**

**填写技能面的频率**：在对应的位置打勾，表明你在一周内填写技能面的频率。

**技能练习**：每天过一遍技能栏，为当天练习了的技能打勾。如果你当天没有练习或使用任何一项技能，那么在最后一行"没有练习或使用任何技能"处打勾。

**附件 3.11**

## 组织来访者的技能练习报告

1. 你暴食了吗?
2. 你练习过这些技能吗?
　(1)如果没有,是什么阻碍了你?
　(2)如果有,它起作用了吗?
3. 你完成日记卡和链分析了吗?
　(1)如果没有,是什么阻碍了你?
　(2)如果有,
　　a. 问题行为是什么?
　　b. 功能失调的环节是什么?

目前所教技能
1. 练习承诺
2. 3 英寸 ×5 英寸卡片
3. 填写日记卡和链分析

引自 Debra L. Safer, Christy F. Telch 和 Eunice Y. Chen 著,陈珏主译的《暴食和贪食的辩证行为治疗》。英文版版权所有 ©2009 The Guilford Press。简体中文翻译版版权所有 © 上海科学技术出版社有限公司。本附件的影印件仅供购书者个人使用(详情请见版权页)。

**附件 3.12**

## 聚焦关键功能失调环节的链分析示例

| 示例 1 | ABC-EF | |
|---|---|---|
| 看见商场里的一家甜品店 | **E**（Event）触发事件 | 这里写替代技能 |
| 感觉到身体的渴望 | **B**（Body Sensation）身体感觉 | |
| "我无法抗拒它们""它们太好吃了" | **C**（Cognition）想法 | |
| **渴望、焦虑** | **F**（Feeling）情绪（关键功能失调环节） | |
| 主观暴食甜品（和清除） | **A**（Action）问题行为 | |

| 示例 2 | ABC-EF | |
|---|---|---|
| 与伴侣或朋友争吵 | **E**（Event）触发事件 | 这里写替代技能 |
| 生气 | **F**（Feeling）情绪 | |
| **"我要做给他们看"** | **C**（Cognition）想法（关键功能失调环节） | |
| 客观暴食（和清除） | **A**（Action）问题行为 | |

| 示例 3 | ABC-EF | |
|---|---|---|
| 没有得到想要的东西。有人让你失望了 | **E**（Event）触发事件 | 这里写替代技能 |
| "我不知道会这么难受" | **C**（Cognition）想法 | |
| "我受不了，太难受了，我把控不了" | **C**（Cognition）想法 | |
| **灰心 / 绝望** | **F**（Feeling）情绪（关键功能失调环节） | |
| 客观暴食（和清除） | **A**（Action）问题行为 | |

引自 Debra L. Safer, Christy F. Telch 和 Eunice Y. Chen 著，陈珏主译的《暴食和贪食的辩证行为治疗》。英文版版权所有 ©2009 The Guilford Press。简体中文翻译版权所有 © 上海科学技术出版社有限公司。本附件的影印件仅供购书者个人使用（详情请见版权页）。

| **示例 4** | **ABC–EF** | 这里写替代技能 |
|---|---|---|
| 吃自助餐 | **E**（Event）触发事件 | |
| 吃得比计划的多 | **A**（Action）行为 | |
| "我不敢相信，居然没控制住自己" | **C**（Cognition）想法 | |
| **羞愧** | **F**（Feeling）情绪（关键功能失调环节） | |
| 主观暴食（和清除） | **A**（Action）问题行为 | |

**附件 3.13**

# 辩证戒瘾

　　辩证的观点认为，每一种力量或位置都有一种对立的力量或位置：正面和反面、阴和阳。辩证的观点寻求的是超越对立部分之和的综合。例如，阴阳符号是黑白的，但黑白放在一起并不是灰，综合起来的符号超越了黑白之和。

　　一方面，你已经做出了百分之百的承诺——不再暴食，差一点儿都会带来失败。当面对想要暴食的冲动时，你不能有"暴食了也可以，只要再去努力就行了"的想法。这样的想法会破坏目标，会让你更有可能决定去暴食。另一方面，如果暴食确实发生了，你需要做好有效应对的准备。你可以通过认识到这两种力量的存在来创建综合。你脑海中首先想到的是对自己100% 的承诺和 100% 的肯定，那就是暴食不是唯一的选择。然而同时，将这个想法放在脑海中最遥远的部分，使它不会干扰你的决心。如果你失败了，你会有效地应对，找出发生了什么，接受它，不评判自己，重新承诺及专注于所学到的技能。然后你重新开始停止暴食，回到100% 的状态，永远不再暴食。辩证戒瘾包含了两种相反的力量：对暴食是不可能的 100% 确定；同时，如果暴食发生了，也有有效处理的决心。

　　一个好的比喻是奥运会运动员。当运动员在训练时，除了赢得金牌外什么也不谈。如果奥运会选手认为获得铜牌就可以了，那么他的训练心态和表现就会受到影响。你和运动员一样，只专注于绝对的和完全的暴食戒瘾。当然，你也必须为失败的可能做好准备，失败时重新振作是关键。

　　用辩证的眼光看待自己也是有用的。你接受治疗是为了做出改变，这样就能过上你想要的高质量生活。同时，你必须接受此时此刻的自己。否则，你就会把自己置于一种自我批评、自我憎恨和自我厌恶的状态——在这种状态下，你很容易感到绝望、自弃，并产生暴食的冲动。辩证的观点包括接受你现在的状态。这并不意味着你必须赞同或喜欢你的状态。但这意味着你要像接受地心引力一样接受它。它是此刻的现实。综合起来说，就是在接受现在的自己的同时，做你可能从未做过的事情。接受自己，不评判，意味着你已经开始改变了。

---

引自 Debra L. Safer, Christy F. Telch 和 Eunice Y. Chen 著，陈珏主译的《暴食和贪食的辩证行为治疗》。英文版版权所有 ©2009 The Guilford Press。简体中文翻译版权所有 © 上海科学技术出版社有限公司。本附件的影印件仅供购书者个人使用（详情请见版权页）。

**辩证戒瘾的练习指南**

练习让自己知道成功和失败可以同时存在。100% 承诺停止暴食，并在脑海中保留这个想法；如果失败了，你会有效地处理。把其中一个想法放在脑海的主场，另一个放在遥远的大后方，要远到不会影响你的决心。如果你真的失败了，试着接受失败，不要评判自己，重新振作起来，重新下定决心，绝不再暴食。记住，承诺是一个积极的过程。它包括持续的觉察和再承诺。在下面的空白处（或反面）写下你对这项技能的练习情况。

第 4 章

# 核心正念技能

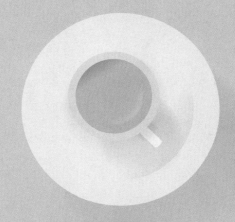

正念技能在治疗开始时教授，因为它是来访者需要学习的基本或者说核心技能，帮助成功学习治疗过程中的其他技能。正念技能是其他技能的基础，也就是说，当来访者坚定地扎根于正念时，可以更清晰地理解技能性行为的构成，以及要使用哪些技能。从最广泛的意义上说，正念就是单纯地留意某样事物（例如，呼吸），觉察或注意正在发生的事情（例如，疲惫）。这种留意、注意或觉察的能力，是决定采取何种技能行为的基础。因此，正念技能是来访者必须建立的基础，以自如地调节情绪。所有人都拥有觉察的能力，每个人的内心都有正念的种子。大多数人需要通过每天的正念练习来浇灌种子，这样种子才能得到滋养，长成大树，为你提供庇护。

向来访者介绍正念技能的第一步（附件 4.1）是明确指出，这些技能对于实现他想要的停止暴食（和清除），体验更快乐、压力更小的生活，是必不可少、基本和关键的。也就是说，治疗师必须令人信服地向来访者介绍正念技能的重要性，并将其与停止暴食（和清除），以及改善来访者的生活质量联系起来。正念技能的重要性怎么强调都不为过。来访者可能认为正念是一些抽象的概念，他们不可能学习或练习。治疗师必须让来访者放心：正念，或以特定的方式集中注意力，是每个人都可以培养的能力。简要回顾一下问题进食的 DBT 情绪调节模型（第 3 章，附件 3.1），可能有助于在学习正念技能、情绪调节及停止暴食（和清除）之间建立联系。这个模型将暴食、清除、盲目进食、对食物的关注及所有其他有问题的进食行为视为试图应对失控和压倒性的情绪。由于过度学习情绪和行为之间的联系，来访者往往意识不到情绪触发了适应不良的饮食模式。情绪失调时，他们会下意识地转向食物，就像条件反射一样。这就是正念技能的用武之地。认知技能可以帮助来访者打破情绪和问题进食之间的自动联系，例如，留意到沮丧的感觉会导致暴食冲动。

正念技能使来访者能够体验情绪的产生和消失，而不是进行情绪化的暴食（和清除）。正念技能教会来访者在不评判情绪或对情绪作出反应的情况下体验情绪，以这种方式结束适得其反的结果和产生更多的痛苦和折磨。尽管治疗师将教授来访者其他模块，但练习正念将贯穿整个治疗过程，并希望来访者在余生中都能不断练习。这些技能构成来访者学习适应性情绪调节（例如，注意力）的基础，以取代失去控制。在介绍正念技能时，治疗师会强调需要时间、耐心和实践来学习技能，效果不会"立竿见影"。**同时**，来访者**可以**学习这些技能，也会在开始练习时就能得到一些获益。它不是魔法，不能立即解决所有的问题，但练习正念将有助于建立适应性的技能，并削弱暴食的习惯。与任何值得拥有的东西一样，要想从这些技能中有所获，就需要投入。成功地发展正念需要来访者投入毅力、意向、努力和持续一生的练习。

治疗师可能会把练习正念技能比作去健身房。锻炼肌肉需要经常练习。强健肌肉的好处，会从健身房转化到生活的许多方面。正念也是如此。如果来访者不再去健身房，肌肉就会退化。就像学习骑自行车或跳舞一样，练习正念最初可能会使人感到困难。但最终，来访者一定能够轻松掌握正念技能，就像通过大量练习，一个人可以与自行车或舞蹈融为一体一样。

# 正念的定义

讨论正念的好方法是向来访者提供几个定义（Marlatt，1994，176～177）。这些定义可以先大声念给团体成员听，来访者随后在家里回顾打印的版本。觉察就是留意某样事物，集中注意力。例如，如果你被告知"觉察你说话的方式"，你就会被要求集中注意力，对你在说什么及如何说的有意识。类似地，对情绪的觉察包括对情绪保持觉察，有意识，集中注意力。正念通常被定义为不带评判的和"此时此刻"。换句话说，这种意识或注意力是不带评判性的，以当下为导向的。需要强调的是，如前所述，培养这种注意力或意识需要努力和实践。

正念是一种注意力的品质，它没有选择性和偏好性。它是一种没有偏好的意识，就像太阳一样，平等地照耀着万物（Goldstein & Kornfield，1987，19）。

所以正念就是单纯地留意到正在发生的事情，什么正在出现，什么正在消失，不赞成某些经历，也不排斥其他的经历。当一个人有觉察的时候，他所有的情绪都是开放的，就像太阳不会选择性地照耀。

正念意味着直接和即刻地看事物原本的样子，看现在和真实的自己。它能让我们全身心地投入每一个时刻（Goldstein & Kornfield，1987，62）。

正念是大脑知道此时此地正在发生什么事情的能力。强调这一认识是作出任何改变的必要步骤。正念给人空间或自由去"看到"正在发生的事情，而不是匆忙地去停止、改变或"修复"这种体验。以这种方式集中注意力，允许一个人对经验进行客观的"数据收集"，并利用这种充分的、正念的意识作为基础，对未来的行为作出决定。行为变得更有技巧性，更少有反应性。

正念接受当下的经验是一种持续的改变。所有的经历都像海浪一样起起伏伏。正念每时每刻都在接受这一点。不试图去控制或锁定现在或接下来会发生什么（Marlatt，1994，177）。

许多有进食问题的人一生中大部分时间都在逃避情绪。暴食（和清除）是一种阻断情绪觉察的方法。然而，这样做会使情绪滞留，而不是像海浪一样流动和消失。相反地，正念包括关注情绪、想法、身体感受，等等，而不试图终止或结束。正念是对任何正在发生的事情保持开放的态度，接受和尊重，因为它**就是**正在发生的事情。它涉及通过学习如何尽可能充分地参与或意识到自己的体验，来学习掌控想法和注意力。

 **疑难问题解答**
**介绍正念时**

来访者通常对正念练习有疑问或担忧。重要的是要留意来访者提出的疑问或困惑，并尽最大努力解答。也可以提醒来访者，这是一个他们可以测试的实验。他们的任务和投入是在治疗期间练习技能。经过全身心地努力，他们可以在治疗结束时明确正念是否有用。两个常见的问题和可能的回答如下。

· **例1**："正念和冥想或正念和催眠之间，有什么区别？"
· **治疗师可以回答**："Marsha Linehan 发展了辩证行为治疗，将冥想技能转化到行为层面。冥想常与宗教内涵联系在一起，比如冥想是佛教的一部分。**冥想**是一个比**正念**更广泛的术语，它包含了以一种特定的方式发展注意的各种练习（例如，专注冥想、仁爱冥想、正念冥想）。冥想的其中一个目的可能是培养正念，但人们也出于其他原因冥想，比如培养同理心。辩证行为治疗不教冥想。它阐述了正念的概念和理念，帮助发展智慧心念、更有意识、看得更清楚、能够进入此时此地而不进行评判，等等。在正念和催眠的对比中，催眠涉及聚焦意识；而正念既可以聚焦意识，也可以同时对多个事件保持觉察。"

· **例2**："我发现当我使用颂语练习腹式呼吸而不是仅仅留意呼吸，会更有效。"
· **治疗师可以回答**："有些人确实留意到，把注意力集中在一个特定的词语上（比如，深呼吸）或数数（比如，从一数到十，然后重复）很有帮助。这可能会提供一个锚点，帮助你更容易意识到你走神了。"

# 正念与暴食

 **讨论要点：**"我们已经介绍了正念，你认为你可以觉察吗？全然专注于现在的时刻，同时暴食（和清除）？"

　　根据定义，暴食包括对行为的失控或对正在发生的事情缺乏意识。暴食通常是一种不适应的方式，通过无意识、不觉察情绪或行为的方式来逃避意识或钝化体验。它是一种试图控制、改变或摆脱情绪的尝试。而正念则是关于增强意识的。因此，来访者不能同时练习正念**和**暴食。它们是相反的活动。正念和暴食是不相容的，就像人不能既紧张又放松一样。来访者需要放弃正念才能暴食。

　　一个人练习正念，或者是意识到正在发生什么的能力，以便于意识到他（她）的经历及精神活动是如何影响这种体验的。例如，通常一个人的体验会伴随着自我评论，它经常是评价性的或判断性的。正念也意识到评论是片面的，不是事实。例如，想象在电视上看体育比赛，调大与关掉音量（不管有没有解说），感觉是完全不同的。没有评论，你只会看到一个球，有人捡起球，等等。相比之下，在观看比赛时，作为背景的评论提供了所有的兴奋和刺激。评论显然会影响你的体验。再举个例子，你可以留意或觉察到悲伤的感觉，悲伤的出现和消失，而不加评论。当你感到悲伤，并添加评论"我没有足够的理由感到悲伤"，可能会增加内疚或羞愧的感觉。正念是关注、留意，并意识到悲伤。这意味着训练大脑不去对其中任何一种作出反应，而是始终觉察大脑的评论或自动反应如何影响体验的变化。需要强调的一点是，通过练习核心的正念技能，来访者将会增强知道正在发生什么，并看到自己的反应或内心的评论如何影响自身的体验的能力。通过使用正念技能来认识这个过程是如何发生的，可以平复内心的评论和相关的情绪失调，好比尝试"调低音量"，看看体验的不同。

治疗师可以期待讨论正念和暴食时来访者的各种反应。这样的问题和评论可以是展示正念技能的机会。也就是说，治疗师可以密切关注正在发生的事情，猜测可能触发情绪反应的评论。治疗师还可以要求来访者仔细留意他们正在体验的事情，以及可能是什么"评论"触发了这个问题。

- **例子**："这么多美国人都超重，不太可能整个国家的人都不了解自己的情绪吧。难道不是环境有问题吗？"

- **治疗师可以回答**："我想指出超重和暴食的差异。并不是所有超重的人都是暴食者，也不是所有暴食者都超重。暴食本身是一个问题，它不仅涉及吃大量的食物，还会让人感到失控。我们正在进行的治疗假设是，暴食在很大程度上是由强烈的情绪和缺乏适应性技能去管理这些情绪而造成的。然而，这并不是说环境等其他因素没有发挥作用。关键是练习和运用正念技能来觉察和意识到自己对环境的反应，以及这些反应是如何导致暴食的。同样的环境并不会导致每个人都暴食。发展正念技能将会加强你对环境、情绪、想法、行为如何导致暴食的觉察，以及如何使用正念技能来观察整个过程，而不以暴食来回应。我们用来理解暴食的治疗模型不一定适用于超重但不暴食的人。"

# 三种心念：
# 理性心念、情绪心念和智慧心念

教授正念技能的下一步是讨论不同的心念状态。治疗师可能会要求来访者分别识别积极和消极的心理状态，并描述伴随这两种状态的想法和行为。在讨论中要强调的重点是，一个人的心念状态如何影响他对别人的看法、对自己的看法、他的行为，等等。在治疗中，我们会识别三种主要的心念状态：理性心念、情绪心念和智慧心念。理性心念是行为主要由理性控制的一种心智状态；情绪心念是主要由情感控制的一种心智状态；智慧心念则是正念技能的体现，它综合了理性心念和情绪心念。然而，智慧心念并不是简单地把理性心念和情绪心念加在一起。智慧心念的特质是不同的，这将在本模块的后面讨论。这里要强调的是，在治疗中所教授的技能将使来访者更加了解自己的心念状态，并训练他走向智慧心念，从而发现自己能够作出更有效的决定。

## 理性心念

解释一下，理性心念是一种心智状态，在这种状态中，理性思维和逻辑占据主导地位，因此也是决定来访者行为的主要因素。对于如平衡收支、解决逻辑问题、计划和评估等任务，理性常常是必需的和有效的。理性心念是非常有益的，但是如果来访者只使用理性和逻辑来指导行为和决定，可能最终会忽视环境或自身的重要因素。绝对的理性是有局限性的，就像单眼视觉与双眼视觉的对比。

治疗师可以用来说明这一点的例子是在两份工作之间进行选择。想象一下，第一份工作的地理位置更方便，薪水也更高。第二份工作薪水较低，坐落的位置也不那么方便到达，但它是这个人的热情所在。仅仅根据理性和逻辑来选择工作可能会导致一个人选择位置更方便、薪水更高的工作。然而，这个人可能会整天都不开心，因为他（她）的工作不那么令人满意、有趣或有意义。在这种情况下，完全基于理性心念的决定可能会导致让人后悔的决定。正念技能将使来访者建立一种对心念状态的意识，这样他就会知道什么时候只是在依赖理性心念。通过使用技能，来访者将有机会获取自己的智慧心念，在这种状态下，他会找到采取更有效行动所需的视角。

 **讨论要点：**"你能举出一些例子说明理性心念导致了某些决定吗？思考一下这样的决定何时产生了有益的结果，何时产生了令人遗憾的结果？"

## 情绪心念

理性心念的另一端是情绪心念。治疗师解释说，这是一种思维和行为主要由当下的情绪状态控制，而不是基于理性的心智状态。想法是激烈的和情绪化的，而不是冷静和理性的。"情绪在控制你，而不是你在控制情绪。"换句话说，暴食（和清除）行为和其他问题行为与人的情绪紧密相连，自动发生。根据定义，暴食（和清除）不会发生在理性心念中，因为理性心念中的行为是基于逻辑的；也不会发生在智慧心念中，因为处于智慧心念的人是基于内在智慧来感知和反应的。当来访者处于情绪心念但想要有效行动时，练习正念技能可以帮助他进入智慧心念，而不是暴食（和清除）。

要说明的是，治疗师并不是说情绪心念在生活中没有非常重要的地位。情绪是行为的强大动力，世界上所有由伟大的爱或激情驱动的成就都是很好的例子。情绪也是宝贵的信息来源。但当来访者的情绪非常激动和强烈时，由此产生的行为可能会脱离核心价值，比如暴食（和清除）。这可能会形成恶性循环，导致问题饮食行为，导致羞耻，来访者进而更容易受到情绪的影响。睡眠不足、压力、疾病和酒精等物质的影响也会增加情绪心念的可能性，从而导致暴食（和清除）。

◎ **讨论要点：**"想想你生命中只有情感在运转的时候。有没有这样的时候，你的行为对你有帮助？有没有这样的时候，你的情绪控制了想法，使你做出后悔的行为？哪些因素让你特别容易受到情绪的影响？"

## 智慧心念

智慧心念是一种综合所有的认知方式的心念状态。理性心念（如分析）和情绪心念（如感觉）都包含在内，但智慧心念不仅仅是各部分的总和。例如，智慧心念包括通过直觉来认识，从来自内心深处的地方来认识。这是一种真正进入内在认知和体验真理的心智状态。它意味着以非常坚定的状态来知晓。

智慧心念有一种宁静，这不是表面体验。如果来访者认为情绪心念是石头扔进水面时产生的波浪和涟漪，那么智慧心念就是下面的水。那是一个人洞悉事物时的那种深刻而坚定的所在。智慧心念是接纳和开放的。它接受而不是评判。它是有耐心的，而不是急躁的。智慧心念的其他名称包括**真我**、**精神**、**意识**或**心灵深处**。

在智慧心念，最好的自我接管一切。当行动的基础是明智的认知时，它才是有效的。事实上，明智的反应可能是根本不采取行动，而只是保持对行动冲动的意识。例如，意识到暴食的冲动，但不采取行动。当情绪和理性来来去去时，智慧心念会意识到它们，但不会被它们控制。治疗师在日常生活中运用智慧心念来自我暴露，对于解释这一概念尤其有效。例如，我们的一位治疗师自我暴露了以下信息：

"我做了很多努力去了解内心真正的感受。我一直希望把我自己的和我受周围人的影响而产生的想法区分开。例如，我的伴侣是那种开车转弯时不太让对面车的司机。我开车则比较谨慎。有一天，我们正在开车，像往常一样，我的伴侣催促我快点转弯。凭直觉，我知道这不是碰运气的时候，因为这是高峰时间繁忙的十字路口。就在那时，一辆车从我们身边飞驰而过。对我来说，等待是正确的决定，我相信自己的感觉，而不听从伴侣的劝告。这是我日常生活中听从智慧心念的例子。当它感觉像是来自内心深处的一种本能反应时，我会遵循它。我不想让它听起来像理性心念，一定是冷静的。想象一下，你正在作关于分离连体双胞胎的决定。你会利用所有当下的科学知识作出智慧心念的决定。尽管可能会在作出决定后得到一丝安宁，但它不会是平静的。它会是痛苦的。关键是你会知道你作出了智慧心念的决定，即使它可能是你做过的最困难、最痛苦的决定。"

 **讨论要点：**"花一分钟想想生命中某个时刻，你的行为受到智慧心念影响的时刻。"

需要强调的是，每个人都有智慧心念，不管是否有所体验——拥有智慧心念就像拥有一颗心脏。它是人类定义的一部分，每个人都有。然而，有些人的心脏比别人的更强壮，这可能是受到锻炼程度的影响及对增强心肌的关注程度的影响。暴食（和清除）、盲目进食和其他问题进食行为会妨碍与智慧心念的连接——那是最好的自我，有清晰的存在感，以及对事物重要性的毫无质疑的内在感觉。刚开始的时候，来访者可能没有准备好接触智慧心念，或者最近没有体验过这种联系。

治疗师可以利用下一个练习，为来访者提供获得智慧心念的练习机会，帮助他们避免冲动地使用食物。需要指出的是，没有一个人对于智慧心念的经验会和其他人一样，也没有公式或窍门来获得智慧心念。来访者必须自己确定哪种方式最适合他，下面的练习只是其中一种选择。同时需要说明，虽然一个人不能强行进入智慧心念，但这并不意味着无法练习去靠近它。例如，练习正念技能可以为进入智慧心念铺平道路或设置条件。它把你带到"附近"。下面的脚本可以根据需要进行修改。

**体验式练习**
**找到你的智慧心念**

"找一个地方，让你的眼睛温和地集中注意力，这样你就不会分心。当你舒服地坐着时，让椅子完全支撑你，腿放在地板上，手放在大腿或膝盖上。想象一根绳子穿过你的头，直到天花板，让你保持直立。如果你发现自己走神了，注意到这一点，然后轻轻地把它带回到练习中。我们将从跟随呼吸开始。这通常是一种帮助提升专注力的方法，因为它将你锚定在当下。你不需要做任何特殊的呼吸，只要注意自己的呼吸。最初，注意到空气进出鼻孔的感觉会有帮助。当呼吸的时候，看看是否能进入自己的内心，找到一个平静、平和的地方。有些人觉得，把自己想象成一块慢慢沉入温暖湖泊中的石片或鹅卵石很有用。湖面上有涟漪，但当你沉入水中时，它会变得更平静。想象自己漂浮下来，温柔地、缓慢地。让自己平静地沉入湖底的沙床中。你在那儿休息。沙床完全支撑着你。从这个安静、平和的地方，你远离起伏的湖面，接触到核心价值。从智慧心念，你可以看到和回应现实。你是真正的自我、你的精神、你的意识。你对体验本身变得开放。让内心深处的智慧给你指引，指引你的行动，使它们与你的价值观一致。现在，当你离开这个画面时，深呼吸三次。"

 **讨论要点：**"你对这个体验有什么感受？"

治疗师强调，学习运用智慧心念的技能最重要的是练习，练习，再练习！因为来访者在情绪心念中最容易暴食（和清除）。他们可能会发现，当情绪开始变得非常紧张时，试着去留意是有帮助的。我们的目标是让来访者意识到他们的行为是由情绪心念控制的。这种意识本身就有助于打破情绪失调和问题饮食行为之间的自动联系。通过专注于呼吸和对当下的锚定，来访者应该逐渐发现自己越来越善于从情绪心念转换到智慧心念。

**疑难问题解答**
**教授三种心念状态时**

- **例如**："暴食总是发生在情绪心念中，当被情绪触发时吗？但我感觉这似乎是一种习惯。"

- **治疗师可以回答**："我想这取决对于如何定义'习惯'。有些人用这个词来暗示某件事只是碰巧，没有任何提示就发生了，而且不一定能被理解。在我看来，暴食是一种习得行为。然而，我绝对相信的是，随着时间的推移，它会变得'过度学习'，以至于开始变得自动化。这就是为什么链分析很有用。当我想到'习惯'时，我想到的是缺乏意识。缺乏意识不是智慧心念。没有意识，一个人就无法接触到他所体验的情感。暴食也不是有效的行为，所以可能不是智慧心念的行为。通过获得明智的、平和的心智，你对于现在像是一种'习惯'的体验的感觉可能会拓宽。"

**建议的**
**家庭作业**

1. 治疗师指导来访者完成"智慧心念作业单"（附件4.2） 来访者要写下他们在接下来的一周中运用智慧心念的体验。注意到当他们的想法和行为是由情绪心念驱动的，并有一股冲动去做有问题的进食行为时，应该问"我的智慧心念此刻会说什么？"或者"我该如何作出智慧心念的回应？"

2. 治疗师指导来访者填写"情绪心念和理性心念作业单"（附件4.3、
   4.4） 记录在接下来的一周内，每种心念状态的至少一个实例。尤其要
   注意是什么使他们进入情绪心念，以及这种心念状态如何不同于智慧心
   念和理性心念。治疗师应该指出，通过使用记录练习，来访者将增加对
   于他们所处的心念状态的觉察。

3. 治疗师建议来访者每天都要练习连接智慧心念　有意识地留出时间来练
   习是最有帮助的，这样就不会因为同时做其他事情而分心。治疗师通过
   提醒来访者可能需要一段时间才能找到智慧心念，来鼓励他们，有用的
   练习方法就是从使用腹式呼吸开始，将注意力转移到呼吸上。一旦来访
   者发现了智慧心念，他往往会发现这是一个很好的重申承诺的时机，即
   不进行暴食（和清除）和其他有问题的进食行为。

# 介绍正念的"什么"技能

核心的正念技能包括两组，以帮助加强打开智慧心念的能力。第一组包括
"什么"技能。它回答了这样一个问题："做什么才能与智慧心念取得联系？"这
些技能是观察、描述和融入。

## 观察

观察的技能包括感知或体验，但不做标记或用文字描述。换句话说，将注意
力集中在某件事情上，并留意到这种体验，而不陷入其中，也不作出判断或反
应。就像看守城堡大门一样，观察关注的地方，而不是控制看到的东西。可以观
察外部的事物，或者可以走进内部来观察内部经验——比如想法和（或）情绪。
提醒来访者，当专注于观察暴食冲动或进食的感觉时，他更难以从事暴食（和清
除）或其他问题行为。治疗师可以说，为了对事件有明智的、非反应性的认识，
有必要退一步进行观察。治疗师可以使用下面的示例，并根据需要进行修改，以

从经验上介绍该技能。

 **体验式练习**
**观察**

　　"把两只脚放在地板上。把意识带到脚上，只是观察你的脚在地板上的体验。这是一种没有语言的体验。你不是在描述脚在地板上的感觉，只是把注意力放在那里。你不带任何目的，不带任何言语或判断地觉察这种体验，只是观察。这是一种最基本的觉察。现在把意识带到脖子和肩膀的肌肉上。只是观察你的体验，你脖子和肩膀的感觉，没有描述。让你的注意力集中在那里，从体验中退一步，只是意识到它。"

　　观察意味着当下体验的觉察，无论发生什么。观察体验并不意味着试图改变它，说出来，或者终止它。当练习观察时，后退一步，让体验自然存在。你保留了体验，但没有增加任何东西。

　　治疗师向来访者解释，这种观察姿态也适用于情感体验。例如，如果来访者想要练习观察悲伤，这意味着允许悲伤成为那一刻的一部分，而不是试图改变它，使它不同，或逃避它。来访者可以在任何情绪下练习观察，不管是愤怒、焦虑、快乐还是其他。如果来访者不知道他所观察到的是何种情绪，可能会试图观察伴随而来的生理感觉，如呼吸短促、双手潮湿、心跳加速或脸色发红。

　　观察需要退一步，以一种纯粹的方式观察。重要的是要明白，观察可以从回应本身中分离。治疗师举例说一个人的心跳和观察一个人的心跳是不同的。一个人的心一直在跳，不管他（她）有没有注意到。**观察心跳是一种不同于心脏跳动的反应。**同样，来访者可以观察到他的想法，这与想法本身的反应是不同的。治疗师强调，这一点在情绪方面同样适用，来访者可以观察或留意情绪，这与他们自身体验情绪是不同的。事实上，来访者可能有很多情绪，但他可能意识到，也可能没有意识到，因为他并没有真正观察这些情绪。

　　治疗师可能会使用这样一个有用的类比：观察就像在飓风眼中，生活照常进行，情绪可能会"盘旋"在四周。有了观察，就有了平静的中心，来访者可以退一步观察并保持对周围事物的意识，而不会陷入其中，也不会被卷走，只是旁观。

建议来访者在观察更大、更复杂的现象（如情绪）之前，先练习观察身体感觉。让来访者加强观察能力的一种方法是练习观察脚在地板上、手在桌子上、面部肌肉的物理感觉、坐着时周围的声音，等等。

## 描述

描述，是第二个"什么"的技能，包括使用语言来表达所观察到的东西。在练习描述时，将想法标识为想法（我注意到"这很难"的想法），将情感标识为情感（我正在经历挫败感）和（或）将感觉标识为感觉（我的手很冷）。治疗师强调，在练习描述时，不在描述中加入评判（例如，有那种想法或这种情绪是不好的）。描述不是在体验中增加道德层面，而是在体验本身的基础上加以表达。

确保来访者了解想法和事实之间的潜在差异。例如，如果一位来访者注意到"二加二等于四"的想法，在这种情况下，他（她）的想法就是事实。通常情况下，来访者不会考虑事实，但会将自己的想法视为事实。例如，有一个想法是"我没用。"来访者可能认为这是事实。治疗师可以这样说，在这种情况下，练习描述的技能包括说："我有了一个'我没用'的想法。"治疗师要让来访者明白，把"我没用"标识为一种想法，和通过对自己说"我没用"让这种想法听起来像事实，两者是有区别的。前者包括能够观察到一个人在想什么，然后进行描述。治疗师在介绍传送带练习时，可以使用以下脚本，并根据需要进行修改。这是一种涉及观察和描述技能的体验练习。

**体验式练习**
**用"传送带"观察和描述**

"首先，坐在椅子上，双脚放在地板上，想象一根绳子从你的头顶一直系到天花板，背部挺直。找一个不会让双眼分散注意力的地方。我发现这是一个在我失控的情况下有用的练习，比如遇到交通堵塞、为开会迟到感到焦虑时（注：治疗师自我暴露的经验是教授这个技能的有效方式。治疗师可以自由地用不同的自我暴露的例子来替代）。"

"我发现这个练习非常有助于降低情绪强度。当情绪开始变得强烈，你感到有一种要暴食（和清除）的冲动时，你可能会发现它很有帮助。做几次深呼吸，想象你的体验是在一根传送带上。你可以把它想象成意识流。你的想法、感受、情绪、冲动、行为冲动——所有这些都在你面前的传送带上。你退回到自己的内心，只是注意到，只是看着有什么从传送带上过来。首先观察，然后描述，把你看到的言语化。例如，'这是一段记忆，这是一种刺痛的感觉，这是我胃里的一种空洞感，一种内疚感，一种想要抓痒的冲动，一种想要吃东西的冲动……'你注意到了，却不加以反应，只是用语言描述在传送带上看到东西的即刻体验。如果你发现传送带上有特别喜欢的东西，不要试图停止传送带，也不要试图把不喜欢的东西推下去。只是退一步，观察和描述，在结束练习前做三次深呼吸。"

向来访者解释，当感到情绪心念正在升温时，观察和描述是非常有效的技能。例如，如果来访者感到自己开始有暴食（和清除）或做其他问题进食行为的冲动，他可以练习后退、呼吸，并简单地观察他的脚在地板上，或者把他的经验放在传送带上。治疗师指出，当来访者观察并用语言描述体验时，他正在减缓这种体验。智慧心念可以用来帮助来访者知道什么时候该前进。

## 融入

治疗师介绍融入——最后一个"什么"技能，解释这个技能包括完全进入体验，完全觉察，完全专注。当融入时，来访者在他的体验里，与之有直接的接触，并开放自我意识。治疗师可以建议来访者想象一下学习舞蹈的过程。一开始，你会看到别人在分步骤行动；然后描述观察到的情况，如"向右走，暂停，向左走"；最后，一旦了解这些步骤，你就会沉浸在当下，与活动融为一体。"什么"技能的目标是能够融入。

**疑难问题解答**
**教授"什么"技能时**

- **例1**："我陷在事情中不可自拔时，无法退后一步，找到足够的距离去观察或描述。"
- **治疗师可以回答**："这正是你在观察和描述！例如，你可以说：'我留意到我正被自己的体验困住，很难分开。'这正是体验的一部分。没有什么是'错误的'，因为这是你所有的体验。我认为妨碍你的是你在观察和描述的时候进行了评判。这也是体验的一部分。可以说，'我留意到我做得不对的评判。'然后把它放在传送带上。"

- **例2**："对我来说，观察我在地板上的脚而不做评判，要比观察身体的其他部位（比如肩膀）容易得多。"
- **治疗师可以回答**："为了加强观察技能，先练习观察更容易和不那么复杂的事物。听起来练习观察在地板上的脚是这样的，所以这是你现在应该做的练习，再逐步提高你的技能。"

- **例3**："没有描述，我似乎无法观察。"
- **治疗师可以回答**："没有描述的观察是觉察。如果你是在观察的同时进行描述，只要留意描述。许多人一开始都有同样的困难。随着时间的推移，你可以通过不断练习，把它们分开。"

- **例4**："用观察和智慧心念，我似乎在远离我的情感。我还应该感受情绪吗，或者我应该试着不要有情绪，因为它可能会导致暴食（和清除）？"
- **治疗师可以回答**："目的不是为了回避情绪或情绪体验，而是要意识到它。在情绪心念中，人们通常不会注意或意识到自身的情感，因为他在对它作反应。他暴食或做其他事情来避免感觉或分散注意力，试图摆脱情绪。所以我们的目标是意识到自己的感受，而不是用行动或行为来回应。"

- **例 5**："似乎很多技能都有重叠。"
- **治疗师可以回答**："从某种意义上说是这样的，或者至少在练习时。例如，你可以从练习腹式呼吸开始，然后练习观察和描述，以智慧心念结束。"

## 正念进食

正念进食是下一个正念技能，是充分参与每一个时刻，充分意识到自己正在进食。当来访者正念进食时，他们是在运用观察、描述和融入的"什么"技能。根据定义，融入包括智慧心念和充分的意识。暴食可能会让人有融入的感觉，因为来访者会非常投入进食行为中。但是，暴食的定义是无意识的，因为没有有效地意识到行为的后果。除了食物，其他都不存在。这是自动导航，关闭意识的状态。像暴食一样，盲目进食也是不觉察。

在研究中，我们发现使用一种体验练习来教授正念进食很有帮助。根据 Kabat-Zinn（Kabat-Zinn，1990）的研究，我们使用葡萄干。治疗师可以选择其他食物来代替，或者补充（例如，巧克力饼干）。下面的脚本可以根据需要进行修改。

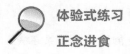

**体验式练习**
**正念进食**

"在这个练习中，我们通过正念进食来练习正念。这个特别的练习来自 Jon Kabat-Zinn（1990）的著作《多舛的生命》（*Full Catastrophe Living*）。他在马萨诸塞大学医学中心（University of Massachusetts Medical Center）开始一个减压项目，并将正念作为该项目的基础。这些正念技能对患有慢性疼痛综合征的来访者有很好的疗效。

　　"请在手里拿三粒葡萄干。首先在手掌中观察它们，把注意力放在每一粒葡萄干上。仔细观察每一粒葡萄干，就好像你从来没有见过一样。你可以想象自己是火星人，第一次看到葡萄干。真正花时间去观察。例如，注意不同的形状、表面和颜色，注意手指触碰的质感。当你在观察的时候，留意脑海中出现的关于葡萄干或吃葡萄干的任何想法。现在，只拿一粒葡萄干，放到鼻子前闻一闻。充分了解葡萄干的味道，意识到它的存在。现在，意识到你的手臂和手在移动，把葡萄干放进嘴里。注意你的嘴和舌头。然后，通过慢慢地咀嚼来体验葡萄干的味道。注意舌头和上颚的触感，注意你用牙齿咬葡萄干时的感觉，注意任何想要吞下葡萄干的冲动。然后，当你准备好，吞咽它，在它进入喉咙时，尽可能久地追随它的味道。观察、描述并充分融入仅仅吃这颗葡萄干的体验中。

　　"像这样吃每一粒葡萄干，慢慢地咀嚼，真正地品尝它，注意葡萄干在嘴里的位置，倾听咀嚼的声音，充分觉察到这一点。留意第一颗葡萄干和其他葡萄干之间有什么不同。吃过一颗之后味道会改变吗？注意每次咀嚼的体验。你正在正念进食——把所有的注意力和意识放在正在做的这件事上。你更加清醒，而不是无意识地机械进食。当融入时，你参与到进食中。所以你真的品尝了这颗葡萄干。你有了体验。"

　　治疗师强调，正念进食涉及所有三种"什么"技能。首先，没有观察，就无法描述。然后，在进食的时候，完全融入，而不是漫不经心地或机械地进食。这是对进食的完全的觉察和专注。

**讨论要点：**"你的体验是什么？你平时是这样进食的吗？如果不是，你觉得有什么不同？如何利用这些体验来防止暴食（和清除）？"

**疑难问题解答**
**教授正念进食时**

- **例如：**"在日常生活中，我们不可能像吃葡萄干那样正念进食。"

- **治疗师可以回答**："可能不会一直按照我们练习正念进食的方式来进食。练习是为了让你知道如何练习这项技能。一出戏在排练时可能和你表演时带来的体验不完全一样。如果和其他人一起在餐厅吃饭，你使用正念进食的方式可能会有所不同，但这并不意味着面包篮会在你不注意的情况下被吃空。你可能会谨慎地吃几口，然后参与谈话，再吃几口。这可能不是吃葡萄干的方式。但毫无疑问，这将是一种不同于盲目进食的体验。"

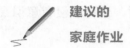

**建议的家庭作业**

1. 治疗师指导来访者填写正念"什么"技能作业单（附件 4.5）。
2. 治疗师指导来访者在接下来的一周或下一个疗程前，至少练习三次正念进食，并在"什么"技能作业单上记录练习的内容（附件 4.5）。

# 介绍正念的"如何"技能

正念的"如何"技能回答以下问题："你**如何**练习观察、描述和融入的'什么'技能来获得智慧心念？'如何'的技能包括不评判地、一心一意地、有效地。"

## 不评判地

第一个"如何"技能包括在观察、描述和融入时采取不评判的立场。换句话说，这个技能意味着不评价某件事或某个人是好还是坏，是对还是错，有价值还是没有价值，值得还是不值得。重点是用结果来描述。例如，来访者可能会观察并描述暴食（和清除）对自尊和身体健康的有害影响。他们也可能观察并描述想要改变的问题进食行为。**不评判**的意思是不作评价、判断，或者认为暴食（和清除）的人是坏人，或不这么做的是好人。

治疗师要提醒来访者，他并不是出于道德原因停止暴食（和清除）。来访者停止暴食（和清除），因为他们已经**观察并描述**到暴食（和清除）是破坏性的，浪费时间、精力和金钱，并不可避免地让人感到不舒服、痛苦。治疗师要强调，这里的重点是停止陷入判断的好坏、对错二分法，而是留意结果。

治疗师可以提供一些常见的评判的例子："我是个失败者""我不好"或"我很笨"。这有助于治疗师强调评判的想法是多么隐秘。许多来访者甚至没有意识到他们在评判。治疗师强调评判如何对情绪和行为产生深远的影响。治疗师可以建议，当来访者发现自己"没有特殊原因"而感到抑郁时，他可能没有意识到这些情绪是如何被一轮自我评判所触发的。

治疗师描述如何练习不评判的技能，包括培养对于自己的体验和想法的不评判的态度。练习不评判也意味着加强对所发生的评判的觉察。治疗师承认放弃评判是困难的，并清楚地表明，当来访者意识到自己有评判的倾向时，不以判断的方式对待自己非常重要！相反，重点是单纯地观察和描述评判，而不是评判自己的评判。提醒来访者可以进行传送带练习，在这个练习中，来访者可以练习不带评判的立场。例如，可能会留意到传送带上传来的评判。此时，可以观察并描述它的存在。如果频繁地作出评判，甚至可以对这种评判"挥挥手"，认可道："是的，又对我的体形作出了这样的评判"或"是的，这是我对自己有进食障碍的事实作出的评判"。

治疗师阐述评判和强调结果之间的差别，邀请来访者去思考不同说法的不同效果。例如，"我是坏父母，因为我训斥孩子了"，以及"我训斥孩子，伤了他的感情，我不想这样做，我愿意作出改变"。第一句是评判，第二句强调结果。

 **讨论要点：**"不评判的技能与你是否相关？"

评判常常伪装成事实。例如，"我超重了。"这句话可能是事实，但如果评判隐含"超重是不好的，超重的人比正常体重或瘦的人更没有价值"，这种评判是背向事实的陈述，被误认为是事实的一部分。

**讨论要点：** "能想出任何属于你的评判伪装成事实的例子吗？"

　　评判不是偏好、价值观或情绪。例如，"与乡村音乐相比，我更喜欢爵士乐"是一种偏好，而不是一种评判。另外，诸如"这比那好"的判断在为是否需要继续、改变或停止一件事提供反馈（例如，分数）或信息的时候，可能是必要的。问题不在于提供信息的评判。当评判以陈述事实的形式呈现时，问题就出现了，例如说爵士乐比乡村音乐好。

　　指出消极的自我评判类似于自我否定。正如我们在描述不认可的环境的后果时所讨论的，许多有问题进食行为的来访者很难认可自己。他们似乎自动地认为自己没有价值，或者换句话说，盲目地认为自己没有价值。自我否定和消极的自我评判可以被认为是对一个人所有体验的践踏，包括感觉、想法和行为。例如，来访者可能知道，也可能不知道他评判自己失败的频率。然而，这样的评判可能会触发沮丧或抑郁的情绪，从而使他走上暴食（和清除）的道路，作为逃避由内心评判所引发的负性情绪的适应手段。相反，观察想法的内容，给评判贴上标签，让它沿着传送带远离，可以使人意识到自我评判和它的结果之间的自动联系。

 **讨论要点：** "花点时间问问自己，评判是如何在你的生活中起作用的。它是否在导致暴食（和清除）的内部链反应中起作用？你认为它扮演的角色有多重要？"

## 一心一意地

　　第二种"如何"的技能，一心一意地，是专注地学习如何控制自己的注意力。一心一意地只专注于一件事，集中注意力。个体在这一刻是完全存在的。不耐烦的表现包括跺脚，当下想要离开或继续前进。相反，当练习耐心的时候，会专注地让事情自然发生。因此，当一心一意地思考时，要记住耐心和放手。

　　一心一意地把全部注意力放在当下的活动上，无论是吃饭、开车、听音乐还是思考问题，而不让注意力漫游到其他事情上。一心一意还包括意识到思想何时走神，并控制注意力，把它带回到当下的时刻和当下的活动。

例如，当在刷牙时，一心一意地练习就意味着只刷牙。一心一意与专注有关，能够维持专注。这样做是为了试着活在当下，哪怕只活在生命中的某个时刻。对未来的预测或对过去的反思，会使人错过当下正在发生的事情。强调，生活只是一系列的瞬间。

下面的体验练习是以一种暴食的食物来练习正念进食。来访者首先进行的是想象。强调"一心一意地"的技能，但是也练习观察、描述和融入的技能（至少是想象的）。可以根据需要修改细节。

### 体验式练习
### 意象正念进食

"首先，找一个地方让眼睛温柔地聚焦，这样你的注意力不会分散。让椅子完全支撑着你，把脚放在地板上，将头竖直，就像有一根绳子连着天花板一样。做几次深呼吸，如果你有一种特定暴食的食物，把注意力带到通常会暴食的食物上，也许是比萨、冰激凌、薯条，或者别的什么。把你全部的注意力、未分散的专注力，放在这个食物上，就像做葡萄干练习一样。闻一闻食物，看看它，观察它的颜色。一次只吃一个，一次只品尝一种味道，把全部注意力都放在进食和咀嚼上。如果你走神了，就把它带回到正在做的事情上，即吃东西。坚持吃，一次吃一小口。你可能会意识到这并不好吃，或者，正如很多人在练习正念进食时描述的那样，你并不是真的想要它。但关键是要有充分的进食的觉察。"

**讨论要点：**"你想象中的正念进食是什么样的？在现实中你愿意这样吃吗？"

## 有效地

介绍最后一个"如何"技能，即有效地，解释这个技能包括专注于做什么是有效的。治疗师明确表示，对的、正确的或变得完美都不是目的。这个概念是做有效的事情来达到目标。"有效地"意味着玩手上的牌而不是放弃；意味着即使你不喜欢规则或害怕规则，仍然遵守规则。有效地行动是削足适履、自毁长城的对立面。

治疗师提出，有时候，"有效地"的练习意味着必须放弃，而不是坚持让事情按照想要的方向发展。事实上，坚持事情按照一定的方向发展，认为这是唯一正确的方式，是在钻牛角尖，往往会促使一个人进入情绪心念，进入暴食（和清除）和其他有问题的进食行为。你可能是对的，你的方式可能确实是公平的。但是，当你固执地坚持一些与当下现实不符的事情时，就不会成功。"有效地"需要接受现实、承认现状不是你所期待的那样。事情并不总是公平的。

治疗师可以用这样一个例子来说明。假设一位来访者到了一座繁忙的城市，并认为人们**应该**是值得信任的，所以在附近公园散步的时候**不应该**锁车门，而**应该**可以把购物袋留在车里。如果他的目标是最终把买的东西带回家，这可能会是有效的行动吗？

"有效地"意味着专注于目标是什么，比如想要享受购物或者想要停止暴食（和清除）和其他有问题的进食行为。来访者考虑什么是有效的，而不是坚持不承认世界或身体的现实状态。这包括放弃暴食（和清除），因为这种行为是无效的。相反，有效的方法是联系智慧心念，并对结果保持觉察。

 **讨论要点：**"你能回想起曾经在某方面搬起石头砸自己的脚，然后使情绪升级，导致暴食（和清除）的经历吗？"

 **疑难问题解答**
**教授"如何"技能时**

- **例 1：**"我太忙了，不得不同时处理多项任务！"
- **治疗师可以回答：**"我非常认同这一点！你要使用智慧心念。我并不是说改变是容易的，有时会觉得很痛苦。但如果你想有些不同，就需要改变。"

- **例 2：**"一心一意地做事听起来太难了！"

- **治疗师可以回答**："人们在练习'一心一意地'技能时，会描述很多不同的体验。人们常常担心，如果一心一意地体验一种情绪，那就意味着这种体验永远不会改变。例如，如果他正在经历恐惧，那他将永远被困在恐惧中。但是，体验的本质是一直在改变。"

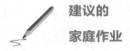
**建议的
家庭作业**

治疗师指导来访者完成正念"如何"技能作业单（附件 4.6）。

## 冲动冲浪

治疗师介绍这一技能时可以解释，冲动冲浪使用观察和描述的正念技能来"冲浪"，以消除暴食（和清除）的冲动，及对食物的关注和渴望。正念冲动冲浪包括正念地、不牵挂地对冲动的观察。这一技能帮助学习接受冲动、渴望和关注，而不是作出反应、评判，尤其是采取行动。来访者可以单纯地观察和描述冲动的起起伏伏，把欲望与食物这一迫切的目标剥离开来。要练习观察和描述自己的欲望，而不是进食或清除食物。

要明确的是，这个概念是为了让来访者使用"冲动冲浪"来训练大脑，而不是像以前那样对冲动作出反应。换句话说，当他屈服于冲动，进行暴食或其他有问题的进食行为时，他强化了冲动和按冲动行事之间的联系。冲动冲浪是重塑大脑。随着时间的推移，通过对冲动、渴望和关注的冲动冲浪，大脑可能学会在不采取行动的情况下体验冲动。治疗师指出，来访者可以发现，将冲动冲浪与冲浪或乘风破浪联系起来是有帮助的。波浪就是冲动。来访者可以在上面冲浪，而不是试图阻止它移动。在这样做的过程中，使用观察和描述的技能来保持体验而不屈服于它。要时刻注意到这种冲动，尤其是它如何像波浪一样随着时间的推移而演变和转变。冲动冲浪的关键是后退一步，不要作出反应。以下的体验练习是让来访者练习对于许多人觉得诱人的食物进行冲动冲浪。根据需要修改细节。首先分发麦芽糖球（或其他诱人的糖果）。

**体验式练习**

**麦芽糖球冲动冲浪**

"拿一个麦芽糖球，但不要吃。先看看麦芽糖球，或者想象其他你觉得更诱人的食物。闻闻它，注意是否流口水。留意任何出现的想法、感觉或评判。要非常注意吃麦芽球的冲动。我们的目标是不吃的同时保持这种冲动。对任何念头都保持开放的心态。只是冲动冲浪，驾驭冲动。观察、描述、不评判地、一心一意地对待所体验的一切——任何你意识到的想法、知觉、感觉或评判。你可能想把麦芽糖球想象成一张图片，而不是面前的食物。把食物想象成食物的图片可以帮助你把自己和食物分开。你不对冲动作出反应。在这个练习的最后，与智慧心念连接，决定是否吃麦芽糖球。如果你选择吃，以有意识地选择的姿态来吃——带着觉察去吃。如果你选择不吃，觉察这个选择。"

**疑难问题解答**

**教授冲动冲浪时**

- **例如**："说到冲动冲浪，你是说我是在海浪上还是在别的什么地方观察它？"
- **治疗师可以回答**："波浪的形象是一种隐喻，指的是一个人被自己的情绪所吸引，并注意到有一种强大的吸引力，促使他采取与情绪一致的行动。你想象你正在冲浪，浪头是冲动。你看着它越来越高，然后开始下降。它似乎永远不会停止上升，但它**终归**会下降。在某种意义上，为了冲浪，你必须驾驭冲浪板到浪尖，同时观察你对海浪的态度。我想，你也可以退一步，看看自己对冲动的冲浪。"

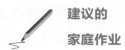

**建议的**

**家庭作业**

治疗师指导来访者填写"冲动冲浪"作业单，解释他在接下来一周或下一阶段的练习（附件 4.7）。

## 替代性反叛

　　许多有进食障碍的来访者将暴食描述为对评判他的体重和（或）饮食的人（比如朋友、家人和社会的期望）的一种反叛或"报复"。替代性反叛是在不破坏来访者的首要目标，即停止暴食（和清除）的情况下，满足叛逆愿望的技能。替代性反叛包括有效地反叛，它包括找到一种方式来创造性地实现反抗冲动，而不是试图压制或评判它，或盲目地通过暴食或其他有问题的进食行为来屈服于它。

　　治疗师可以解释，了解暴食（和清除）不是一种有效的反叛策略的原因，这是有帮助的，因为来访者获得更高质量生活的总体目标没有被满足。替代性反叛的意思是试图找到一种方式来满足叛逆的冲动，这种方式既实现叛逆，也保持对自己的尊重。替代性反叛也可取代屈服的目标行为——关闭暴食（和清除）的"选项"。治疗师说明有很多方法可以运用这项技能，并邀请来访者发挥想象力。例如，觉得自己吃的东西被别人评判的来访者，可以去冰激凌店，点一个甜筒，然后正念地、光明正大地吃，而不是去超市买一大盒，然后偷偷地在家里吃。一些来访者描述说，通过购买性感内衣来炫耀和赞美自己的身体，他有效地实践了替代性反叛。另一些人则采取了另一种叛逆的做法：给某人写信，不加思索说自己想说的每一件事，然后把信烧掉。

　　治疗师可以指出，许多患有进食障碍的人会给自己列一张清单，上面写着他必须看起来如何或必须吃什么，然后他会发现这些规则像是别人制订的。在这种情况下，来访者实际上是在反叛自己的规则。因此，替代性反叛可能是放弃过于严格的规则。如果一位来访者坚持夜以继日地工作，并感到精疲力竭，那么一种有效的反抗方式就是睡懒觉！关键是要运用智慧心念。在某些情况下，智慧心念可能会说，另一种技能可以更有效地体验叛逆的冲动，而不是肆意妄为。但是，如果智慧心念决定听从反抗的欲望，那么来访者要以一种不会伤害自己的方式行动。

 **讨论要点：**"在不破坏停止暴食（和清除）的总体目标的情况下，你能想到如何满足并实现反叛的愿望？"

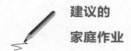

**建议的
家庭作业**

　　治疗师指导来访者填写替代性反叛作业单（附件 4.8），描述他在接下来一周的练习情况。

**附件 4.1**

<br>

# 正念核心技能列表

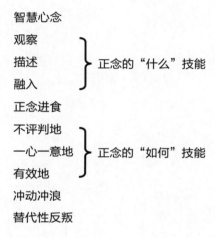

智慧心念

观察

描述            正念的"什么"技能

融入

正念进食

不评判地

一心一意地    正念的"如何"技能

有效地

冲动冲浪

替代性反叛

引自 Debra L. Safer，Christy F. Telch 和 Eunice Y. Chen 著，陈珏主译的《暴食和贪食的辩证行为治疗》。英文版版权所有 ©2009 The Guilford Press。简体中文翻译版版权所有 © 上海科学技术出版社有限公司。本附件的影印件仅供购书者个人使用（详情请见版权页）。

**附件 4.2**

## 智慧心念作业单

　　智慧心念是直觉的、平静的、平和的、坚定的。智慧心念是所有认知方式的整合：观察、感觉、分析、直觉，等等。在智慧心念中，有一种知晓、理解、体验真理的感觉。它是以一种非常坚定的状态来知晓。智慧心念是来自内心深处的体验，而不是来自当下的情绪状态。智慧心念意味着最好的、智慧的自我在指引着你。在智慧心念中，真实的自我和价值观、内在的智慧在指引着你。

**说明：** 在下面空白处和本页背面，写下如下的体验：① 找到你的智慧心念；② 体验智慧心念；③ 问自己，"我的智慧心念在说什么？"描述你是如何找到智慧心念的。描述智慧心念的体验。当情绪心念行为威胁到你，使你无意识地产生暴食、清除和（或）进食的冲动，练习问自己："我的智慧心念会说什么？"及"明智的回应是什么？"在练习纸上描述你的智慧心念说了什么。

改编自 Christy F. Telch（1997a），版权所有 ©1997 Christy F. Telch。经许可，改编后用于 Debra L. Safer，Christy F. Telch 和 Eunice Y. Chen 著《暴食和贪食的辩证行为治疗》。简体中文翻译版版权所有 © 上海科学技术出版社有限公司。本附件的影印件仅供购书者个人使用（详情请见版权页）。

**附件 4.3**

<br>

# 情绪心念作业单

　　情绪心念意味着你受情绪的控制——你的想法和行动是由当下的情绪状态控制，想法是激动的，而不是冷静和理性的。行为是反应性的，有闪电般的快速，而不是经过判断和逻辑思考的结果。

**说明：** 在下面的空白处描述这周中当你被情绪心念所控制的情形。描述唤起情绪心念的情境，以及情绪心念的想法、行为和感觉。描述你的情绪心念的体验，以及控制情绪心念的后果或结果。如果被智慧心念控制，会有什么不同呢？

---

改编自 Christy F. Telch（1997a），版权所有 ©1997 Christy F. Telch。经许可，改编后用于 Debra L. Safer，Christy F. Telch 和 Eunice Y. Chen 著《暴食和贪食的辩证行为治疗》。简体中文翻译版版权所有 © 上海科学技术出版社有限公司。本附件的影印件仅供购书者个人使用（详情请见版权页）。

**附件 4.4**

# 理性心念作业单

　　理性心念意味着理性思考和逻辑控制着你的行为。在理性心念中，想法和情绪是冷静的，处理问题的方式是有分寸的和非反应性的。

**说明**：描述一周内你处于理性心念控制之中的时刻。描述激发理性心念的情境，以及理性心念的想法、行动、情绪和感觉。你的理性心念的体验是什么？另外，描述你在理性心念控制下的结果。如果你被情绪心念控制，会有什么不同呢？

改编自 Christy F. Telch（1997a），版权所有 ©1997 Christy F. Telch。经许可，改编后用于 Debra L. Safer，Christy F. Telch 和 Eunice Y. Chen 著《暴食和贪食的辩证行为治疗》。简体中文翻译版版权所有 © 上海科学技术出版社有限公司。本附件的影印件仅供购书者个人使用（详情请见版权页）。

**附件 4.5**

# 正念"什么"技能作业单

**说明**：在下面的空白处，描述你对技能的练习。例如，详细描述观察、描述和融入的体验。练习正念进食（即在进食的时候，练习使用观察、描述和融入技能）。写下你正念进食的体验。在每一项上写上日期。

**观察**

**描述**

**融入**

---

改编自 Christy F. Telch（1997a），版权所有 ©1997 Christy F. Telch。经许可，改编后用于 Debra L. Safer，Christy F. Telch 和 Eunice Y. Chen 著《暴食和贪食的辩证行为治疗》。简体中文翻译版版权所有 © 上海科学技术出版社有限公司。本附件的影印件仅供购书者个人使用（详情请见版权页）。

**附件 4.6**

# 正念"如何"技能作业单

**说明：** 在下面的空白处，描述你对技能的练习。例如，描述不评判地观察，并写出关于"一心一意地"和"有效地"的行为。使用"如何"技能来练习正念进食。写下正念进食的体验，包括每项的日期。

**不评判地**

**一心一意地**

**有效地**

改编自 Christy F. Telch（1997a），版权所有 ©1997 Christy F. Telch。经许可，改编后用于 Debra L. Safer，Christy F. Telch 和 Eunice Y. Chen 著《暴食和贪食的辩证行为治疗》。简体中文翻译版版权所有 © 上海科学技术出版社有限公司。本附件的影印件仅供购书者个人使用（详情请见版权页）。

**附件 4.7**

# 冲动冲浪作业单

　　冲动冲浪指的是留心观察暴食或无意识进食的冲动。冲动冲浪包括从体验中退一步，使用正念技能，包括不评判地观察和描述冲动、渴望和对食物的关注。冲动冲浪涉及觉察，而不是盲目地屈服于冲动。只是注意到冲动而不去评判它，不推开或抓住它。只是觉察和描述，每时每刻，冲动的潮起潮落，而不作出反应。

**说明**：在下面的空白处，描述冲动冲浪练习。非常详细地描述每时每刻的观察，描述想法、情绪、感觉、冲动的起起伏伏。

改编自 Christy F. Telch（1997a），版权所有 ©1997 Christy F. Telch。经许可，改编后用于 Debra L. Safer，Christy F. Telch 和 Eunice Y. Chen 著《暴食和贪食的辩证行为治疗》。简体中文翻译版版权所有 © 上海科学技术出版社有限公司。本附件的影印件仅供购书者个人使用（详情请见版权页）。

**附件 4.8**

# 替代性反叛作业单

替代性反叛是"削足适履、自毁长城"的反面。替代性反叛包括对反抗、报复的欲望或愿望的不加评判的观察。如果智慧心念决定按照这个愿望去做，那么替代性反叛意味着在不破坏停止暴食的承诺的情况下有效地去做。有效地反抗意味着不要搬起石头砸自己的脚。你会找到一种有效的、非破坏性的叛逆方式。例如，你可能决定在想象中进行反叛。在反叛中要有创意。保持你的自尊。

**说明**：在下面的空白处，写下替代性反叛技能的练习。描述反叛的具体情况。描述想法、感受、感觉和行为。详细描述你是如何有效地反叛的。描述这与过去你最终伤害自己的反叛有什么不同。

改编自 Christy F. Telch（1997a），版权所有 ©1997 Christy F. Telch。经许可，改编后用于 Debra L. Safer，Christy F. Telch 和 Eunice Y. Chen 著《暴食和贪食的辩证行为治疗》。简体中文翻译版版权所有 © 上海科学技术出版社有限公司。本附件的影印件仅供购书者个人使用（详情请见版权页）。

第 5 章

# 情绪调节技能

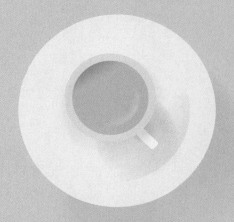

DBT 对于暴食障碍和神经性贪食的核心是一个潜在的假设，即暴食（和清除）者经常会体验到他无法有技能地处理的情绪状态。本模块教授情绪调节技能，目的是帮助来访者获得、发展和实施适应性技能，使他能够更有效地管理负性情绪状态，以及培养更强的积极情绪体验能力。具体而言，本章所述情绪调节技能（附件 5.1）和家庭作业单的设计目的是使来访者能够：

　　（1）识别并标识情绪。

　　（2）理解情绪的作用。

　　（3）减少对强烈情绪的易感性。

　　（4）增加积极体验的数量。

　　（5）增强对情绪的觉察。

　　（6）学会在行为有效的时候改变情绪。

　　需要强调的第一点是，情绪调节技能的目标不是消除负性和令人不愉快的情绪。痛苦和困难的感受是生活的一部分，无法完全避免。然而，来访者经常通过缺乏技能的方式带来或增加悲伤和痛苦，这是可以改变的。情绪调节技能模块的目标是让来访者学习情绪调节策略，以减少在生活中造成的痛苦，例如，转向暴食和其他自毁行为。一个同样重要的目标是获得和练习建立积极体验和自我意识的技能。

　　要强调的第二点是评判情绪或暴食行为是"好"还是"坏"的问题。评判本身并没有好坏对错之分。一个人需要运用评判来辨别一个特定的行为、动作或想法模式是否有助于实现目标。因此，恰当的问题是，特定的对于一个人心中所想的目标的行动是有技能的还是非技能的。如果一个人渴望长期的快乐和幸福，那么需要辨别暴食是否可以达成这个目标。此外，如果对情绪进行严厉或批判性的评判会增加痛苦、降低幸福感，那么就应该放弃这种类型的评判。最后，关于评判的问题是，它是否巧妙地服务于目标。

 **讨论要点：**"对这些目标有什么反馈吗？"

# 描述情绪的模型

    学习有效地调节情绪，重要的第一步是培养识别和标识情绪反应的所有不同成分的能力。这样做需要将情绪反应分解成一系列的组成部分，促进理解正在发生什么及在什么时候他或她可以有效地干预的能力。描述情绪的模型（附件5.2）提供了一个模式，用于剖析构成情绪反应的各个部分，以便能够更好地理解、改变、控制、修正、接纳或调节情绪。

    情绪是相对短暂的现象。当一种情绪持续较长时间时，我们称之为**心境**。如果它重新点燃，一个情绪反应可能会持续。例如，一位愤怒和反复思考不悦事件的来访者，可能会重播激怒她或他的对象的强烈的想法和图像。情绪调节技能旨在帮助来访者学习如何识别和中断非技能性的导致不想要的情绪的过程。

    治疗师使用该模型来描述情绪（附件5.2），强调情绪的复杂性，其中包括多个系统的相互作用。例如，当来访者感到焦虑时，整个系统就会被激活。情感体验包括大脑的变化、身体的变化、行动的冲动，等等。需要强调的是，对于来访者来说，多面系统的好处是，改变反应的一部分，就可以改变情感体验。由于更改某些成分可能比更改其他成分更困难，所以在确定了情绪的所有部分之后，找出最容易更改的部分是最关键的。也就是说，要强调这个过程不是轻而易举的，它需要毅力和耐心。

    此时，治疗师应该加强正念技能的练习。例如，观察和描述技能对于识别情绪的触发（触发事件）是很重要的。情绪不会自己产生，总有些事情会触发某种情绪。识别是什么引发了情绪可能相当困难，这是一项需要培养的关键技能。观察和描述等正念技能是这个过程的关键。

　　参照模型，解释触发事件可能是内部的触发因素，如想法、记忆或身体感觉；外部事件也会触发情绪反应，例如，有人对来访者大喊大叫，或者与他（她）亲近的人去世。触发事件可以非常迅速和自动地发生，因此很难检测到。像冰山一样，它大部分位于水下，从表面很难看到。类似地，在可感知和可见的情绪之下，来访者几乎没有注意到的日常内部和外部事件可能实际上触发了许多导致暴食（和清除）的情绪。通过练习，来访者将更有能力识别"水面下的"触发事件。

　　附件 5.2 说明了触发事件触发情绪的两种方式，直接触发或经过理解触发。由实线显示的直接触发点，是指在一个人还没有反应过来时就自动地激发整个情绪反应系统的事件。举个例子，当有人拿枪指着你时，你会立即感到恐惧。直接触发事件极少发生。

　　更典型的情况是，触发事件涉及对触发情感体验的理解（由"触发事件 1"到"对事件的理解"的虚线所示）。一个人如何理解事件往往取决于过去的学习和生活经验。例如，如果你看到母亲在狗出现时很害怕，你可能会认为狗是危险的。或者，如果你因为表达自己的意见而受到批评，那么你可能认为别人征求你意见的情况是高风险的，因此会感到焦虑。

　　为了进一步证明理解在情感体验中的作用，建议来访者设想以下场景："你已经安排好去见一位朋友。一看到她，你留意到她看起来很沮丧。在询问朋友出了什么问题之前，你如何理解她明显的悲伤？"在得到回应后，邀请来访者考虑不同的理解是如何影响他的情感体验的。治疗师可以说明，根据他们的经验，进食障碍来访者有避免冲突的倾向，但他可能并不能准确地识别真正的冲突。例如，来访者可能会将朋友或配偶脸上没有笑容理解为"有问题"，导致沮丧和焦虑。事实上，来访者的朋友或配偶可能只是因为与来访者无关的原因而感到暴躁或烦恼。需要强调是，如何解读事件会极大地影响他（她）的情绪反应。

　　一旦触发事件和随后的理解发生，许多不同的反应自动和反射性地发生，作为持续的情感体验的一部分。例如，大脑中神经化学信号的变化会导致面部和身体的变化（如体温、心率、肌肉收缩的变化），行动冲动（如逃跑、躲藏）可以立即被触发。

这种讨论可以帮助来访者更好地理解要自己"停止感受"情绪的荒谬之处。比如，当你对即将到来的面试感到紧张时，来访者对这件事的理解会自动导致生理反应，包括心跳加速、脸红和"肠痉挛"似的恶心。告诉自己不要体验这些感觉，就像不打伞就走进雨中，再告诉自己不要感觉头上湿漉漉的一样。

人们可以通过一些方法来关闭对情绪的感知，比如用酒精或食物来产生类似镇静或激活的效果。然而不言自明的是，长期使用非技能性方式的代价是非常巨大的。试图通过暴食控制情绪体验来麻痹自己或切断对身体暗示和信号的觉察可能会适得其反，导致情绪程度增强（Gross，2006）。如果一个人回避或有意忽视情绪线索和信号，就很难控制情绪。因此，在情绪事件的早期，练习记录身体的疲劳、焦虑、愤怒和悲伤的感觉，可能会更容易识别、理解、反应或管理情绪。

◎ **讨论要点：**"你是否意识到身体的情感信号或感觉？请描述。暴食（和清除）是你通常尝试关闭对身体线索的觉察的方式之一吗？你最常试图忽略的是哪些？是倾向于与情绪相关的感觉（如愤怒、悲伤），还是更倾向于一般的躯体感觉（如疲劳、饥饿或饱足）？"

情绪最重要的功能之一是使用语言和非语言表达进行交流。进食障碍来访者可能试图通过阻止或改变表达途径来调节情绪。例如，试图通过微笑来掩盖他（她）悲伤的表情，或者可能试图通过夸大他（她）的面部表情来隐藏情绪。通过一些夸张的或戏剧性的面部表情，实际上可以隐藏自己的真实感受。

◎ **讨论要点：**"因为你限制或夸大了你的情绪，别人很难了解你的感受吗？虽然表达情绪的方式本身并没有好坏之分，但是了解自己的倾向有助于更好地考虑后果。"

所有的情绪成分都包含在情绪的名称中（附件5.2最右侧）。这些组成部分包括发生在来访者身体内的、其他人无法观察到的部分，如脑化学过程、感觉和冲动，以及那些外部的、可以观察到的部分，如身体语言、语言和动作。

给情绪命名有助于调节情绪。承认正在体验是迈向管理的第一步。准确地说出一种情绪会验证一个人的情绪体验，而不是让别人来决定你正在经历什么，或者告诉你应该表达什么样的情绪。精确地命名可以产生非常强大的效果。通常，有进食障碍的来访者不会区分情绪。他们倾向于使用自动的、笼统性的描述，如"我感到有压力"或"我感觉不好"。治疗师承认，观察和描述情绪需要练习，这可以帮助来访者准确地了解情绪，从而帮助他调节情绪。

情绪会对来访者的记忆、想法、其他情绪和工作能力产生强烈的影响（附件 5.2"后果"栏）。很自然的，一种情绪反应不会以认识这种情绪的名字而结束，而是会激发更多的想法、感觉和反应。这种情绪的后果可能是促使同样的情绪再次爆发，或者触发不同的情绪体验（附件 5.2，触发事件 2）。例如，强烈恐惧的后果可能是会暂时限制思考和行动的能力，而这可能会引发更多的恐惧。恐惧可能会触发另一种情绪，比如愤怒或羞愧。治疗师可以说："这就好像情绪爱上了自己，尤其是当从过去的经历中建立起强烈的联想时。"情绪会反复出现，反复发作，直到反应系统的某个部分发生变化。为了减少、增加或以某种方式改变整个情绪反应，来访者只需要干预情绪反应系统的一个方面。关键是要有技巧地介入，使情绪反应朝着来访者渴望的方向或方式改变。

对于患进食障碍的个体来说，情绪反应的常见后果就是给情绪贴上"愚蠢"的标签，让自己"振作起来"，或者用"我的感觉是错的（或坏的、可耻的）"来责备自己。这些自我批评和自我否定会成为增加情绪强度的触发事件（附件 5.2，事件 2），并常常触发另一种不同的情绪，如羞愧、内疚或抑郁。研究发现，评判一个人的情绪无效或错误会使情绪更加强烈（Gross，2006）。阻止情绪会增加生理上的唤醒，这可能会导致更强烈的通过转向食物来逃避情绪的冲动。因此，尽管阻止或避免的行为可能会在短期内分散对某些情绪的感受，但长期的后果往往是情绪的积累和其他次生情绪的产生。随着时间的推移，这可能会对来访者的健康、自尊和总体幸福感产生毁灭性的后果。

为了能够有技巧地对情绪作出反应，区分原发情绪（最初或最先感受到的情绪）和次生情绪（由于对原发情绪的反应而感受到的情绪）是很重要的。2 500多年前，佛陀就认识到这一现象，并指出人类倾向于用第二支箭射自己，造成不必要的痛苦。也就是说，佛陀承认我们无法避免生活中所有的痛苦（被第一支箭射中），但可以作出明智的选择，而不是跟随第一支箭射出第二支箭而带给自己额外的痛苦！不幸的是，很多时候，进食障碍的来访者会用消极的、评判的、非技能的方式来回应痛苦，从而射出第二支箭。来访者经常陷入这样的陷阱：把痛苦的情绪，而不是他对情绪的反应（如暴食和其他非适应性的进食行为），标记为"问题"。虽然痛苦的情绪通常令人烦恼，但更成问题的是试图阻止或麻痹情绪。选择在他（她）的感觉上行动或不行动是至关重要的。可以用理解、兴趣、同情或无数其他技能反应来回应最初的痛苦感受，这些反应会导致情绪强度的降低和掌控感的增强。

 **讨论要点：**"想一下你有原发情绪和次生情绪的时候。你对原发情绪的反应是否使你感觉更好，或造成更多的烦恼和悲伤？"

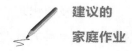

**建议的
家庭作业**

治疗师指导来访者使用原发情绪和次生情绪作业单（附件 5.3）来记录观察原发和次生情绪的体验。

为了让来访者有效地调节自己的情绪，而不是求助于食物，来访者必须与自己的情绪建立建设性的关系。这可能是全新的体验。正如来访者可能知道的，进食障碍者经常用食物来表达情绪。例如，可能会坐在电视机前，拿着一包薯片和一筒冰激凌，实际上这是把自己封闭起来，以此来表达对家人的不满。

来访者也可能会意识到，自己与感觉之间的关系对于自己及与他人的关系都是有害的。治疗师利用这种认知来强调练习观察和描述情绪反应的成分这一技能的重要性，以帮助来访者与情绪建立更有建设性的关系。在 Linehan（Linehan，1993b，139～152）情绪调节讲义 4 "描述情绪的方法"中，可以找到有帮助的练习观察和描述情绪的指南，该指南的摘要见附件 5.4。

总之，识别情绪及其成分可以增强来访者管理情绪的能力。这包括识别情绪的触发事件、对触发事件的解释、相关的生理和身体变化、情绪表达及情绪的后果。随着对情绪反应组成部分的认识增加，来访者有更多的机会进行干预，从而改变情绪反应。例如，如果来访者注意到肌肉紧张是他（她）情绪反应的一部分，可以停下来，深呼吸，放松一下。或者，如果来访者注意到她（他）对某个情况的理解正在点燃情绪体验，可以练习考虑其他的理解方式，以减少情绪的强度。

 **讨论要点：**"你认为你在用暴食（和清除）来表达某种情绪，比如沮丧或愤怒吗？或者你暴食是为了表达某种行为的冲动，比如反叛的冲动？"

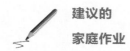 **建议的**
**家庭作业**

1. 治疗师指导来访者查看描述情绪的方法概要（附件 5.4），解释其目的是通过举例，说明普遍情绪的组成部分。来访者可以从观察各种情绪词汇开始，找到最能描述感受的词汇。然后，可以查看触发事件，以确定是否有可使用的词汇，并努力通过使用通常伴随该情绪的示例来理解它们的相关性。以这种方式，来访者可以练习梳理情绪反应，包括身体语言、冲动的行为等。

2. 治疗师指导来访者填写关于最近一次观察和描述情绪体验的作业单（附件 5.5；Linehan，1993b，162）（图 5.1 提供了一份已完成的家庭作业单示例）。填完后，来访者试着找出可以干预的点来改变情绪体验。治疗师可以建议来访者选择其他颜色的笔，写下其他可能的理解，其他可能有过的身体体验（例如，放松，而不是绷紧肩膀），以及可能说过或做过的其他事情。来访者应该考虑当时可能经历的情绪，如果其中一些情绪成分改变了，它是否减轻了他所经历的紧张感、紧迫感或不愉快的后果？

**观察和描述情绪作业单**

**情绪名称（S）**愤怒、失望　　　（0 ~ 100）100

**情绪触发事件**（谁、什么、何时、何地）：
要求我丈夫讨论如何兑现今年的节日礼物 / 旅行。他拒绝谈论此事。

**对情境的理解**（信念、假设、评价）：
（1）他希望我不要打扰他，自己处理这件事。
（2）他故意气我。
（另一种解释：他今天工作很辛苦，需要时间放松一下。不是针对我。）

**身体变化和感知：**我的身体感觉到了什么？
感到紧张、胃部不适、头痛、发热。

**肢体语言：**我的面部表情是什么？姿势？手势？
僵硬地坐在椅子上，没有面对他，皱着眉头。

**行为冲动：**我想做什么？我想说什么？
我想尖叫或者扔东西，把他摇醒。

我在这种情况下**说了什么或做了什么**（具体）：
我哭了30分钟，试图让他理解我的担忧，然后跺着脚走了出去。

这种情绪对我有什么**影响**（精神状态、其他情绪、想法等）？
心烦意乱、脸红、沮丧，觉得事情好像没有被解决，想要暴食。

**情绪的功能：**
（1）认可我的立场。
（2）让我试着沟通情况。
（3）让我试着找到解决办法。

图 5.1　完整的观察和描述情绪的家庭作业的例子

注：改编自 Linehan（1993b）。版权所有 ©1993 The Guil Press，经许可改编。

**疑难问题解答**
**教授情绪模型时**

- **例如：**"我能同时拥有多种情绪吗？"

- **治疗师可以回答：**"是的，可以的。有时，你可能会在同一个触发事件中体验到不止一种情绪。有时情绪会相互冲突。另一种可能性是，一种

> 次生情绪反应在原发情绪反应中迅速出现，使事情变得非常混乱，很难分开。如果你有两种或两种以上的情绪，你也可以练习观察和描述它们。"

## 觉察当下的情绪

治疗师解释说，运用核心的正念技能来接受情感体验，可以减少因挣扎、抗拒、评判和拒绝（或反复思考、放大和坚持）而产生的痛苦。因为令人痛苦的情绪是人类生活的一部分，所以每个人都必须面对负性情绪，如憎恨、恐惧、愤怒、失望、背叛和妒忌，无论你如何努力不去面对。关键是找到一种方法，以不增加痛苦的方式来处理令人痛苦和困难的感觉。

练习专注于当下情绪的技能是让来访者摆脱痛苦情绪的一种方法。观察和描述技能，以及不评判地和一心一意地技能，对帮助做到这一点非常有用。我们的目标是让来访者从情绪中抽身并"摆脱"它的同时，注意到这种情绪的存在。治疗师提醒来访者，觉察当下的情绪意味着完全有意识、开放和以当下为导向。接受自己全部的情感体验，不拒绝任何情感体验。允许这种感觉，而不试图去改变或"修复"。对当下的情绪保持正念并不意味着成为自己的情绪——这是重要的区别。治疗师通过让来访者想象他的情感像汹涌的河流来解释这一点。如果跳入河中，会被感情的急流带到下游；但如果记得你可以停下来，坐在岸边，可以选择一心一意地观察和描述情绪，则可以让情绪匆匆而过。在这样做的过程中，来访者并不是试图压抑、阻挡或将情绪推开，也不是试图抓住或放大它。

治疗师可以特别提醒正在练习这种技能的来访者，他不是他的情绪。换句话说，当体验非常强烈的情绪时，来访者可以提醒自己，这种经历不是全部，而是源于当下的心念状态。所有强烈的情绪都不可避免地会过去。治疗师可以通过让来访者思考那些一度主导但现在不再主导他们想法的情绪，来说明这一点。

对当下情绪的正念类似于冲动冲浪的正念技能（第4章），来访者正乘着情绪的波浪，随着情绪的涨落而停留在情绪体验中，而不是去对抗或试图阻止它。使用以下内容（根据需要修改细节）帮助来访者进行相关的体验式练习。

**体验式练习**
**觉察当下的情绪**

"花点时间调整，坐在椅子上，双脚放在地板上，保持直立的姿势，利用腹部缓慢、轻松地呼吸。找个地方让你的眼睛集中注意力，或者轻轻地闭上。然后回想最近体验过的一个强烈的情绪。也许你真的被伤害了或生气了？还是很难过？不管强烈的情绪是什么，试着通过观察情绪来想象让痛苦过去。想象一下，你从它旁边退开，抽离出来，看着它。把情绪当作一种波浪来体验，让它来了又走，就像海浪冲击着海岸，然后又退去。不要试图阻挡海浪。不要试图放大它。完全接受此刻的一切，不要放大它。练习释放或放开体验。然后做几次深呼吸，结束练习。"

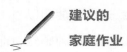

**建议的**
**家庭作业**

治疗师指导来访者通过使用正念"什么"技能中的"观察"和"描述"及"如何"技能中的"不评判地"和"一心一意地"来练习关注当下的情绪。

## 关爱你的情绪

治疗师提醒来访者，正念技能为所有的体验敞开了大门，从而引入这项新技能。允许不评判或不责备的觉察。通过接受，来访者可以获得"纯粹的"体验。他（她）可能有痛苦，但不会因抗争或抗拒情绪而增加额外的负担。尽管想要尽可能减少痛苦是很自然的，但根据研究结果，试图压抑或避免痛苦只会增加痛苦和痛苦体验。

　　治疗师可以通过让来访者回忆"中国指铐"（译者注：一种二十世纪五六十年代在美国盛行的玩具）来说明这个概念。这个玩具告诉我们，从一个圆筒的两端拼命把手指拿出来，你会出处于挣扎的状态；而放手，不再拉手指，则可以让你从指铐陷阱中解脱。治疗师或许还可以描述不使用约束或夹子的猴子陷阱。陷阱有一个洞，猴子可以通过这个洞够到香蕉，这个洞只够猴子的一只胳膊通过，猴子的一只胳膊和一根香蕉不能同时通过。由于猴子不愿松开握住的香蕉，它的胳膊就无法挣脱，因此被困住了。但一旦猴子接受了现实的情况和限制，松开香蕉，就可以逃脱。

　　《丑小鸭》的故事传达的信息是接受自己，而不是试图成为另一个人。就像丑小鸭变成了天鹅一样，来访者的所有情感都是她（他）的体验的一部分。有些在来访者看来很丑，有些则很美。但是，即使在看起来像"丑小鸭"的情绪中，也有意义和智慧。类似地，接受的技能允许来访者观察和描述他的情绪，从根本上接受它的存在，而不是使用食物来试图避免经历它。

　　治疗师可以说明，全然接受，可能是患有进食障碍的来访者最难练习的技能之一，更别说去关爱情绪。"爱"这个词经常会引起评判，治疗师应该鼓励来访者说出来。最初，来访者可能会发现，全然接受自己的情绪比较容易。不是肤浅地，而是非常深刻、内在、明智地接受自己的情绪。

　　一定要传达这样的观点：对于许多来访者来说，要放弃控制自己的情绪是非常困难的。并且强调这一技能需要大量的练习。在这之后，掌握了这个技能的来访者会发现自己更有能力将精力集中在重要的事情上。治疗师可以打个比方，如果车的油箱漏油了，在这种情况下，一个选择是把所有的精力花在思考你有多痛苦，因为你必须不断检查油量和购买新的油。治疗师可以问来访者，他们是否能够意识到，继续与漏油作斗争，实际上会分散注意力，让他无法思考更大的问题，比如为什么会漏油及如何着手修复。思考问题的原因或如何解决问题也不是一件令人愉快的事情，但这可能是一种更有效的策略。

　　以下是这一技能体验练习的说明，已经在我们的团体中使用（需要时可修改细节）。

**体验式练习**

**关爱 / 全然接受你的情绪**

"首先，舒服地坐在椅子上，让它完全支撑你。保持脊椎挺直，抬着头，找个地方让眼睛集中注意。做几次深呼吸，吸气，呼气。然后练习全然接受你是谁及你的情绪体验。练习不去评判，而是允许自己接受一切，即使它是痛苦的，即使你希望没有感觉到它。让它自然存在。这样做的同时，吸气和呼气 10 次。然后结束练习。"

**讨论要点：**"你怎么看待全然接受你的情绪，愿意对所有的情绪保持开放？哪些情绪是你无法接受的？你能想出一次你全然接受了情绪，减少了痛苦程度的经历吗？"

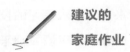

**建议的**

**家庭作业**

治疗师指导来访者通过全然接受情绪来练习摆脱情绪上的痛苦。来访者需要在日记卡上记录自己的体验。

## 情绪的功能

通过举证情绪在出生时就已经存在，来介绍这一部分内容。哭、皱眉、发抖和笑可以说是与生俱来的。我们不可能摆脱它们。

承认由于情绪对个体是有作用的，改变暴食（和清除）行为可能非常困难，特别是当这些行为有益于重要的交流目的和（或）提供一种暂时的解脱感。因此，对于来访者来说，特别重要的是了解他或她的情绪是如何运作的，因为这些知识可以帮助他（她）更有效地改变情绪或反应。这是在本治疗中学习情绪功能的一个关键原因。

　　治疗师解释说，情绪和情绪性行为通常服务于以下目的：① 与他人沟通并影响他们的行为；② 组织和激励自己的行为；③ 验证自己对事件的感知和理解。每一点都会依次讨论。

## 情感交流并影响他人

　　治疗师描述来访者的声音、面部表情、手势、姿势和语言等情感表达特征如何发挥沟通的基本功能，把他（她）的情绪状态告诉别人。交流的价值在于，它既能让别人知道他（她）的感受，又能影响别人的行为。与人的情绪相关的面部表情和手势能非常迅速地传递信息。和语言相比，情感可以更快、更有力、更有效地影响他人，比如惊恐的脸发出恐慌的信号，或者婴儿尖锐的哭声唤起了看护者的注意和照顾。

　　当一个人的非语言表达（如姿势和面部表情）与语言表达不匹配时，其他人通常会相信非语言表达，而不是语言表达。然而，对于沟通的发送方和接收方来说，这种"不匹配"的交流可能非常混乱。例如，如果来访者口头上强调"不，我很好，没有打扰我"，而她（他）的面部肌肉紧张、身体无精打采，其他人可能意识到有些不对劲，或许会认为口头信息表明他（她）希望独处。这可能会导致他们改变话题，或与来访者的说法一致，说一切都很好——这也许会造成来访者的情感体验更加强烈（例如，感到更多的伤害和忽视）。

　　治疗师指出，因为沟通是情感的基本功能，所以在沟通完成之前，来访者很难改变情绪体验。因此，改变情绪的一种方法是与一位接纳的人交流，让情绪的强度有时间减弱。

　　治疗师会发现，向来访者指出他的情绪是否有意影响他人是很有用的。来访者越能意识到自身的感受，他（她）的沟通就越直接。

## 情绪组织并激活行为

　　情绪的另一个主要功能是组织和激活行为——让人跑、藏、抓、打，等等。

这种功能有生存价值，也是治疗师不建议来访者试图摆脱所有情绪的重要原因！例如，恐惧可能阻止来访者从事危险的行为。来自羞耻的威胁可能会阻止来访者作出或许会失去另一半的行为。

情绪有能力激活我们的某些行为，否则我们可能不会去做。例如，恐惧会使勇敢者畏缩，而愤怒会驱使和平主义者战斗。

 **讨论要点**：你能想出任何当下的情绪（如愤怒、兴奋、羞愧、内疚、恐惧）组织、准备和（或）激励你行为的例子吗？

治疗师和来访者一起考虑暴食（和清除）是如何干扰情绪的组织、准备和激励功能的。例如，来访者可能回想与朋友或配偶发生争吵，感到悲伤和后悔。这样的情绪可能会促使来访者道歉，或者找到修复裂痕的方法。相反，如果来访者转向食物来压抑悲伤和内疚，然后退缩，道歉的沟通功能就会受到干扰，来访者最终可能会感觉更糟。

 **讨论要点**："你认为暴食（和清除）在哪些方面妨碍了你有效管理情绪的能力？"

## 情绪与我们自己沟通

治疗师描述情绪的另一种功能：与自己交流信息。来访者的情绪反应，包括对情况的"直觉"反应，可以给他（她）宝贵的知识。情绪可以作为信号，有时甚至是警报。

虽然情绪可以有效地支持反应，但作为信息来源，来访者也必须意识到情绪可能产生的不准确影响。换句话说，在评估或应对一个情况时，来访者可能只依赖情绪心念进行推理，而不考虑理性心念的推理。对这种趋势的理解就像之前提到的，过去对现在的持续影响。例如，一位来访者的父母害怕蜘蛛，他长大后可能会认为所有的蜘蛛都是危险的——尽管大多数蜘蛛是无害的。在这种情况下，如果来访者在看到一只蜘蛛时表现出惊慌，这种惊慌就向他（她）传达了潜在的危险，但这不一定是准确的。换句话说，来访者是在用情绪来确认情绪心念说了什么，而不是寻找更完整的智慧心念的理解。

许多本能的焦虑和恐惧反应源于过去对现在持续的情感影响。例如，如果有人在街上经过某人时没有向他打招呼，这本身并不一定会引起恐慌。但如果这个人有被父母忽视的历史，他（她）可能会把当下的情况理解为不讨人喜爱的信号。只要人们意识到，在这种情况下，他（她）的情绪传达的是过去而不是现在，那么情绪仍然可以发挥有益的作用。的确，认识到情绪传递信息的方式，以及我们对过去的感受，可以帮助理解为什么某些强烈的情绪可以由看似微不足道的触发事件所触发。

 **讨论要点：**"花点时间想一想，当情绪给出关于某个情况的信息，而不基于你过去的学习经历的时候。"

尽管有了一些情感交流的有效方式，治疗师还是会把来访者的注意力吸引到其他例子上，比如过分依赖情绪会导致困难的发生。当来访者用她（他）的情绪反应来确认她（他）已经相信的是真的时候，她（他）很难客观地评价真实情况。例如，"因为我觉得自己毫无价值，所以我一定是毫无价值的""如果我对老板大发雷霆，那么他一定是个麻木不仁的暴君"，或者"如果我生你的气，那就证明你错了。"

治疗师可以解释，可以理解的是，在这种情况下，改变强烈的负性情绪会让人感到特别不舒服。这对来访者来说是艰难的。来访者走出这个陷阱的方法是认可自己有这样感受的权利（例如，承认愤怒的正当性），同时接受情境中的事实或现实（例如，其他人的观点可能是正确的）。

 **讨论要点：**"你是否曾把你的情绪所提供的信息当作事实？改变负性情绪会不会让人觉得没有价值？你能识别出任何情绪与暴食的联系吗？"

治疗师强调以下内容是有用的，特别是对于难以认可自己情绪的人。情绪是人类的一部分。如前所述，一个人的情绪是生理上固有的反应。在最基本的层面上，情绪必须要以类似承认来自太阳的热量或雨水的湿气等感觉的方式来得到承认。就像之前提到的，可以试图忽略不舒服情绪的存在，比如"我不喜欢湿的感觉，所以我要假装头发没有被水浸透。"除非愿意承认某种情绪，否则一个人无法决定该做什么。例如，忽略头是湿的这一事实，意味着他（她）在作出反应之前不能客观地评估情况（比如，确定这是由屋顶漏水引起的，还是由火灾触发消防喷淋器引起的）。

治疗师强调，来访者想要摆脱自己不适的**愿望**是合理的。想要通过暴食来避开痛苦的情绪和相关的冲动是可以理解的。但现在，来访者有其他的选项来安慰自己，这些选项最终可能更有效。学会思考情绪的作用，而不是试图摆脱它或减少对它的觉察，这本身就是有效的策略。

## 合理和不合理的情绪

治疗师提出，有一个来访者可能还不熟悉，但十分有用的概念，那就是合理及不合理的情绪。这一概念并没有否定先前关于所有情绪都是情有可原的讨论。但是，一种情绪是否合理，取决于它是否被具体情况所证实。治疗师解释说，就好像在强烈地震中感到恐慌是一种合理的情绪。但它可能**无效**，因为来访者可能希望调节情绪的体验，以便能够尽可能清晰地思考和行动，但这种情绪**本身**是合理的。然而，在进入电梯时感到同等程度的恐慌则是**不合理**的，因为危险的实际可能性非常非常低。再说一次，这和说情绪无效或错误是不一样的。这种情绪可能是非常容易理解的，也许是基于曾经被困在电梯里的经历。但如果情绪产生的时间（即如果目前的情况不支持）或强度不符合当时的情况，它就被认为是不合理的。

治疗师说明了区分合理和不合理情绪的能力是如何使来访者在情绪困扰中退一步的。认可她（他）的情绪，同时认识到调节情绪强度的必要性，这是一项非常有用的技能。然而，治疗师要指出，没有必要过分纠结于区分合理和不合理的情绪，因为不管是哪种情况，都需要调节情绪。例如，在地震的不稳定条件下工作的救援队成员可能会感到恐惧，这在情境下是合理的，但他们可能希望降低强度，以便更有效地工作。

## 暴食（和清除）是一种情绪表达

治疗师可以借此机会退后一步，与来访者一起回顾治疗方法的基本假设，即暴食和其他问题进食行为是其情绪反应系统的组成部分。具体来说，就像害怕时的逃跑行为一样，暴食可以被理解为情绪反应的"行为部分"。来访者暴食（和清除）可能出于很多目的，包括与他人交流、影响他人、与自己交流——不管是否有意为之。由于暴食对来访者的作用方式，改变行为可能会极具挑战性，尽管来访者有强烈的愿望去这样做。来访者不应该失去信心。治疗师可以解释说，暴食（和清除）是一种"权宜之计"，或者是调节来访者情绪的短期手段。但是来访者很清楚，这种"修复"的效果很快就消失了。在治疗中练习和应用情绪调节技能需要更多的时间，但治疗师强调，它的益处可能会持续下去，而且不会带来暴食引起的许多负面影响。

**疑难问题解答**
**教授情绪的功能时**

- **例 1：** "如果一种情绪使我失去清晰的判断力，我为什么不放手？"
- **治疗师可以回答：** "人们往往会希望沉浸在自己的情绪中，因为他们担心，如果让情绪离开，他就无法这样感受了。这肯定是'错了'。当你意识到情绪是有原因的（不管原因是否明显），即使你决定改变感觉最符合利益，但这些原因仍然存在。例如，想象有人在批评你，你很生气。你不想感受这种程度的愤怒，但不知道如何在不失去正当理由的情况下消除愤怒。诀窍是找到一种方法来认可你的情绪，同时保持对现实的看法。这涉及学习掌握许多同时存在的、可能对立的真理的辩证法。例如，你可以相信自己是对的，但不保持强烈的愤怒；你可能可以感到一些愤怒，但同时也承认他人可能是有道理的。这种治疗的目的是帮助理解情绪的功能，这样你就不会去用暴食来'解决'冲突，通过麻木感情或使用次生情绪，比如对自己感到愤怒或羞愧，来阻止原发情绪。"

- **例 2：**"你是说我们总是应该减少强烈的情绪吗？"
- **治疗师可以回答：**"我们只是指那些可以有效改变或降低情绪强度的情况，而不是通过暴食或清除来麻痹自己。我们并不是建议你应该总是想要降低你的情绪强度。"

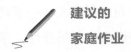

建议的
家庭作业

鼓励来访者识别情绪的功能及继续练习观察和描述这些情绪，可以帮助显著减少暴食（和清除）及其他有问题的进食行为。

1. 治疗师指导来访者填写"情绪日记"以培养思考情绪功能的经验。来访者每周列出五种情绪，并分别确定一种或多种情绪功能。来访者可以选择在某一天感受到的最强烈的情绪，也可以选择在某一天感受到的特别不安的情绪。
2. 治疗师指导来访者完成五份情绪日记中至少三份的观察和描述情绪作业单（附件 5.5）。
3. 治疗师要求来访者观察在他试图确定其痛苦情绪的功能之后会发生什么。例如，与自己交流情绪，有时有助于降低情绪的强度。如果来访者没有注意到这种影响，可以考虑与他人交流这种情绪，或允许通过比暴食（和清除）更有效的方式来表达这种情绪。

## 减少情绪心念的易感性

在本节中，教授这些技能的基本原理是，当来访者处于情绪心念且情绪失调时，更有可能出现暴食、清除和其他有问题的进食行为。因此，关键是识别和改变使来访者更容易受到情绪心念影响的因素。

　　与来访者一起检查他们可能留意到的关于暴食易感性的模式。通常情况下，来访者会意识到，当疲劳、生病或极度饥饿时，他更易作出情绪性反应，更有可能求助于食物来安抚情绪。通过改变使他更容易受情绪心念影响的特定行为，来访者可以打破行为和问题进食之间的联系。

　　本节讨论了减少情绪脆弱性的六项指导建议 [ 详见 Linehan "情绪调节讲义 6"（*Emotion Regulation Handout 6* ）中更详细的描述，1993b，154 ]。在回顾这些指导建议时，治疗师帮助来访者识别他的情绪脆弱性，观察和描述这些弱点如何影响情绪反应，并提高他对于这些因素如何强化问题进食行为的认识。这里提供了可以讨论的问题。在确定了具体的脆弱性方面后，治疗师鼓励来访者考虑如何在未来解决这些脆弱性因素。

## 治疗躯体疾病

　　"你注意到身体不舒服时转向食物的模式了吗？"正如前面提到的，许多进食障碍来访者有一种分散自己对身体的感觉的倾向。"当你感到不舒服的时候，你会试图忽略身体的信息，以便能够像往常一样工作吗？"要求来访者仔细考虑这种行为的成本。"你付得起这个代价吗？与直接治疗躯体疾病相比，暴食（和清除）如何影响你的短期和长期功能？需要改变哪些行为才能减少这种脆弱性？"

## 平衡饮食

　　"你注意到你的情绪和问题进食之间的联系了吗——吃得太多、太少，或者营养成分太少（垃圾食品）？"对很多来访者来说，吃得少会让他更容易不高兴和易怒。平衡饮食需要意识到进食方式和他对负性情绪的易感性之间的联系。"无论是短期还是长期，你注意到哪些模式与更大的情感脆弱性有关？"

## 避免改变情绪的物质

　　治疗师与来访者一起回顾某些物质（如咖啡因、酒精）如何影响来访者的情绪。例如，咖啡因是否会导致身体更激动，更不平静？酒精对身体有什么影响？例如，在饮酒后，来访者是否更容易暴食（和清除）？来访者是否使用其他任何改变情绪的药物，如果是，它与来访者暴食（和清除）及其他问题进食行为易感性有什么关系？

## 平衡睡眠

治疗师强调，睡眠对来访者的情绪稳定至关重要。当一个人累了，他在情感上就会变得更脆弱，因此更容易暴食。通常情况下，来访者会承认他用食物来增加精力。"你是否试图用食物来掩盖疲劳，而不是通过小睡或增加睡眠来直接应对疲劳？这对你有用吗？如果没有，你愿意做哪些改变？"

## 得到锻炼

对于在情绪低落时倾向于进食的来访者而言，缺乏锻炼可能是一个特别的脆弱性来源。增加活动和体力是改善情绪、减轻压力和增加幸福感的有效途径。治疗师提醒来访者，改变行为可以改变情感体验。当沮丧或气馁时，变得更积极可以帮助一个人将精神状态转向不那么沮丧。治疗师解释说，运动是一种独立于情绪的行为，因为它与人的情绪没有紧密联系。事实上，运动可以改变一个人的情绪，减少情绪脆弱性。治疗师清楚地指出，适度运动不涉及跑马拉松，也不需要把自己逼到受伤的地步。它的意思是，以一种平衡的方式，做一些让四肢活动的事情，比如散步、游泳或骑自行车。"你有规律的锻炼计划吗？""你有什么锻炼的经历？锻炼会影响你的情绪、暴食（和清除）行为吗？"

## 建立掌控感

治疗师将建立掌控感描述为增加自信并带来控制感的活动。感觉更满足和充实减少了来访者对负性情绪如抑郁的易感性。治疗师可能需要与来访者一起讨论，以确定哪些活动需要一定程度的努力，有些挑战性能帮助来访者建立自尊和满足感。治疗师强调，每天参与这样的活动是关键，因为实际上去做增强信心的努力（而不仅仅是想着它们）会给大脑提供新且不同的反馈，从而帮助改变情绪体验。和锻炼一样，建立掌控感是一种独立于情绪的行为。它可能涉及做一些创造性的事情，比如制作珠宝。特别是对于暴食的超重来访者而言，锻炼是一项有助于建立掌控感的极好活动。"你能想出让自己建立掌控感的活动吗？"

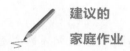

**建议的**
**家庭作业**

1. 治疗师指导来访者回顾六个领域中可以减少他对情绪心念易感性的方面。来访者制订具体的计划来减少他在每个相关领域的脆弱性。例如，如果睡眠不足是一个问题，来访者可以制定一个目标，在未来7天中的5天每天至少睡8小时。

2. 来访者在"减少痛苦情绪步骤作业单"的"减少对情绪心念的易感性"部分（附件5.6，改编自Linehan的情绪调节家庭作业单3，1993b，164）填写他们的目标。（图5.2提供了一份已完成的家庭作业单示例。）

## 增加积极情绪的步骤

治疗师介绍一种基本假设：有些人常常经历负性情绪（如不快乐和抑郁）是有原因的。一方面，在生活中经历的负面经历与正面经历在数量方面存在不平衡。另一方面，他们没有集中注意力并充分体验所拥有的积极情绪。本节将更详细地讨论这两个问题。

### 增加日常愉快体验

治疗师会和来访者核查这个假设是否适用于他们。如果适用，倾斜的比例是对于每种情绪调节技能，检查你是否在一周内使用了它，并描述做了什么。如果需要更多的空间，请写在纸的背面。

减少对情绪心念的易感性：治疗身体疾病？     ✓

                平衡饮食？     ✓

                避免服用改变情绪的物质？     _____

                平衡睡眠？     ✓

                得到锻炼？     ✓

                建立掌控感？     _____

我得了重感冒，照顾好自己。每晚按时睡觉（生病时睡得特别早）。上周有两个晚上我和朋友一起散步，锻炼身体。每天吃合理分量的健康饮食。

**增加积极事件**

增加每日愉快活动（圈出）：周一 （周二） 周三 周四 （周五） 周六 （周日）（描述）

晚上听音乐（周二），洗泡泡浴（周五），上陶艺课（周日）。

**长期目标：**

目标是重新开始约会：①为网上的个人资料拍照片；②整理个人资料；③向朋友咨询好的约会活动。

**建立关系：**

几个月来，我第一次给高中的好朋友打电话。还告诉妹妹我爱她，想要改善我们的关系。

**避免回避（描述）**

去银行看了账户余额。称体重。

**对发生的积极体验的正念**

_____✓_____ 你把注意力集中（重新集中）在积极体验上了吗？

_____✓_____ 你是否因为担心积极的体验而分心？

**对当下情绪的正念**

_____✓_____ 观察情绪？     _____✓_____ 记得：

_____✓_____ 体验情绪？                不根据情绪行事？

                                          感觉不一样的时候？

**相反行为：我是如何与当下的情绪背道而驰的？**

我一直为自己的体重感到悲伤和羞愧，有暴食和坐在家里的冲动。但用出门去买我觉得更有吸引力的衣服代替。

图 5.2　减少痛苦情绪步骤作业单的范例

注：改编自 Linehan（1993b）。版权所有 ©1993 The Guilford Press，经许可改编。

否会造成不快乐。也许来访者已经学会了期待负面体验。治疗师会明确表示，那些希望体验更多快乐的来访者将需要付出相当大的努力来创造更多积极的体验。没有人会在不参与积极的、有意义的、充实的和令人满意的活动时感到非常高兴。就像储蓄罐里的硬币一样，来访者必须积累或投资很多积极的体验，才能获得回报。

当来访者开始考虑为自己创造更多的快乐时，须强调平衡的关键作用。正如来访者不能每天都工作一整天那样，他们也不能每天都躺在美丽的海滩上休息。治疗师可以解释，与进食障碍来访者打交道的经验让他们认为，来访者的不平衡通常是愉快事件太少，这会增加他将进食作为应对压倒性负性情绪的方式的可能性。

解释"成年人愉快事件表"（附件 5.7，Linehan，1993b，157～159；情绪调节讲义 8 的缩减版）背后的想法是，其实有大量的活动是来访者可以每天参加，以增加积极的事件和潜在的积极情绪。来访者可能做得不够多以至于无法平衡生活中的负面或中性事件。

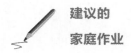

**建议的**
**家庭作业**

治疗师指导来访者在接下来的一周内每天至少选择一个积极事件参与。来访者记录事件，也许可以使用与附件 5.6 类似的作业单。

## 建立长期的积极事件

与来访者一起讨论暴食和其他有问题的进食行为是如何在短期和长期内干扰他们参与和享受愉快活动的能力的，以及更多的愉快活动如何有助于减少进食的欲望。要求来访者确定长期目标，他们认为将有助于体验更满意、更充实的生活，从而比目前更幸福的目标。每位来访者需要采取哪些小步骤来实现这些目标？

## 建立人际关系

与来访者讨论这样的假设：大多数人需要良好的人际关系来获得幸福和有意义的生活。来访者需要做什么来处理生活中的关系？能做些什么来让关系更有价值呢？暴食（和清除）是如何干扰这些关系的？

## 避免回避

指出如果一个人回避解决问题或回避做必要的事情，他或她是无法感到积极的。要想有掌控感，就必须积极主动地参与生活。正如治疗师所解释的那样，"回避就像投降，让自己相信在特定的情况下，除了使用食物，绝对没有其他选择。""被动的回避或屈服，与增加掌控感相反，通常会导致负性情绪。避免回避的技能包括积极地使用阻止滥用食物（或其他问题行为），作为一种回避策略。"

## 增加对积极体验的觉察

进食障碍患者除了很少有时间去做积极事件外，往往也非常善于用忧虑、内疚、自我惩罚和自我谴责来摧毁他**确实**拥有的积极情绪。这样做的结果是抹去了积极的体验，留给来访者的只是短暂的积极感受。因此，治疗师要说明，他们教授的技能之一是要对积极的体验觉察，让它持续下去，而不是让次生情绪反应破坏乐趣。

例如，来访者可能会笑得很开心或很享受，却因为觉得"我太大声了"而感到羞愧，从而破坏了这种快乐。换句话说，有问题进食行为的来访者通常会有内疚感，这会削弱自豪感和成就感（例如，"如果别人不开心，我就不应该开心"或"如果别人不成功，我就不应该为自己的成就感到骄傲"）。

 **讨论要点：**"你是那种会挤出时间来参加令人愉快的事件，但又通过自我批评、内疚和担忧来限制从活动中获得乐趣的人吗？"

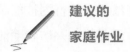

**建议的**

**家庭作业**

1. 治疗师指导来访者考虑想要增加的积极感受（例如，骄傲、快乐、爱），并找出次生情绪可能妨碍充分分享受积极感受的方式。

2. 治疗师指导来访者练习关注积极的体验，并在担心或其他次生情绪侵入时重新集中注意力。治疗师可以说："所有的情绪都有来有去，包括积极的情绪体验。这样做的目的是，让自己完全体验积极情绪，不要破坏或分散注意力。"

3. 治疗师指导来访者为旨在增加积极情绪的不同指导建议设定具体目标（例如，处理人际关系、避免回避、建立掌控感）。使用作业单（附件5.6），来访者写下具体的第一小步（或一系列小步骤），在接下来的一周他们会行动，以实现目标。记录进展。

下面建议的问题可用于检查与减少情绪脆弱性有关的家庭作业：

- "作出特定的行为改变是否有助于降低你对情绪、想法和问题进食的易感性？"

- "在短期和长期角度，增加积极事件的影响是什么？练习对积极体验的觉察是如何影响你的情绪脆弱性的？"

- "在这些领域，你认为自己做得比较好的和需要改进的是哪些？怎样通过积极的努力来降低不足呢？"

# 与当下情绪相反的行为

学习这一技能的目的是能够通过一种与当下情绪相反的方式来改变或调节情绪。习得这一技能为来访者提供了非常强大的长期改变情绪的工具。

治疗师明确表示，在练习这一技能时，首先要解决的问题是一个人是否想要改变情绪。当一种情绪具有适应性和合理性时，与这种情绪相反的行为技能是不会被使用的。相反，它在某些情况下使用，如情绪是无效的并影响来访者生活质量时。如前所述，某些情绪可能是不合理的，因为不符合情境的实际。例如，来访者对乘飞机旅行的恐惧可能与飞行的实际危险不成比例，并可能干扰重要的生活目标，如与国内或世界其他地方的家人和朋友保持联系。或者，一种情绪是合理的，但它的存在或强度可能使环境无效或造成不适应。在这种情况下，改变情绪可能是有效的。

治疗师与来访者一起回顾，有许多技能可以改变一种情绪体验，包括考虑不同的解释、思考情绪的功能等。与当下情绪相反的行为是一种用来改变情绪体验的基于行为的技能。相反的行为并不等同于"伪装"或掩盖情绪。一个人可以认可自己的情绪，同时采纳智慧心念的决定，采取相反的行为。

下一步是让来访者识别与希望改变的情绪相关的自然行为。所采取的行为是与自然的行为冲动相反的。例如，与恐惧情绪相关的自然行为是试图跑开或逃避。为了改变恐惧的情绪，来访者必须做与逃跑相反的事情：他们必须**接近**。例如，为了克服对乘飞机旅行的恐惧，必须一次又一次地坐飞机。

治疗师强调，两个重要的技能用于与当下情绪相反的行为技能。首先，需要反复强调的是，只对干扰他所期望的生活质量的情绪使用技能（即它们是无效的）。当遇到适应危险情境的合理的恐惧时，不要采取相反的行为。

其次，来访者必须记住，与当下情绪相反的行为不会立即带来情绪变化。事实上，一个人的情绪强度在短期内会增加。例如，如果来访者对蜘蛛感到恐惧，并开始采取相反的行为，接近蛛形动物，焦虑和恐惧的情绪会在一开始达到峰值。减少恐惧和焦虑的最快方法是避开蜘蛛。但是，正如治疗师所指出的那样，逃避行为会加强恐惧反应，因为本质上，这是在告诉自己，自己在遇到蜘蛛时对危险的理解是正确的。回避使一个人在随后的情境中更有可能经历恐惧。这一领域的研究表明，从长远来看，与恐惧、抑郁和焦虑情绪相反的行为是一种有效的策略。情绪会改变。

要强调的是，练习与当下情绪相反的行为不是一种立竿见影的权宜之计，即使只练习一次（甚至几次）也不会奏效。尤其是当你想要改变强烈的或根深蒂固的情绪时，重复是关键。从第一次作出相反的行为开始，大脑就开始处理新的信息。在这个层面，改变正在发生，但需要时间使最初的大脑处理逐渐成为新的情绪体验。使来访者做好准备至关重要，这样他们就不会不切实际，也不会轻易气馁。

此外，成功的相反的行为，重要的不仅是重复，还有完全参与到相反的行为中（**全然地**反其道而行之）。这既需要身体参与到与冲动相反的行为中，也需要改变想法（例如，评判）。换句话说，练习相反行为也包括与想法和非语言行为相反的行为。

与来访者一起回顾每一种基本情绪调节都需要做哪些相反的行为。

## 恐惧

与恐惧相反的行为意味着一次又一次地接近恐惧的情境。当恐惧压倒性得强烈时，来访者应该尝试将恐惧的任务分成一系列较小的步骤。然后先处理列表上的第一步，然后是第二步，依此类推。例如，一位害怕坐飞机旅行的来访者采取相反的行为可以是先去机场坐着看飞机起飞和落地。治疗师强调，一步步地尝试让人无法抗拒的东西，最终会给来访者一种控制感和掌控感。

治疗师可以要求来访者思考让他焦虑的事情（例如，寻求帮助、接受帮助），并采取措施尝试而不是屈服于这些恐惧。

## 内疚和羞愧

帮助来访者区分合理的和不合理的内疚和羞愧是很重要的，因为这些是被区别对待的。解释当来访者的行为违反了她或他的智慧心念价值观时，内疚和羞愧是合理的。如果来访者有欺骗行为，如果内疚和羞愧不符合智慧心念价值观，修复是改变情绪的解决方案。来访者可能需要询问自己的智慧心念，弄清楚这种修复包括什么。因此，为了改变负罪感和羞耻感，来访者必须承认他的行为违背了自己的价值观，必须修复损害，接受后果，最后原谅自己，继续前进。

治疗师强调，**接受自己行为的结果并不意味着评判自己是不好的**。这是一个不可避免的事实，每个人都会犯错误，做一些希望自己没有做的事情。来访者常常"陷入"内疚和羞愧之中，因为他们害怕承认并改正错误意味着不得不憎恨自己。如果不评判，接受后果可以使人重获自由。

当来访者的行为没有违反他的核心智慧心念价值观，内疚和羞愧的情绪可能是不合理的。这些情绪很可能是基于恐惧。例如，在拒绝别人的请求时感到内疚和羞愧的来访者，很可能是对恐惧情绪的次生情绪——害怕保护自己的利益会导致拒绝或报复。这里，不要修复，减少负罪感和羞耻感的相反行为包括重复做感到内疚或羞耻的事情（例如，学会不过度道歉，内疚或羞耻的情况下仍然说"不"）。

## 悲伤或沮丧

治疗师解释说，对沮丧的自然反应是退缩，变得不活跃、无精打采。有效的抑郁症治疗包括让来访者做与这些行为相反的事情，比如出去活动、变得活跃、参与、做一些让他们感觉有能力和自信的事情。这包括与他人交往、制订日程、参与活动等。

很多来访者都会掉进这样的陷阱，尤其是情绪低落的时候。他们想要在作出行为改变之前感到更快乐、更有动力，他们会对自己说："我先要想出去和朋友们在一起，然后才去做。"请指出，在情绪驱使下采取行动，比如在情绪低落时会想要回避，这种策略会产生怎样的反效果。随着情绪的增强，来访者会进一步陷入抑郁。

治疗师需要强调刚开始做相反的行为不会立刻让感觉更好，反而会让感觉更糟。比如锻炼对抑郁的来访者来说是有用的。如前所述，这是预料中的。治疗师可以让来访者放心，相反的行为确实会向大脑传达一种新的、不同的信息，大脑正在处理这些信息，但将这些信息转化为情绪变化需要时间。一个人可能一点也不喜欢社交或和别人在一起，但采取"相反"的行为后，慢慢地，积极的情绪变化就会随之而来。综上所述，要改变悲伤情绪，来访者必须做与这种情绪的行为冲动相反的事情，变得积极。

## 愤怒

与愤怒相关的自然行为是攻击和伤害他人。因此，为了改变或减少愤怒，必须做相反的事情。这可能涉及让生气的来访者"停下来"［如果她（他）觉得除了攻击，无法与人沟通］，直到他冷静下来。相反行为还可能涉及换位思考。与感到内疚时避免补偿类似，许多来访者不愿采取与愤怒相反的行为，因为他们相信，善待他人或对他人产生同理心，就意味着承认自己做错了，或必须认为自己是个不好的人。

　　方法之一是强调，只有在愤怒的情绪对于实现目标是破坏性的和无效的情况下，才考虑改变愤怒情绪及改变表达愤怒的方式。提醒来访者，无论是否合理，愤怒（或任何情绪）都是情有可原的。过去的经历对目前的感受也会有影响。愤怒的关键功能之一也许是告诉自己，一个人有权利生气。然而，如果来访者认为气到这种程度是没有用的或没有效果的，即使愤怒是正当的，他也会选择相反的行为。治疗师应该确保来访者不会把相反的行为误认为是阻碍、掩盖或夸大情绪。

　　许多来访者可能更存在长期的易怒，而不是直接发怒。这种易怒也许是合理的，但仍然不是有效的，因为它可以自我延续，使周围的人也更易怒，从而维持了这种情绪。相反的行为意味着接受易怒和它的合理性，同时选择相反的更有效的行为，例如使用温和的语言或柔和的语调。

## 为什么暴食（和清除）不是相反的行为

　　与来访者讨论，暴食或其他问题进食行为尽管是适应不良的，但是如何被尝试用来改变痛苦的情绪体验。这些行为没有起到有效作用的一个原因是它们没有涉及与当下情绪相反的行为。相反，它们很可能与情绪相当一致。例如，当来访者感到愤怒时，暴食（和清除）可能是一种攻击性的表现，即使没有向外攻击任何人。当来访者感到内疚或羞耻时，暴食（和清除）可能表达了攻击和惩罚自己的冲动。因为暴食（和清除）或多或少与当下情绪一致，麻木或逃避的行为会延长情绪，而不是改变它。

　　治疗师真诚地表示，做与当下情绪相反的行为是极其困难的。但继续来访者的行为，比如暴食（和清除），只会增强负性情绪，并产生行为带来的负面后果。相反的行为是一种令人难以置信的强大技能，从长远来看，它将为使用者提供真正的帮助。

**讨论要点：** "考虑一下，练习与当下情绪相反的行为技能可以如何取代暴食和其他问题进食行为。当你情绪低落的时候，什么是有效的，能让你活跃起来，而不是整天与世隔绝、暴食（和清除）的事情呢？当你苦苦挣扎于屈服，相信除了食物你别无选择时，怎么才能采取相反的行为呢？"

治疗师可以使用以下的练习来进一步说明采取相反行为的技能。

 **体验式练习**
**采取相反行为**

"坐直，让椅子完全支撑你。做几次深呼吸。找个地方让眼睛集中注意。然后回想一下最近你感到强烈消极情绪的情况。想想你的反应。这和你的情绪一致吗？如果有，效果如何？例如，也许你很沮丧，你待在床上，或者你感到绝望和超重并开始暴食，还是生气并开始大喊大叫？现在，花点时间想象一下这个情境，认可这种情绪，但选择采取相反的行为。试着想想你会有什么不同的感受。"

 **讨论要点：** "你能描述一下你的想象吗？相反的行为是如何影响你的感受的？"

 **建议的**
**家庭作业**

提醒来访者，练习观察和描述当下情绪的技能（例如，使用类似于附件5.5的作业单）对于使用相反的行为技能至关重要。除非首先接受自己的感受，否则一个人不会意识到什么行为是相反的，也不会意识到什么时候采取行动是有效的。例如，观察、描述和增加对与某些情绪相关的事件和肢体语言的理解的意识，可能使你考虑采取哪些相反的行为来改变无效的情绪。

1. 治疗师指导来访者练习观察和描述当下的情绪，并完成作业单（附件5.5）。

2. 当来访者想要减少或改变当下的情绪体验时，治疗师会指导他们想办法采取与当下情绪相反的行为，并写下（附件 5.6 的底部）他选择了哪些相反的行为。理想情况下，来访者应该在下一次治疗之前至少练习三次相反的行为。

# 关于情绪的误解

本节的目的是帮助来访者挑战关于情绪的常见误解。Linehan 技能手册的讲义（1993b，136）给出了误解的几个例子："在每种情况下都有一种正确的感受方式""消极情绪是不好的，具有破坏性的""如果别人不认同我的感受，我显然不应该有当下的感受。"

让来访者讨论自己关于情绪的误解，也许是那些与暴食（和清除）联系最紧密的看法，或者是他们在练习情绪调节技能时产生的困惑。建议来访者花 5 分钟左右的时间，写下对这些误解的困惑。

有暴食（和清除）行为的来访者描述的典型情绪误解是"我无法忍受这种'情绪'。"治疗师可能希望扮演魔鬼代言人（用戏谑的语气），帮助陷入困境的来访者解开误解，比如回答："哦，我的天哪，是的，我知道这种情绪正在杀死你。也许我们该找人帮忙，也许该打 120。"在这种情况下，采取"魔鬼代言人"的立场可以使来访者更有可能转向辩证的观点，从而有效地挑战她或他的情绪谬见（例如，"嗯，这不会要我的命，实际上我已经能够忍受了。我希望新魔术包能让我更有效地控制令人沮丧的情绪"）。

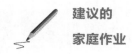

**建议的**
**家庭作业**

1. 治疗师会在下次治疗前指导来访者回顾情绪误解和困惑。
2. 治疗师指导来访者提高对他认为可能无效的任何其他情绪误解的认识。这些是否与来访者暴食（和清除）有关？

**附件 5.1**

# 情绪调节技能列表

- 觉察当下的情绪
- 关爱你的情绪
- 减少情绪心念的易感性
- 建立积极的体验
- 对积极体验的觉察
- 与情绪相反的行为

引自 Debra L. Safer，Christy F. Telch 和 Eunice Y. Chen 著，陈珏主译的《暴食和贪食的辩证行为治疗》。英文版版权所有 ©2009 The Guilford Press。简体中文翻译版版权所有 © 上海科学技术出版社有限公司。本附件的影印件仅供购书者个人使用（详情请见版权页）。

**附件 5.2**

# 描述情绪的模型

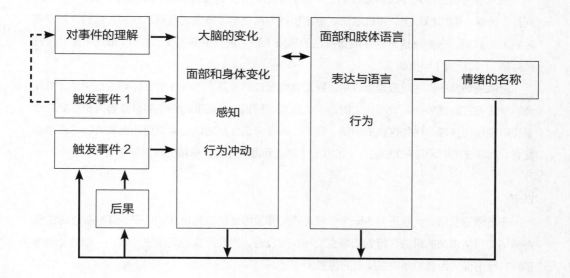

改编自 Marsha M. Linehan（1993b），版权所有 ©1993 The Guilford Press。经许可，改编后用于 Debra L. Safer，Christy F. Telch 和 Eunice Y. Chen 著《暴食和贪食的辩证行为治疗》。简体中文翻译版版权所有 © 上海科学技术出版社有限公司。本附件的影印件仅供购书者个人使用（详情请见版权页）。

**附件 5.3**

<h1 style="text-align:center">原发情绪和次生反应作业单</h1>

原发情绪包括你对事件的内在的、本能的情绪反应。典型的基本情绪是爱、喜悦、兴趣／兴奋、恐惧、愤怒和悲伤。初级想法、感觉和行为常常与原发情绪联系在一起。例如，对于即将到来的假期的兴奋感通常会伴随着特定的想法（如"我几乎等不及了！"）、感觉（如"胃微微痉挛"）和行为（如微笑）。

对原发情绪的次生反应通常包括对原发情绪反应的评判。这种评价性评判的结果是，原发情绪反应被打断或停止，取而代之的是次生反应。例如，在前面的例子中，感到兴奋的第二个反应可能是内疚感，比如这样的想法"我不应该在母亲生病时因为度假而如此高兴；不应该去度假，而应该把时间花在她身上。"和感觉（如感到胃里打结、弯腰驼背，等等）。

**说明**：

在下面的空白处，写下至少一个你注意到的原发情绪的次生反应的例子。详细描述你的原发情绪（包括相关的想法、行为和感觉）和次生反应。次生反应的后果是什么——你感觉更糟了吗？写下你认为会加强次生反应的因素。

引自 Debra L. Safer，Christy F. Telch 和 Eunice Y. Chen 著，陈珏主译的《暴食和贪食的辩证行为治疗》。英文版版权所有 ©2009 The Guilford Press。简体中文翻译版版权所有 © 上海科学技术出版社有限公司。本附件的影印件仅供购书者个人使用（详情请见版权页）。

**附件 5.4**

## 描述情绪的方法概要

| 情绪 | 爱 | 快乐 | 悲伤 | 愤怒 | 恐惧 |
|---|---|---|---|---|---|
| 同义词 | 感情<br>有爱心的<br>唤醒<br>同情<br>善良<br>温暖 | 幸福<br>享受<br>宽慰<br>娱乐<br>希望<br>欢乐 | 悲痛<br>痛苦<br>失望<br>绝望<br>抑郁<br>受伤<br>孤独 | 烦恼<br>苦涩<br>挫败<br>发牢骚<br>暴躁<br>易怒 | 焦虑<br>紧张<br>被压倒的<br>恐慌<br>担心<br>不安 |
| 触发事件 | 有特殊的体验<br>很开心<br>和某人在一起 | 感到被爱<br>成功<br>期望的结果<br>赞美 | 丧失<br>分离<br>被拒绝<br>不被赞成<br>无力的／无<br>　助的 | 被威胁<br>失去尊重<br>身体或情绪痛苦<br>没有从某个情境<br>　或人中得到想<br>　要的 | 被威胁<br>新的处境<br>在别人面前做事 |
| 解释 | "有人爱我"<br>"我很擅长" | 把愉快的事情理<br>解成令人快乐的 | 把事情看作<br>是无望的<br>"我一文不<br>　值"的<br>　想法 | "事情不公平"／<br>"事情应该不<br>　是这样的"<br>（评判） | "我会受伤"<br>"我会让自己难<br>　堪／失败"<br>"他们会拒绝我" |
| 生物学改<br>变和体验 | 心跳加快<br>感到自信<br>感到快乐 | 咯咯地笑、平<br>　和、平静<br>脸红 | 感觉疲倦<br>空虚<br>胸口空洞<br>呼吸困难 | 感觉热<br>脸涨得通红<br>身体僵硬<br>牙关紧咬<br>感觉到失去控制 | 呼吸困难<br>心跳加速<br>手湿冷<br>肌肉紧绷<br>恶心<br>忐忑不安 |

改编自 Marsha M. Linehan（1993b），版权所有 ©1993 The Guilford Press。经许可，改编后用于 Debra L. Safer，Christy F. Telch 和 Eunice Y. Chen 著《暴食和贪食的辩证行为治疗》。简体中文翻译版版权所有 © 上海科学技术出版社有限公司。本附件的影印件仅供购书者个人使用（详情请见版权页）。

续　表

| 情绪 | 爱 | 快乐 | 悲伤 | 愤怒 | 恐惧 |
|---|---|---|---|---|---|
| 表情和<br>行为 | 说"我爱……"<br>大笑<br>微笑<br>眼神交流 | 微笑<br>神采飞扬<br>傻兮兮<br>声音兴奋<br>爱讲话<br>活跃的 | 回避<br>举止无助<br>闷闷不乐<br>不活跃的<br>下滑<br>哭 | 握紧双手<br>脸发红<br>身体或语言攻击<br>皱眉 | 逃离<br>回避<br>呆住<br>颤抖 |
| 后果 | 记住其他感觉<br>爱的时刻<br>变得积极<br>相信自己 | 积极的<br>友善和乐于助人<br>应对担心<br>参与积极的事情 | 负面展望<br>指责，批评<br>悲伤记忆<br>绝望<br>麻木 | 注意范围缩小<br>反复思考<br>感觉麻木 | 注意范围缩小<br>对威胁高度警觉<br>眼花缭乱／麻木<br>失去控制<br>反复思考 |
| 次生情绪 | 快乐<br>满足<br>悲伤<br>羞愧<br>悲哀<br>愤怒<br>仇恨 | 爱<br>孤独<br>羞耻<br>内疚<br>尴尬 | 愤怒<br>羞愧<br>恐惧 | 羞耻<br>恐惧<br>内疚 | 愤怒<br>羞愧 |

**附件 5.5**

# 观察和描述情绪作业单

**情绪名称（多个）**　　　　　　　　　　　　　　　**强度（0～100）**

**触发事件**（谁，什么，何时，何地）：

**对情境的解释**（信念、假设、评价）：

**身体变化和感知**：我在我的身体里感觉到什么？

**肢体语言**：我的面部表情是什么？姿势？手势？

**行为冲动**：我想做什么？我想说什么？

我在这种情况下**说**了什么或**做**了什么（具体）：

这种情绪对我有什么**影响**（心念状态、其他情绪、想法等）？

**情绪的功能**：

---

改编自 Marsha M. Linehan（1993b），版权所有 ©1993 The Guilford Press。经许可，改编后用于 Debra L. Safer，Christy F. Telch 和 Eunice Y. Chen 著《暴食和贪食的辩证行为治疗》。简体中文翻译版版权所有 © 上海科学技术出版社有限公司。本附件的影印件仅供购书者个人使用（详情请见版权页）。

**附件 5.6**

<br>

# 减少痛苦情绪步骤作业单

<br>

　　对于每种情绪调节技能，检查你是否在一周内使用了它，并描述做了什么。如果需要更多的空间，请写在纸的背面。

减少对情绪心念的易感性：治疗身体疾病？　　　　　　　_____

平衡饮食？　　　　　　　_____

避免服用改变情绪的物质？　　_____

平衡睡眠？　　　　　　　_____

得到锻炼？　　　　　　　_____

建立掌控感？　　　　　　_____

增加积极事件

增加日常愉快活动（圈出）：周一　周二　周三　周四　周五　周六　周日　　　（描述）

<br><br>

长期目标：

<br><br>

建立关系：

<br><br>

---

改编自 Marsha M. Linehan（1993b），版权所有 ©1993 The Guilford Press。经许可，改编后用于 Debra L. Safer，Christy F. Telch 和 Eunice Y. Chen 著《暴食和贪食的辩证行为治疗》。简体中文翻译版版权所有 © 上海科学技术出版社有限公司。本附件的影印件仅供购书者个人使用（详情请见版权页）。

避免回避（描述）：

**对发生的积极体验的正念**

_____你把注意力集中（重新集中）在积极体验上了吗？

_____你是否因为担心积极的体验而分心？

**对当下情绪的正念**

_____观察情绪？　　　_____记得：

_____体验情绪？　　　　　　不根据情绪行事？

　　　　　　　　　　　　　　感觉不一样的时候？

**相反行为：我是如何与当下的情绪背道而驰的？**

**附件 5.7**

# 成年人愉快事件表（缩减版）

1. 泡澡
2. 度假
3. 放松
4. 在一周开始的时候去看电影
5. 大笑
6. 躺在阳光下
7. 放风筝
8. 参加聚会
9. 插花
10. 读小说
11. 园艺
12. 远足

改编自 Marsha M. Linehan（1993b），版权所有 ©1993 The Guilford Press。经许可，改编后用于 Debra L. Safer，Christy F. Telch 和 Eunice Y. Chen 著《暴食和贪食的辩证行为治疗》。简体中文翻译版版权所有 © 上海科学技术出版社有限公司。本附件的影印件仅供购书者个人使用（详情请见版权页）。

# 第 6 章

# 痛苦忍受技能

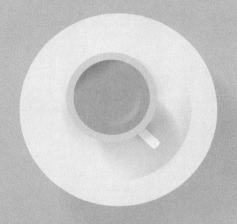

教授痛苦忍受技能的目的是让来访者在面对无法立即改变的疼痛、困难或痛苦时，有多种策略可供选择。从本质上讲，痛苦忍受技能是为了教会来访者如何有技能地承受痛苦。这种观点认为，每个人都不可避免地要面对自己无法控制的痛苦和困难（例如，自然灾害、疾病、亲人的死亡）。在这些时候，关键是要避免事情变得更糟，避免以缺乏技巧的方式做出反应（例如，暴食、滥用药物），这会增加痛苦。尽管发生的事情可能超出控制，但你可以选择有技能地作出反应，直到事情发生改变。也就是说，事情最终会改变（环境、情绪等，不会永远持续下去），在这段时间内使用痛苦忍受技能，会让你在能够改善处境的时候处于更好的位置。痛苦忍受技能的核心是学习当面对无法立即改变的困难时，培养耐心、忍受和平静（不反应）。

有两种不同的痛苦忍受技能：接受现实技能和危机生存技能。接受现实技能将使来访者接受生活现状，并处理目前无法改变的痛苦情况。具体的技能包括观察呼吸、觉察练习、浅笑和全然接受（附件 6.1）。危机生存技能旨在提高来访者承受短期痛苦的能力，目标是帮助来访者"继续"并保持功能，而不是诉诸使事情变得更糟的行为。具体的技能包括分散注意、自我安抚、改善当下、利弊分析（附件 6.1）。

接受现实技能的基础是接受、面对和忍受现实，这会让人处于更有利的地位，灵活地应对这个世界，而试图否认、对抗或逃避现实都会妨碍应对并增加痛苦。也就是说，接受鼓励觉察，这样理解和同情就更有可能出现。抗拒、否认或回避痛苦情感会降低觉察，使人陷入无谓的斗争之中，增加了进一步痛苦的可能。有技能的生活包括接受"痛苦和不幸是无法完全避免的"。

必须澄清的是，接受现实并不意味着赞同现实。接受不是赞同或反对，而是简单地承认，不是否认它。来访者可以同时接受现实，且不喜欢或不赞同它。治疗师会认可一个人往往更容易接受喜欢的东西，而斗争通常是在处理不喜欢的事情。

危机生存技能旨在为来访者提供特定的策略，当他们处于情绪崩溃、无法或不愿接受现实，或似乎无法找到其智慧心念时可以使用。危机生存技能可以让个体从压倒性的情绪中获得急需的、短暂的安慰和缓解，这样，当回头处理危机时，他可以处于不同的精神状态。

综上所述，痛苦忍受技能旨在帮助来访者学会有技能地承受痛苦。事实上，通过使用痛苦忍受技能来忍受当下出现的痛苦情绪，可以减少痛苦和烦恼的强度及持续时间，并可以通过运用灵活的方式和睿智的回应来增强掌控感。重要的是，治疗师要强调痛苦忍受技能是如何与来访者停止暴食（和清除）的目标相联系的。

◎ **讨论要点：**"你对治疗的内容和目标怎么看？它的目标是教会你如何在不让事情变得更糟的情况下渡过难关，以及如何在无法立即改变的情况下度过危机。你有没有想过，当你试图避免痛苦的时候，却导致了更多的问题？暴食（和清除）行为是如何用于避免痛苦的？它到底多有效，尤其是从长远来看？"

◎ **讨论要点：**"你能想出什么时候需要分散注意或者把痛苦放在'次要位置'吗，当你无法立即改变或解决痛苦情绪时？"

治疗师在这里强调，转移或搁置一个人的痛苦是有技能的行为，因为这样做可以在时机更好的时候再回来处理情绪。此外，退一步可以让你有更冷静的视角，这不是否认或逃避。治疗师可以使用下面的故事、个人经历或临床经验，来说明试图否认现实和避免痛苦的潜在后果。

**示例**
**试图否认现实和避免痛苦**

"一位 20 多岁的来访者否认了自己对一段感情的感受，试图避免结束这段感情和回避丧失爱人的痛苦。她不想真正承认自己有多生气、多受伤、多不被认同。由于她回避感觉，拒绝接受这段关系不适合她的事实，她不顾自己的利益在这段关系中多待了一年。这延长了她的痛苦。回想起来，她意识到，否认现实并使这段痛苦的关系多维持一年，比起当意识到应该离开的时候就离开更为痛苦。如果她在一年前就接受了自己的情绪和痛苦的现实，就能帮助她改变状况，结束那段关系。"

 **讨论要点：**"你能回想起你接受痛苦感受的时候吗？对你而言，这种接受是怎样的体验？你能回想起哪些接受而不是抗争的结果？"

# 观察呼吸

帮助接受现实的一个有用的技能是学会活在当下，体验每一次呼吸。治疗师指出，不需要额外的材料，呼吸是来访者总是可以获得的。观察呼吸的技能旨在帮助你集中注意力或将注意力集中在单一的物体上，以稳定或平复你的头脑。当你激动、不知所措、心烦意乱或无法自拔时，这是一个特别有用的技能。观察呼吸可以帮助你进入智慧心念。

这种技能有许多变式和例子。例如，来访者可以练习在听音乐、走路、谈话时观察呼吸（Linehan，1993b，痛苦忍受讲义2，170～171）。

治疗师可以使用以下练习，根据需要来修改细节，以引导来访者进行呼吸计数的体验练习，作为观察呼吸的例子。

 **体验性练习**
**观察你的呼吸**

"双脚着地，头和脊椎挺直，摆好舒适的姿势，从横膈位置吸入、呼出，缓慢、深长、有节奏地呼吸。选择一个点来聚焦，或者轻轻地闭上眼睛。将注意力集中在呼吸上，吸入、呼出。试着让身体稳定下来，保持呼吸在脑海中作为锚点。当吸气时，觉察你正在吸气。当呼气时，觉察你正在呼气。如果你在呼吸时感到焦虑或不舒服，只要记下这一点，轻轻地把注意力转向吸气和呼气。让呼吸尽可能的舒适。如果从隔膜呼吸对你来说不舒服，找一个让你感觉舒服的点来关注呼吸。现在，当你吸气时，开始数数：'我在吸气……一。'然后，当你慢慢呼气时，数，'我在呼气……一。'继续计数，'我在吸气……二……''我在呼气……二'，直到数到十。数到十时，再回来从一开始计数。练习让思想完全集中在呼吸上。当你走神了，就回到练习中，然后再从一开始。"

◉ **讨论要点：**"练习的体验是什么？""这种练习有助于你专注并接受当下吗？"

建议治疗师强调练习的重要性。可以在一天中的不同时间进行观察呼吸练习。每天练习3～4次，每次5～10分钟，久而久之就会有所回报，也会增强一个人在面临压力时运用这项技能的能力。观察呼吸可以在多种情况下进行，包括日常纠结、恼人时和不断出现小问题时。此外，当来访者感觉有冲动去做一些非技能的或具有破坏性的行为（例如，拿东西吃）来回应其对某一特定情形的感受时（例如，不想接受堵车会使他迟到15分钟），可以使用观察呼吸的技能。并不是所有的困难都可以避免。如果来访者试图回应和改变生活中每一件有压力的事情，他（她）很可能以沮丧和疲惫告终。这种疲惫反过来又会使人更容易产生食欲。每天练习观察呼吸的技能可以增强来访者不作反应地接受现实的能力。

◉ **讨论要点：**"你现在的生活是不是很痛苦？如果是这样，你能想象将呼吸技能应用于该情形吗？"

治疗师可以进行以下体验性练习来说明如何运用观察呼吸的技能。

**体验性练习**

**在经历痛苦时计数你的呼吸**

"舒适地坐在椅子上，保持挺直而不僵硬的姿势，开始专注于呼吸。选择眼睛的焦点，或者轻轻闭上眼睛。把你的全部注意力放在尽可能舒服地吸气和呼气上。让思绪尽可能地平静下来，把注意力集中在呼吸上。现在回想一下令人痛苦的情景。看到自己置身于这样的处境，想象你在做什么，说什么，感受到什么。然后看到自己在该处境中运用观察呼吸的技能。看到自己保持对呼吸的关注，尽管现实情况令人痛苦。看到自己耐心地呼吸着，不反应，承认正在发生的事情，但不与正在发生的事情抗争。记住，你不需要在这一刻做任何事情来改变现状，接受现状和赞同现状是不一样的。只是坚持观察吸气和呼气。不管有多吸引人，不要被想法或感受带走或分散注意。保持以呼吸为中心，即使你意识到痛苦就在身边。观察任何伴随的想法或感受是观察呼吸的一部分。保持练习，直到数到十。然后结束练习。"

**讨论要点：**"练习观察呼吸时有什么体验？你的痛苦是减轻了，加重了，还是没有改变？你能想象运用这项技能吗？什么时候这样做对你有用呢？你希望达到什么结果？"

**讨论要点：**"并不是所有痛苦的处境都需要解决，而且，对于生活中许多重大的挑战，并不总是有无痛的解决方案，你对此有什么看法？如果最后发现你可以生存并忍受所经历的痛苦，而不使它变得更糟，你认为这样做的效果可能是什么？"

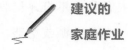

**建议的**

**家庭作业**

治疗师应该鼓励来访者在练习这些技能时记住，真正学会接受现实，并忍受当下存在的任何困难情绪。这有助于来访者减轻通过暴食（和清除）行为来阻隔或改变自己情绪的冲动。

1. 治疗师指导来访者每天练习观察呼吸，这可能包括计数呼吸，听音乐、走路或者在谈话时观察呼吸。

2. 治疗师鼓励来访者找到自己最喜爱的练习方式。

# 浅笑

浅笑技能是非常强大的。对许多来访者而言，它成了他们的最爱。该技能的目的是通过采用一种接受的外在面部表情，即浅笑，来促进其内心接受。当一个人的面部肌肉紧张或下巴僵硬时，是很难接受事情的。外在的紧绷与内在的接受态度是不相容的。通过浅笑，面部肌肉得以放松。通过采用浅笑，即一种平静的、接受的微笑，来访者增加了他们体验内在接受的机会。

实验证据表明，一个人的面部表情与大脑直接交流。我们通常认为我们的大脑向脸传递信息，当内心体验到一种情绪（如悲伤、快乐），这种情绪会向脸上发出信号（如皱眉、微笑）。然而，有证据表明，这种交流也是逆向的。例如，在一项研究中（Laird，1974），参与者被要求动不同位置的面部肌肉。这些运动缓慢地累加，而且被打乱顺序，因此参与者不知道最终他们的肌肉活动如何。那些面部肌肉类似愤怒的参与者更有可能在内心感受到愤怒，那些类似悲伤表情的参与者更有可能在内心感受到悲伤，等等。也就是说，研究发现，一个人的面部表情会与大脑交流并给大脑反馈。

浅笑并不是用来回避或否认一个人的体验。做浅笑时内心知道在这种情况下这样做是在使用技能。全然觉察内心，但选择通过浅笑来促进接受的体验。这一技能能够帮助来访者进入智慧心念，使他们带着觉察，有技能地、不带评判地接受现实。来访者在选择练习浅笑技能时，不需要完全了解痛苦的来源或基础。睿智的回应包括忍受体验。

教导来访者练习浅笑技能的方法。可以使用以下体验练习，根据需要修改细节。

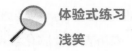

**体验式练习**
**浅笑**

"首先作出中性的表情。虽然这不是必需的，如果有帮助，请闭上眼睛。在中性的表情之后，作一个非常愤怒的面容，就好像当你真的被激怒时会做出的表情。如果你遇到了困难，试着想象一下脸色铁青或者怒不可遏的情景。当你的表情在这个状态时，觉察内在体验。现在再把表情调整至中性，从膈肌位置做几次深呼吸。现在，作出当你害怕或极度焦虑时的面部表情：一张充满恐惧的脸。如果需要，想想你真正害怕的时候。同样地，当你作出恐惧的面部表情时，觉察内心的体验。"

"现在，请再次将面部肌肉置于中性的状态，做几次腹式深呼吸。现在，采用一种悲伤，也许是悲痛欲绝的表情。觉察伴随这种面部表情的内在体验。然后，作回中性的表情，休息片刻。"

"现在，将嘴角稍稍向上翘起，露出一丝微笑。重要的是要记住，当你浅笑时，你的脸是完全放松的。想象一下，任何紧张感都消失了，就好像有一个冰冷的熨斗在抚平你面部、颈部和肩膀的肌肉，帮助它们放松。你的前额、眼睛、脸颊和下巴的肌肉都'悬挂'在脸上。非常轻微地，把嘴角移向耳朵。只是轻微地翘起嘴唇，不是真正的微笑，但仍然明显不同于中性的面容。这种浅笑不是紧张的表情，也不是露齿而笑或假笑。也许想想蒙娜丽莎的微笑会有所帮助。保持那个姿态，觉察内在的体验。"

**讨论要点：**"当你采用不同的外在面部表情时，你内在体验到了什么？" "你对浅笑的体验是什么？有没有注意到一种更开放的接受的感觉？"

如果有帮助的话，要强调前面提到的一点，即在选择面带微笑时，来访者并没有掩饰、否认或隐藏情绪。"浅笑"包括承认自己的体验，然后决定唤起另一种不同的体验。来访者选择通过将其面部肌肉置于一种可接受的、放松的模式来促进内心的接受。

治疗师提醒来访者，注意描述情绪的模型（第 5 章，附件 5.2）。根据该模型，刺激会引起大脑的反应，引发某些神经化学和面部肌肉的变化。浅笑通过改变来访者的面部表情来改变情感体验。这种反馈改变了来访者的大脑化学反应。与将要教给来访者的其他接受技能（以不同的方式**思考**自己的体验）比较，浅笑是一种**身体**行为，来访者可以用它作为改变的催化剂。

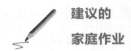

**建议的家庭作业**

1. 治疗师指导来访者列出有用的练习浅笑的情景，具体说，是不能改变所处的现实状况，并且发现很难接受的情景（例如，排队等候，交通拥挤，巴士、火车或飞机晚点）。
2. 治疗师鼓励来访者每天至少练习一次浅笑，以熟悉这项新技能，建议来访者在有暴食（和清除）冲动时练习。

## 接受现实的指南：觉察练习

　　觉察练习的目的是练习保持注意力在此时此刻，完全地觉察和存在。觉察练习有助于培养来访者对每一刻的觉察能力，而练习这些技能可以加强对当下的觉察和接受，从而发展出更加接受的心理状态。强调学习和增强接受现实的能力，而不是通过暴食（和清除）等行为使现实变得更糟。如果好好练习，这些技能可以成为帮助接受和忍受艰难现实的非常宝贵的工具。接受并不意味着永远接受事物的状态，只是在此时此刻接受现状。因此，接受的重点是觉察当下。

　　通过选择相对简单的任务和情景来建立个人的"觉察"肌肉，是练习这个或任何新技能的最好方式，不要把复杂的情绪情景作为焦点。觉察训练包括练习专注于泡茶、煮咖啡或刷牙等任务，而不是解答复杂的方程或准备纳税申报单。从练习简单日常活动的觉察开始。其他关于体验性的练习包括在以下活动时练习觉察：洗碗、慢慢地走一圈、慢慢地洗澡、涂乳液，等等。

　　觉察练习需运用核心正念技能，或觉察而不加评判地参与的能力。许多这样的练习，包括观察呼吸、浅笑和觉察，都是改编自 Thich Nhat Hanh 禅师（1999）的《正念的奇迹：冥想手册》一书。想要进一步学习正念和接受现实练习的来访者可以参考这本书。

　　以下简短的体验性练习可用于帮助来访者练习觉察，可根据需要修改细节。

**体验性练习**

**涂抹芳香乳液时的觉察**

　　"涂抹薰衣草香味的乳液。当你在手上和身上涂抹乳液时，练习完全地觉察此时此刻。这样做的目的是有觉察地参与，将注意力集中在你所处的那一刻。"

　　**讨论要点：**"感觉怎样？你是否能够全身心地投入到体验中去，或者你是否发现自己走神了？你认为自己是否时常有这样的体验，还是常常处于发呆状态？你认为这些觉察练习有助于促进情绪接受并阻止暴食、清除或盲目进食吗？"

## 全然接受

　　全然接受包括发自内心深处、存在的核心的接受，并放弃对抗现实。"radical"这个词在拉丁语里是"根"的意思。换言之，全然接受包括从根本上或核心上接受现实。这不是一种肤浅的接受。相反，它可以由来访者可能知道的静心祷告来概括："请赐予我平和，去接受我不能改变的；请赐予我勇气，去改变我能改变的；请赐予我智慧，去分辨两者的不同。"最终，全然接受包括接受事物本来的样子。有些情况会引起痛苦，而你无法改变，因此必须接受。此外，全然接受是接受必须改变所能改变的事情，接受复杂、艰难、痛苦的感受，以及任何可能因为做出改变而产生的后果。

当来访者努力改变所能改变的事情时（例如：暴食、催吐及其他适应不良的进食行为），全然接受是一个强有力的工具。练习全然接受也有助于改善来访者在代偿行为停止后出现的躯体症状（例如：停止滥用泻药后出现的水肿或肿胀）。练习全然接受也包括接受由智慧心念引导的改变所带来的躯体和心理不适。

下面的练习可用于向来访者介绍全然接受的概念，请根据需要进行修改。

**体验性练习**
**全然接受**

"在椅子上坐直，双脚放在地板上，双手放松。找个地方让你的眼睛集中注意（或者轻轻地闭上眼睛），花点时间把注意力集中在呼吸上。现在，回想一下在生活中，你听到坏消息而一开始没有接受的时候。（停顿）也许是某种丧失，或者是死亡。回想一下你当时的感受。你最初的情绪是怎样的？你是否倾向于回避自己的感受或否认所发生的事实？（停顿）现在，想想什么时候你能够承认已经发生的事情并接受现实。描述一下这两种体验的区别，你不接受现实的情况和你接受的情况。现在，花一点时间来练习全然接受脑海中的情景给你带来的痛苦体验。做 5 次深呼吸，如果你是闭上眼睛的，现在慢慢地睁开双眼。"

 **讨论要点：** "你注意到当你不接受现实和接受现实时，这两种体验是怎样的？"

要强调接受和顺从或被动不是一回事。的确，接受不仅不是与改变对立，相反的，接受是改变的前提，是行动的需要。来访者必须首先接受现实，然后才能采取行动改变现状。不接受现状会让人陷入困境。

以下是我们小组中使用的一个临床案例，它表明为了带来改变而接受某些事物的必要性。

**示例**

**接受不意味着被动**

"想象一下一个孩子被保姆猥亵的可怕情景。对许多人来说，如果这种情况发生在他的孩子或他认识的孩子身上，他倾向于否认这种情况，至少在一开始是这样，因为现实让他感到太痛苦而无法面对。但是，一个人必须至少面对现实才能采取行动。例如，通知有关部门或把孩子转移到安全的地方。

或者想想暴食（和清除）的例子。如果你否认或不断避免面对这个事实，即你正在以一种紊乱的方式进食。若试图忽视这种行为对你的生活是多么有害且具有破坏性，这会增加还是减少你继续陷入这种行为的可能性？

换言之，接受是一种选择。你可以面对现实，也可以无视现实。全然接受是做出选择去接受那一时刻，不管是什么，这意味着接受痛苦。出乎意料的是，全然接受会改变你的体验。与痛苦的感觉作斗争，拒绝接受痛苦是生活中不可避免的一部分，可能会妨碍减少痛苦，反而可能导致延长痛苦和苦难。"

需要指出的是，来访者可能会有一种暗藏着免于受苦的期望去接受某事的冲动。治疗师要明确表示，接受不是一个内在的谈判筹码，来访者不能说："好吧，我接受这种强烈的失望，但协议是失望会自动消失。"当来访者试图运用接受作为一种技能来创造改变时，他们并不是真的接受。来访者并没有发自内心深处地接受现实。

治疗师还应该指出，接受并不意味着放弃对情况会改善或痛会减轻的希望。来访者可以期待这些改变，但不应指望用全然接受来让自己感觉好一些。

## 苦难是对痛苦的不接受

治疗师将苦难定义为试图将痛苦排除在觉察之外的挣扎。换言之，苦难就是痛苦加上对痛苦的不接受。逃避或否认痛苦的挣扎使得来访者仍然挣扎着不去接受事情的本来面目。结果造成了苦难。被困于与现实作斗争，不接受痛苦，就会产生和维持苦难。

治疗师可以这样描述，关于全然接受技能的好消息是，它可以将对痛苦的挣扎转化为对当下痛苦的体验。需要反复强调的是，接受并不意味着痛苦会消失。但是接受意味着不会遭受那么多的苦难。痛苦可能是不可避免的，但当接受痛苦时，她（他）就只是在处理痛苦，而不是处理痛苦加之对痛苦的不接受。

 **讨论要点：** "你能想到生活中的让你体验到全然接受的例子吗？"

治疗师可以用以下体验性练习来帮助来访者练习全然接受，请根据需要进行修改。

 **体验性练习**
**接受当下的痛苦**

"舒适地坐在椅子上，选择一个地方让眼睛聚焦。想一下你现在不能接受的事情。也许在某些情况下，在现实的某些方面，你正在抵抗或斗争。当你想到那件事时，试着去接受它，试着去承认它。你正在练习接受现实的状况。这种接受可能意味着承认你至少目前对这种情况无能为力，是这样的，或者，接受可能意味着承认你可以有所作为，必须做出改变。现在就开始接受你可能正在抗争、否认或抵制的事情。"

"记住，当你练习接受时，你是在承认现实。如果一种情况已经使你受到伤害，全然接受意味着接受这种痛苦作为这种情况的结果，作为已经发生的现实。这意味着接受它本来的样子。想想我们是如何接受重力的。我们不觉得我们必须喜欢或赞成它。但我们可以接受物体是由于引力而下落的。对重力的全然接受使得我们可以放弃与这个现实作斗争。我们不需'认可'重力来对其进行全然接受，也不需保持被动。"

## 转念

走向全然接受的第一步是觉察到你可以选择接受。当注意到自己拒绝接受时，你可以将心念转回接受。转念不同于屈服。屈服是拒绝看到任何其他道路，觉得只有一条路。就好像说，"我没有其他选择。我唯一能做的就是吃东西。"屈服阻断了接受现实的可能，并僵化地停留在个人所处的适应不良的情况中，不愿思考，更谈不上选择。

转念是向另一个选择敞开心扉的第一步。显然，简单地承认存在另一条道路或让来访者觉察到可以选择并不意味着他们必然会选择那条道路。但是如果来访者觉察到存在另一种选择，他们更有可能这样做。

 **讨论要点：**"你能举一个这样的例子吗，当你意识到除了陷入一场没有效果的斗争之外，还有另一种选择？"

## 自愿自主和执意而为

当个人觉察到可以选择接受之路后，自愿自主是必需的。自愿自主是在每种情况下做必要的事情。它包括专注于有效性，仔细倾听个人的智慧心念，从内在自我行动。自愿自主是允许自己在发生着的不喜欢事情中觉察到更开阔的视野、更广泛的意义。

执意而为是拒绝在某个情况下做需要做的事，打个比方，在需要行动的时候袖手旁观。执意而为可能意味着放弃，也可能意味着试图纠正每一种情况，拒绝忍受当下。

自愿自主是与自己达成协议，即接受现实，有技能地行动，而不是任性地拒绝面对现状。

下面的示例将有助于来访者区分自愿自主与执意而为。

> **示例**
> **自愿自主和执意而为**

"想象一下，几个月来你一直在策划一场非常特别的户外游园会。天气预报说快要下雨了。执意而为就是否认天气预报，说'不，不会下雨的。我

反复计划。我没有在室内开派对的地方，派对要在外面举行，不会下雨的。'
然后，聚会那天下雨了，你很生气。执意而为就是拒绝按照现实条件行事。
相反，自愿自主则是决定接受天气预报可能是准确的，并做出安排使派对能
在需要时转移到室内（即使你不情愿如此）。或者租帐篷，这样你的客人在
下雨时仍然可以感到舒适。"

　　"如果生活就像一场纸牌游戏，那么你可以选择尽可能有技巧地打你手
中的牌，留意并接受手中的牌。这就是选择的自愿自主。或者你可以扔掉手
中的牌，说：'我不玩了，这是不公平的。'这就是执意而为。"

**讨论要点：**"你认为暴食（和清除）是执意而为吗？当需要采取行动的时
候，你会把食物当作坐视不管的方式吗？这是否是一种放弃、试图纠正
一切、拒绝忍受当下的方式呢？你有什么想法？"

**疑难问题解答**
**教授全然接受时**

- **例 1：**"全然接受和宽恕是同样的吗？"
- **治疗师可以回应：**"全然接受不应该与宽恕混淆。宽恕是一种选择，而不是
全然接受的必然结果。练习全然接受有助于尊重自己的情绪（例如，伤
害、愤怒、怨恨）及它们存在的事实。一旦这些情绪被承认，你可以选择
通过与你的情绪及与之相关的行为冲动相反的行为来宽恕。宽恕对某些人
来说容易一些。如果这些持续存在的情绪影响了你的生活质量，你可能会
想要去宽恕。当你全然接受了自己的伤痛和愤怒，如果你对那个给你带来
痛苦的人产生了同情心，你可能会宽恕他。你可以选择是否去宽恕。"

- **例 2：**"为什么我发现即使知道这样做对我有好处，我依然很难接受？"
- **治疗师可以回应：**"也许不确定，但你有没有想过，是什么让你很难迈出第
一步，将思想转向接受？也许这些念头有助于激发一些想法。对我们中的
一些人来说，困难的是害怕如果我们愿意接受事情本来的样子，那就意味

着我们、我们的处境或正在努力解决的问题将永远不会改变。如果这符合你的情况，提醒自己接受并不意味着你无能为力或被动。理解'接受'是指如何接受这一刻的事情，而不是所有即将到来的或已经过去的时刻。另外，反思在某种情况下做什么对你是有效的或许也会有所帮助。有时候，我们必须接受这样的事实：我们必须努力去做需要做的事情，才能有效率，这也包括我们必须诚实地应对现实。"

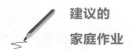

**建议的**
**家庭作业**

治疗师指导来访者每天花一些时间有意识地专注于这项技能，从而练习全然接受（包括转念和自愿自主）。具体来说，来访者可能会发现，在全然接受之前以及之后记录自己的痛苦程度（1～100 分）会有用。

# 烧毁桥梁

烧毁桥梁是另一个全然接受的技能。它意味着非常深刻地接受自己绝不会再暴食（和清除）。来访者"烧毁"暴食（和清除）的桥梁，这样这种行为就不再是一个替代方案。这项技能的全然之处在于它相当于说："不管我的体验如何，都不会选择去吃东西。不管我体验到什么，我都会用其他方式来应对。"

治疗师可以指出，进行烧毁桥梁就类似于那些通过"突然快速戒除"的方式来戒烟的人。这些人承诺这将是最后一根烟，无论什么渴望或体验出现，他们都不再吸烟。烧毁桥梁意味着全然接受自己的体验。这也可能意味着采取行动，切断所有暴食（和清除）的选择。换言之，通过扔掉所有食物，不去某些常常使他们暴食（和清除）的场所，或者不做那些似乎总是导致他们滥用食物的貌似无关行为来练习这项技能。

下面的体验性练习可以进一步说明这一技能，可根据需要修改细节。

**体验性练习**

**烧毁桥梁**

"让你自己舒服地坐在椅子上，保持直立的姿势，头挺直，脚放在地板上。从膈肌发力做几次深呼吸，聚焦双眼。现在，想象一下你在海岸线上，从海岸望向一个岛屿。这是'暴食（和清除）之岛'。想象一下岛屿的样子。接下来，想象海水把你和满是鲨鱼的小岛分开，到达小岛的唯一途径是一座桥。"

"现在，想象把炸药放在桥的每个板条上。可以想象这些板条对你来说象征着什么，比如使你有可能继续到达暴食（和清除）之岛的行为，可能是貌似无关行为，例如，举办聚会，或当你饥饿的时候不倒掉剩饭或去购物。花点时间去识别那些你的智慧心念知道迟早会导致你暴食（和清除）的情况或貌似无关行为。"

"当你安全回到岸上，想象引爆炸药。想象桥梁的每一根板条都爆炸了，一个接一个，直到整座桥都爆炸了。你现在炸毁了通往暴食（和清除）之岛的桥梁。暴食（和清除）不再是一个选择。花点时间想象一下这样一种情形：你有一种冲动想要暴食或清除，然后回头看看岛屿，然后说，'哦，我把桥炸毁了，这不再是一个选择。'"

**讨论要点**："你想到了什么？想象自己感受到冲动的同时知道桥已经被炸毁，你有什么感觉？"

在教授了"烧毁桥梁"之后，通常是让来访者再次承诺停止暴食（和清除）恰当的时机。可以根据需要修改以下用于引导来访者重新承诺的示例脚本。

**体验性练习**

**再次承诺停止暴食（和清除）**

"正如之前提到的，那些承诺去做的人更有可能成功。所以我们想要你们做的是再次郑重地做出在第一次治疗中所做的承诺——停止暴食（和清除）。但是现在与那时相比，你们了解了更多的技能，而且很多人已经不再暴食（和清除）了。现在要再进一步，完全承诺自己永远不再踏上暴食（和清除）的桥梁。这条路从来就行不通。回避情绪、用食物作为一种应对的方式，这令你必须来接受此次治疗。你已经意识到暴食（和清除）正在阻止你获得你想要的生活质量，你必须停止这样做，以便使你自己和他人建立一种真实的关系，并感到正在发挥你的潜力。花点时间和你的智慧心念取得联系，如果你准备好了，再次承诺停止暴食（和清除）。"

 **讨论要点：**"这对你来说是怎样的体验？"

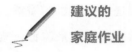 **建议的**
**家庭作业**

治疗师指导来访者每天至少练习一次烧毁通往暴食（和清除）之岛的桥梁的意象。使用作业单（附件 6.2），来访者可以写下他们对该技能的练习情况，包括他们对使用该技能的想法和感受。

# 危机生存技能

## 危机生存技能介绍

下一组痛苦忍受技能，即危机生存技能，旨在帮助来访者在不使情况变得更糟的情况下度过危机。危机生存技能对于那些至少在当下无法解决的痛苦事件和情绪非常有用。

根据字典的定义，危机是指一个过程中的转折点、关键时刻、阶段或事件。换言之，危机是一段充满危险或麻烦的时期，其结果决定了之后是否可能出现不良后果。危机的同义词是紧急情况。

强调危机可能是一个转折点，因为来访者处理危机的方式会影响结果。一些来访者可能已经知道，危机一词是两个词语的结合——危险和机会。换言之，危机一方面意味着危险，人们可以作出一些反应使情况变得更糟（例如转向暴食）；另一方面也意味着一个以更加适合的方式回应的机会。

提醒来访者本技能模块前面提到的要点：危机生存技能不应该只用于生活中的"大"危机。危机的严重程度各有不同，有小有大。此外，不同来访者对危机的定义可能不同。这些技能可以用于生活中使来访者感到压力的日常琐事。

当来访者所做的一切都不起作用时，感觉好像所有的技能都被抛在了窗外，就可以尝试使用危机生存技能了。换言之，危机（无论大小）发生在感到无法处理自己的处境，不愿意似乎也无法找到智慧心念的时候。

治疗师阐明，危机生存技能的目的不是解决危机，而是提供短暂的缓解，以便当来访者返回处理危机时，他们可以处于不同的心念状态。提醒来访者，危机生存技能不应该被过度使用，因为随着时间的推移，它们可能会失去效力。此外，它们并不应该是来访者使用的唯一技能，因为这些技能不是为解决长期问题而设计的。换言之，这些都是非常宝贵的技能，但重要的是，它们只是来访者技能储备的一部分。

## 危机生存技能概述

概述教授的危机生存技能：转移注意力技能、自我安抚技能、改善当下技能，以及帮助来访者分析痛苦忍受利弊的技能。之所以有这么多不同类型的技能，是因为在情感危机中生存需要大量的技能和努力。不同的情况需要使用不同的技能。一个人拥有尽可能多的不同的危机生存技能是一种优势，可以根据需要获得方法。

强调在练习这些技能时保持开放心态的重要性，因为来访者永远不知道什么是真正有效的。治疗师明确表示，这些技能并不是一个详尽的列表，来访者可以添加一些对他们有帮助的内容。危机生存技能的标准是帮助来访者在危机中生存下来，而不是让事情变得更糟。它不应该是最终搬起石头砸自己脚的东西。

**讨论要点：** *"现在，在你的生活中，有什么情况是需要你去'忍受'的吗？"*

## 转移注意力技能

这种技能的目的是暂时减少来访者接触情绪触发点或无法承受的情况。治疗师解释说，在这种情况下，来访者需要重新关注自身及所处情况之外的事情，以便给自己一个急需的休息时间。这样做的目的是为了在一段时间内中断危机，以缓解紧张情绪，这样当回到危机状况时，至少会有一点新的或者稍微不同的视角。

转移注意力技能中的一种是通过一些活动来分散注意力，比如锻炼、爱好、清洁、参加活动、打电话和拜访朋友等。另一种包括通过付出来转移注意力。因为通过付出可以接触到不同于当前危机的体验。许多来访者报告说这项技能对他们非常有用。付出不一定要很大，可能仅仅是和某人打招呼。还有一种转移注意力的方式是进行比较，想想那些处境更糟或更不幸的人也是有帮助的。治疗师需要解释，这样做一开始可能会让一些人感到不快，但应该理解。治疗师可以告知来访者有关"向下比较"现象的研究，研究表明，将自己与境况比自己差的人进行比较，可以改善情绪。重申一下，之所以要介绍这么多技能，是为了让来访者能够找到一个或多个在特定情况下对他们有用的技能。

再有一种转移注意力的方法是相反的情绪。通过参与一些会带来不同的积极情绪而不是令人沮丧情绪的事情，可以分散自己的注意力。建议包括：看喜剧（例如，电影、电视节目）、听舒缓或振奋的音乐、读一本有趣的书、任何能让来访者参与到不同的情感体验的事情。

来访者也可以通过推开或离开来转移自己的注意力。如果可能的话，这可能需要走开一段时间，这也是非常有帮助的。如果来访者不能走开，他们可以试着从精神上"离开"：可以通过想象把令人崩溃的情况或感受打包起来，然后把这个包裹高高地放在架子上。同样，这个技能的目的是帮助来访者暂时放松。

还有一种转移注意力的方法是做其他令人紧张的事情。例如，站在一个非常热的淋浴喷头下、将脸浸泡在冰水中（许多人发现这能特别有效地触发平静反应）、手握冰块、听非常大声的音乐，等等。应该鼓励来访者做一些能让他们从情绪触发因素中分心的事情，这样他们就可以体验不同的感受。

提醒来访者一心一意地练习危机生存技能是很重要的。如果来访者在练习危机生存技能的同时还在想着危机，那么这些技能通常都不会起作用。

◉ **讨论要点：** "有没有需要让自己分心的例子？是什么时候？效果如何？有没有其他类型转移注意的技能未被提到，你在做或曾经做过，并且是有效的？"

## 自我安抚技能

当来访者情绪失控时，他们要做的就是安慰、滋养和善待自己。治疗师可以指出，来访者可能也会向其他正在经历危机的人提出该策略，但是，当人们自己面对危机时，通常不会想到仁慈待己，而是猛烈批评和责备自己处于危机状态又无法解决它。因而，对自己有同情心是关键。

自我安抚技能可以通过五种感官来组织，从而让来访者更容易记住。在进行视觉自我安抚练习时，来访者可以买一束美丽的鲜花，点燃一支蜡烛，参观一个充满美丽艺术品的博物馆，看看大自然，或者在半夜出去看星星。

当练习该技能时，来访者应该结合正念技能，例如觉察眼前经过的每一个景象。换言之，通过让自己处于一种接受的心念状态，处在当下，可能会更容易度过危机，而不会使其变得更糟。

当进行听觉自我安抚时，可以尝试听优美、平和的音乐，或者可以练习关注周围自然的声音，比如鸟鸣和蟋蟀的叫声。也可对自己哼唱一首舒缓的歌曲（例如，最喜欢的曲调或摇篮曲）。治疗师应该强调，自我安抚音乐不应该包括引发问题行为的音乐〔例如，与暴食（和清除）有关的音乐〕。

自我安抚还包括运用嗅觉。可以使用最喜欢的乳液或香水、点燃一支有香味的蜡烛、煮肉桂，或者用心呼吸大自然的新鲜气味。

对一些进食障碍的患者来说，用味觉自我安抚会很有效，但对另一些人则不然。如果决定用味觉来练习自我安抚，用智慧心念来帮助做决定，练习应该包括品尝和（或）正念进食。潜在的练习方法包括喝一杯舒缓的热饮，比如一杯可口的茶，吃一块糖果、吃一份美味的甜点、在咖啡上放一些生奶油，等等。鼓励来访者真正品尝和享受他们正在吃的食物。

选择用触觉来练习自我安抚，可以洗泡泡浴、做按摩、做美甲或足疗、抚摸宠物猫狗、浸泡双脚、在额头冷敷，或者依偎在柔软温暖的毯子下。

◎　**讨论要点：**"在危急时刻，你会忽略自己的感受吗？这些旨在帮助你善待自己的技能，对你处理日常危机以及应对特别困难的时刻有用吗？"

◎　**讨论要点：**"你试过这些方法吗？你能想象这样做吗？"

## 改善当下

改善当下的危机生存技能，旨在帮助来访者停留在他们所处的当下，更容易接受那个时刻。这一刻得到了改善后，来访者可能会发现，这种新体验打破了危机的无情本质，会帮助他们在努力忍受的情境中生存下来，而不会进行暴食等自毁行为而让事情变得更糟。

通过意象来改善当下包括想象放松的场景，想象如何应对等。通过告知来访者意象作为工具的有效性来鼓励他们。然而，治疗师必须小心地提醒来访者，在危机期间，尤其在没有经验的情况下，使用这项技能可能特别困难。因此，在没有压力的时候练习使用意象是非常重要的。

用**意义**改善当下包括在所经历的困难中发现或创造某种目的、意义或价值。治疗师可能会指出，它本质上是转灾为福。

通过**祈祷**来改善当下对一些来访者非常有帮助。这种改善当下的方法包括开放心胸至更大的智慧，达到个人的智慧心念，或祈祷对来访者的任何意义。祈祷可能包括祈求承受痛苦的力量。

用**当下的一件事**来改善当下意味着把注意力集中在当下正在做的一件事上。这基本上就是正念的练习。因为生活是由一系列的时刻组成的，提醒自己只停留在当下可以让你更容易承受痛苦，而不是关注危机已经持续了多久，或者预测它还会持续多久。

利用**短暂的假期**来改善当下包括各种活动，例如带一条毯子去公园，在上面坐几个小时；给自己一天时间，关掉手机（包括其他数字设备），让答录机接听电话；找一个下午去看电影，等等。对治疗师来说，重要的是要提醒来访者，像其他技能一样，他们必须考虑什么对他们是有效的。有些人在危机期间过于频繁地休假，本质上是把它当作一种持续的逃避方法。治疗师需要指出，这种技能更多地针对那些倾向于持久地待在危机或冲突中，拒绝任何停歇的人。对他们来说，停下来休息可能非常有效。

通过鼓励自己来改善当下可以对自己说一些话，比如"我能承受""这不会永远持续下去""我会成功的"和（或）"我已经尽力了"。任何形式的鼓励或安慰都是改善当下有效的方式。

 **讨论要点：**"你对改善当下的技能有什么想法、评论或反馈吗？"

治疗师可以使用以下练习来帮助来访者体验练习危机生存技能，可以根据需要进行修改。

 **体验性练习**
**危机生存技能**

"舒适地坐在椅子上，双脚放在地板上，身体挺直，使眼神专注。膈肌发力进行几次深呼吸。想象某个危机，也许是你现在正在经历的，也许是曾经经历过的，或者未来会发生的。然后想象运用其中一种危机生存技能。也许你会选择转移注意力技能，暂时减少你与令人崩溃的情境的联结。也许是一项活动、付出，或者是做一件会带来相反情绪的事情？或者想象自我安抚，对自己有同情心，做一些让你的某种感官愉悦的事情。或许通过使用意象或在情境中寻找意义来改善当下。记住，这些技能不会解决危机，但它们是支撑自己的方法，以便更有效地承受痛苦。"

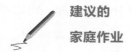

**建议的**

**家庭作业**

　　与其他痛苦忍受技能一样，记录每种不同的危机生存技能的效果，可以帮助了解哪种技能最有效。来访者可以记录使用过的技能类别（例如：转移注意力、自我安抚、改善当下），尝试过的特定技能（例如，洗泡泡浴作为一种自我安抚），并记录特定技能使用前后的痛苦体验（从 0 ～ 100）。

治疗师指导来访者在接下来一周直到下一节治疗前，每天至少尝试三种不同的危机生存技能，以便熟悉所有的技能。

## 利弊分析

　　这种危机生存技能让来访者有机会以一种深思熟虑的方式，思考忍受以及不忍受痛苦的利弊。这对度过危机很有帮助。

　　在考虑忍受痛苦而不进行潜在自毁行为的好处时，来访者可能首先会把注意力放在忍受痛苦的积极后果上。例如，来访者可能会想象，如果他们此刻不冲动行事，感觉会有多好。他们可以关注隧道尽头的光明，或者他们的长期目标，以及朝着目标前进的感觉有多好，而不是感觉自己在倒退。

　　在考虑忍受痛苦的负面后果时，来访者可以反思，当他们试图避免当前的痛苦，冲动行事时，真正的好处是什么。用食物的确可以暂时控制痛苦的感觉，让人麻木或避免痛苦。

　　然后，来访者应该把注意力转移到考虑不忍受痛苦的好处上。这可能类似也可能不同于忍受痛苦而不转向食物的坏处。要问自己：允许自己冲动行事及暴食（和清除）有什么好处？

　　最后，来访者应该考虑不忍受痛苦的弊端。在过去，冲动行为和暴食（和清除）已经让来访者付出了什么代价？在他们的自信心、情绪、人际关系、身体健康方面，也就是整体生活质量方面，目前或在不久的将来又要付出什么代价呢？

治疗师可以使用以下练习，让来访者体验性练习利弊分析的技能，可以根据需要进行修改。

**体验性练习**
**利弊分析**

"拿一张纸和一支笔。花点时间思考一下，写下自己在危机中忍受痛苦的好处。承认痛苦的现实并真正努力地挺过这段经历而不使情况变得更糟有什么好处？然后，思考忍受这些情绪而不寻求短期缓解的解决方案有什么缺点呢？在考虑这些之后，写下不忍受痛苦的情绪并允许自己冲动地转向食物或其他有问题的行为的好处。最后，找出并写下不忍受痛苦的弊端，随着时间的推移，回想你的经历，以及它对现在和未来的影响。"

**讨论要点：**"填完这张表，你意识到了什么？下次当你面临危机时，你想如何应对？"

**疑难问题解答**
**教授危机生存技能时**

· **例1：**"我不明白什么时候应该使用危机生存技能，什么时候应该使用情绪调节或正念技能。"

· **治疗师可以回应：**"决定何时使用哪一种技能是智慧心念的决定。我并没有建议你应该总是使用转移注意力或其他危机生存技能来处理情绪。有时候你确实需要根据自己的情绪来行动。但当你感到不知所措，无法获得智慧心念时（即当你处于情绪心念时），你可能体验到强烈暴食（和清除）的冲动，危机生存技能给你一种方法度过那一刻，而不转向不仅不会帮助你有效地回应且会让事情变得更糟的行为。暴食（和清除）或自欺欺人的方法都是无效的反应，因为它们会加重问题，让你同时面临危机及暴食（和清除）的负面后果。"

- **例 2**："我分不清用相反情绪转移注意力和（情绪调节技能中）做出相反行为之间的区别。"
- **治疗师可以回应**："这是一个很重要的问题！痛苦忍受技能中用一种相反的情绪来转移注意力的重点在于快速获得结果，以帮助你成功度过危机。它使你得以稍作喘息。当你使用相反行为作为一种情绪调节技能时，你是在用一个长期的改变来处理一种对你不起作用的情绪。在短期内，采取与你想要改变的情绪的相反行为会增加你的痛苦，比如当你接近某些事物，如上飞机，会让你害怕。但随着时间的推移，如果你继续反其道而行之，这种情绪就会减弱。例如，如果一个人继续接近飞机而不是回避它，这种焦虑就会减少。"

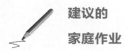

**建议的
家庭作业**

　　治疗师指导来访者在之后一周内回顾治疗中写下的利弊分析。当来访者面临危机，无论大小，他们注意到有转向食物的冲动时，应该在纸上完成额外的利弊思考（例如，忍受痛苦的好处，忍受痛苦的坏处，不忍受的好处，不忍受的坏处）。在练习前后给自己的痛苦程度打分（0～100 分），将有助于来访者评估其效果。

**附件 6.1**

# 痛苦忍受技能清单

- 观察呼吸
- 浅笑
- 觉察练习（接受现实的指南）
- 全然接受（转念，自愿自主和执意而为）
- 烧毁桥梁
- 危机生存技能（转移注意力、改善当下、自我安抚、利弊分析）

引自 Debra L. Safer，Christy F. Telch 和 Eunice Y. Chen 著，陈珏主译的《暴食和贪食的辩证行为治疗》。英文版版权所有 ©2009 The Guilford Press。简体中文翻译版版权所有 © 上海科学技术出版社有限公司。本附件的影印件仅供购书者个人使用（详情请见版权页）。

**附件 6.2**

# 烧毁桥梁

烧毁桥梁是在一个非常高的层次上接受你永远不会再暴食（和清除）。它是烧毁"暴食（和清除）之桥"，是你为参与这些行为而必须走过的桥。烧毁那座桥意味着暴食（和清除）将不再是一种选择，意味着你正在做出一个积极的选择，这种方法将不再是你"解决"问题或处理压倒性情绪的困难情境的方式。这是一个激进的概念，因为无论你的体验是什么，你都要接受转向暴食（和清除）的行为将不再作为一个选项而存在。你正在从内心深处做一个决定，有其他方式可以调节你的情绪，你必须转向它们。

"烧毁桥梁"可以与吸烟者的"突然快速戒烟"经历相提并论。这是一种全然接受自己体验的方式。它是接受和承认你将会有疼痛和苦恼的体验和情绪，而你将以不选择暴食（和清除）的方式处理它们。这也意味着你采取行动排除了所有可能导致你暴食（和清除）的选择（貌似无关的行为等）。例如，根据你的具体情况，可能意味着你要处理掉暴食的食物。

**说明**：请描述烧毁桥梁对你来说意味着什么。你脑中有烧毁桥梁的图景吗？你现在想采取什么措施来排除这些选项？如果你需要额外的空间，可以使用这张纸的空白部分，包括背面。

改编自 Christy F. Telch（1997a），版权所有 ©1997 Christy F. Telch。经许可，改编后用于 Debra L. Safer，Christy F. Telch 和 Eunice Y. Chen 著《暴食和贪食的辩证行为治疗》。简体中文翻译版版权所有 © 上海科学技术出版社有限公司。本附件的影印件仅供购书者个人使用（详情请见版权页）。

第 7 章

# 最后阶段
## 回顾及预防复发

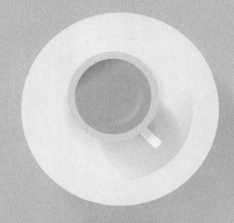

最后几次治疗专门讨论几个重要问题，包括：

- 让来访者再次承诺戒除并使用技能，而不暴食（和清除）。
- 处理与治疗结束相关的感受。
- 回顾所有技能从而强调其运用，并强调练习是终生的努力。
- 讨论预防治疗后复发的策略。

有很多内容需要讨论，治疗师需要注意特定群体或个体来访者的需求，以及允许来访者有足够的时间讨论材料。

## 再次承诺戒除和使用技能

随着治疗接近尾声，来访者要重新承诺戒除有问题的进食行为，并使用技能方法至关重要。其目的是加强来访者停止暴食（和清除）的决心，并采用技能以取代有问题的进食行为。怀着这一目的，治疗师要求来访者回忆他们在治疗开始时所做的承诺。这种承诺是如何影响他们的行为、思想和体验的？允许一些来访者发表评论。接下来，治疗师可以总结如下：

"你们每个人都非常勇敢地接受这种治疗，并对自己作出承诺，致力于建立更快乐、更满意的生活，让自己感觉更好、更有活力、更自信。你们向自己承诺，将通过直接体验生活来尊重自己，而不是用食物来钝化或逃避困难。可以理解的是，当有意识地决定放弃暴食的习惯时，你可能会有一种被剥夺感或失落感。虽然这些行为有一些短期的'好处'，但我们在治疗开始时的讨论得出了切实和令人信服的结论：继续暴食（和清除）与充分发挥你的潜力是不相容的。你已经认识到不将暴食（和清除）的冲动付诸行动是一种巨大的自由，并且已经感受到选择使用技能让你更有力量。你变得不那么受情绪的驱动，也不那么容易对情绪作出反应，相反，你会有意识地觉察到自己的内心正在发生什么，并以有技巧的方式做出回应。"

此时，治疗师可以与来访者核实任何进一步的意见。其次，至关重要的是来访者要重新承诺戒除。治疗师可以说：

"你对节制暴食（和清除）的承诺是你建立更快乐生活的重要基础。这个基础必须是坚实的——即坚定地承诺不使用食物应对生活压力。有了坚定的承诺，你就可以自由地试验、探索和应用在此治疗中所学到的各种适应性技能。提醒自己，生活的灵活性增加了，因为你的行为不再依赖于情绪，你有不再使用食物的自由，而且可以使用技能代替。"

让来访者选择是大声地表达他们的承诺，还是默默地向自己表达。建议来访者在治疗结束后，至少每周，也许每天提醒自己的承诺。

# 治疗终止

来访者和治疗师在治疗结束时会有许多不同的想法和感受，这是正常且可预见的。重要的是要向来访者承认这一点，并留出时间进行讨论。要强调的是，回避情感的旧习惯已经不再是一种选择。治疗终止提供了一个使用相应的技能去体验和表达感情的机会。治疗师可以这样开始讨论："对治疗即将结束的事实感到担忧是正常的，也许你感到焦虑或悲伤，或者因即将结束而有一种快乐的感觉，因为你已经得到了你需要的东西，并且觉得自己已经准备好继续前行了。也许你正在体验着其他的情绪吗？……"

来访者可能会表达一种失落感，治疗师认可这种感受："当然！这是一个你得到支持并也能够支持他人的群体。练习让自己保持对这种体验的觉察，而不去评判它。"

来访者可能也会感到焦虑。强调允许觉察这种感受的重要性："你的恐惧不是通过说服自己就得以摆脱的。如果加入这个小组已经帮助到你，那么你可能会担心，一旦治疗结束，你将如何坚持自己戒除暴食（和清除）的承诺，这是可以理解的。"

关键是要让来访者在治疗快结束的时候，利用这个机会练习体验各种即将产生的情绪，而不是依赖食物。不像在其生命中的其他时候，因为缺乏有技能的应对手段，他们可能求助于食物或其他方法麻木自己。来访者不再错过在生活事件中体验情感的机会，包括即将到来的治疗终止。帮助来访者尽可能详细地描述他们的感受，指出模糊的，实际上可能掩盖了更深入理解的描述，例如"我感到不安"。在治疗过程中，来访者可以意识到有时他们通过避免接触更深层次情感体验的方式来跟自己对话。

 **讨论要点：**"对于即将结束的治疗，你觉察到了什么情绪？"

## 技能回顾

回顾的目的是为了加强技能的获取，并强调如果技能是有益的，练习是须持续终身的投入。要强调的是，如果来访者将智慧心念运用于技能，这些技能始终是可供其选择使用的。加强技能练习是非常关键的，因为治疗结束后会有更多与治疗终止相关的情绪浮现出来。

## 正念技能

通过强调正念技能为何是所学习的其他技能的基础来开始回顾正念。这就是为什么正念技能是核心技能。"什么"和"如何"技能是获得智慧心念的关键和工具，需要每天使用。开始简单讨论三种心念状态：理性心念、情绪心念和智慧心念。例如，来访者是否能够识别他们的心念状态？他们如何利用这些信息来指导应对措施？来访者是否规律练习询问智慧心念？如果是的话，他们会怎么做来找到这种心念状态呢？找到智慧心念如何帮助来访者实现其目标？

简要回顾"什么"技能，让来访者用自己的话描述每个"什么"技能。如果需要的话，可以提供一些宽泛的提示，比如："**观察**涉及从你的体验中后退一步，保持注意而不是陷入或执着于那个体验，任其来去。**描述**涉及将体验言语化。将想法标识为想法，或者给感受命名。"提醒来访者，我们都有倾向觉得想法一定是真的，因为它在我们的脑海里。然而，事实显然并非如此。通过诸如描述和标识想法的方式，人们能更好地对自己的体验有一个客观的立场。通过**融入**的方式，来访者练习完全处于当下。

以类似的方式回顾"如何"技能，让来访者描述每一项技能，就像他们在向朋友传授一样。如果有必要，治疗师可以在讨论中作出如下提示：

"不评判是指从事实中剥离观点，认可但不评判，看看发生了什么——究竟**是**什么。一心一意指在当下练习耐心。它是耐心地把一个人的全部注意力带到此时此刻，并保持心念不偏离多个方向或分心。一心一意是接受当下，每次一刻，同时放下相互竞争的杂念。有效是关注什么是起作用的，去做每一种情况下需要做的。"

提醒来访者，有效不在于什么是公平的，什么是对的或是错的。有效时，一个人的重点是遵守规则，关注自己的目标。承认来访者有暴食（和清除）的冲动而其他人没有，这可能是不公平的。有效意味着人尽其才、物尽其用，而不是削足适履、自毁长城。其他可能需要讨论的问题包括：

- 你"如何"达到智慧心念?
- 你"如何"集中注意力,而不是盲目行事并受控于情绪心念?
- 你"如何"观察、描述及参与?

正念"什么"和"如何"的技能构成了正念进食、冲动冲浪和替代性反叛的基础。正念进食是完全觉察和专注地进食,没有自我意识或评判。冲动冲浪包含了对暴食(和清除)冲动的不执着的观察,在不试图阻止、停止或对抗的情况下,驾驭该冲动。替代性反叛指通过找到不涉及暴食的替代性反叛方法有效反叛,使用不会导致反效果或制造更大困难的反叛方式。鼓励来访者描述他们使用这些技能的情况,包括使用遇到困难的时候,以及能够使用这些技能来避免暴食(和清除)的时候。

## 情绪调节技能

列举情绪调节技能的每一个目标,让来访者对下列每一个重要或有意义的关键点进行反思: ① 识别你的情绪; ② 探索情绪的作用; ③ 减少情绪心念的易感性; ④ 增加积极情绪; ⑤ 通过正念让痛苦情绪减缓来减少忍受; ⑥ 采取与情绪冲动相反的行为来改变情绪体验。

需要包含对以下想法和技能的回顾和讨论:观察和描述情绪,体验情绪波动,记住你不是你的情绪。这个概念是尊重个人的所有体验,而不是评判自己或自己的情绪,以减少痛苦情绪。要强调的是,与当前情绪相反的行为是改变或降低情绪强度的有力方式,而这种情绪会影响来访者的生活质量。例如,如果来访者感到沮丧或抑郁,他们可能会避免社交活动,从而潜在地延长了他们的负性情绪。与当前情绪相反的行为包括接近当前的情况,以此打开了一种不同的、积极体验的可能性。承认这项技能不能提供"快速解决方案",它的好处来自反复练习。

作为整体讨论的一部分,可以提出的问题包括:

- 哪些情绪调节技能是你的"最强项",你感到最运用自如?
- 哪些情绪调节技能需要你更多地关注和练习?例如,你是否很容易就能识别与情绪相关的行为冲动，但却很难表明你的想法？

- 情绪的功能是什么？
- "暴食（和清除）以及其他有问题的进食行为是如何影响情绪的？"例如，愤怒时暴食是如何干扰沟通、行动组织和自我认可的？
- 与你的体验抗争会增加痛苦，对此你的观察是什么？
- 你对与当前情绪进行相反行为的体验是什么？
- 回想过去一周中你体验到的最强烈的情绪，你的躯体感受和行为冲动是什么？你能改变自己的想法吗？你能改变自己的躯体感受吗？
- 对于降低情绪心念的易感性，你的体验是什么？你当前的目标是什么？
- 你在生活中增加了哪些积极事件？
- 你一直在努力避免回避吗？
- 你的长期目标（如人际关系）有什么进展吗？

## 痛苦忍受技能

通过提醒来访者这些技能背后的理念，即痛苦是生活中不可避免的一部分，开始回顾这个技能模块。痛苦忍受技能旨在帮助来访者忍受痛苦和不舒服的情况，而不让情况变得更糟，比如通过暴食（和清除）。

区分两种类型的痛苦忍受技能：接受技能（例如，全然接受、观察呼吸、浅笑和觉察练习）及危机生存技能（例如，转移注意力、自我安抚、改善当下、利弊分析）。提醒来访者，求助于危机生存技能不是为了解决问题，也不一定能让问题消失，而是帮助来访者在危机中生存下来，而不让事情变得更糟。

提醒来访者危机生存技能的适用情境不仅局限于重大危机。当他们有暴食（和清除）冲动，盲目地吃东西，或发现自己面对渴求的感受时，都可以随时使用这些技能。

强调不是被动接受。事实上，接受可能包括面对和承认必须有所改变。

在回顾痛苦忍受技能模块时，治疗师可以提出的问题如下：

- 你如何用自己的话来描述为什么需要学习痛苦忍受技能？它们有什么用？

使用的理由是什么？

- 学习痛苦忍受技能如何提高了你调节强烈情绪状态的能力？
- 痛苦忍受技能如何取代冲动的情绪心念行为，如暴食（和清除）？
- 危机生存技能的主要类别有哪些？你倾向于使用什么？将来你计划更多使用哪些？
- 分析痛苦忍受的利弊时，你的体验是什么？
- 你如何进行接受练习，如观察呼吸？
- 你对浅笑技能的体验是什么？

## 提前应对 [1]

在评估之后，治疗师会提出提前应对策略，这是最后一项需要教授的新技能。该技能在治疗结束的时候特别有用。与写下进食行为问题的链分析不同，前者在于回顾过去，以便更好地理解可以采取什么不同的做法，提前应对的目的是将分析用于未来。

治疗师会阐明，当来访者对他们在特定情况下的反应感到焦虑时，可以使用这种技能。例如，如果来访者知道自己在有充足食物的社交活动中很脆弱，可以练习提前应对来帮助自己在实际活动中更有效地管理自己。这可能需要想象自己要去参加一个即将到来的聚会，详细地预测暴食（和清除）冲动的体验会是什么样的，并详细地想象运用技能来适应地应对这些冲动。

提前应对的关键是要非常具体。提前应对即将到来的情形时，来访者可能会想象问自己，他们的智慧心念会怎么说。此外，他们可能会练习全然接受，通过转变心念的步骤来进行排练。他们也可以想象识别自己的情绪（如焦虑、悲伤）并检视其功能。随后可能是心理模拟和练习烧毁通往暴食（和清除）之桥的技

---

1　该技能在最初版本的暴食障碍与神经性贪食的 DBT 手册及研究中被称为"心理模拟"（mental simulation）。

能。提前应对可能还包括来访者观察，并发展出对情况及其反应的新观点。

提前应对包括详细排练来访者实际上会对自己说什么，实际上会做什么。通过练习提前应对，来访者可能会得到强有力的保证，他们将能够有效地使用技能来应对困难的情境，他们的情绪状态会改变和平静下来。要强调的是，当来访者在心理上模拟求助于技能并在困境中生存下来时，更有可能知道在实际面对这些情况时该做什么。

**体验性练习**

**观察呼吸**

"保持舒适的姿势，双脚放在地板上，头和脊椎挺直，用膈肌吸气和呼气。注视一个点。让大脑想象一下未来的情况，在这种情况下，你很可能会有暴食的冲动，无意识地吃东西，或者出现其他有问题的进食行为。这可能是一个实际即将到来的情形，或者是一个基于你过去的经验，你可以预料将会身处的困难处境。例如庆祝节日时，你通常吃得过多。通过预想自己在该情境下的具体体验，来练习提前应对。想象你在做什么、说什么、感受什么。在心里模拟如何运用技能有效地应对这种情况。例如，想象一下，当你发现你可以选择食物时，练习观察你的呼吸。想象寻求智慧心念的指导。在细节上预想自己在练习转念技能。当你这样做的时候，观察是否出现任何障碍。如果有，在心里模拟应对这些障碍。例如，如果你想象自己可能会开始暴食，并体验到屈服、暴食（和清除）的冲动，那么在心理上模拟将你的心念转向自愿自主之路。通过记住辩证戒瘾的技能来提前应对，全然接受你所做的，因为现在你重新开始承诺戒瘾。想象识别自己情绪并思考它们的功能。预想自己站在一个新的视角，有效地处理情况，对自己不作评判。当你准备好了，做几次深呼吸，然后结束练习。"

**讨论要点：**"你对提前应对的体验是什么？你能想到未来在其他情况下你可能会使用这项技能吗？"

如果时间允许，下列普遍性问题可能有助于最后的回顾：

- 你发现什么技能最有用？
- 是否有些技能针对某些特定情况特别有效，而其他的则适合不同的情况？
- 你发现哪些技能练习起来比较困难，或需要更多的练习？
- 是什么妨碍了你练习这些技能？
- 具体来说，你是如何使用技能来代替暴食（和清除）、盲目进食以及其他有问题的进食行为的？

## 规划未来

分发规划未来作业单（附件 7.1）。目标是帮助来访者明确地思考维持治疗成果的策略，以及在治疗结束后继续取得进一步进展的策略。在我们的研究协议中，这份讲义是在倒数第二次治疗中分发的，以便来访者有时间在最后一次治疗中进行反思、制定计划并讨论他们的计划。

治疗师可以说：

"这是规划未来的作业单。请你认真考虑所提出的问题。下一次治疗就是最后一次了。在治疗的后半部分，每个人都有机会分享自己的规划未来作业单。请你描述继续练习课程中所教技能的具体计划。例如，你可以决定继续将日记卡作为你技能练习的记录，并设定每天至少练习一项技能的目标。你可以找出练习得最少的五项技能和你认为最有帮助的五项技能，并制订一个每天练习这些技能的计划。

这张表上的第二项活动涉及确定将来你将如何处理某些曾经导致你进食问题的特定情绪。例如，你是否经常通过暴食（和清除）来应对愤怒或焦虑？制订计划的目的在于能够将其付诸实施，以防止任何问题进食行为。我们知道，随着治疗的结束，对你来说最重要的事情将是继续技能行为和健康饮食，并保持对有问题的进食行为的戒瘾。作为这个练习的一部分，你可能还想要专注于记住那些典型的功能不良的链接，那些你在过去不得不处理的链接。这些想法是'我值得拥有食物''这不要紧',还是'食物会让我感觉更好'吗？哪些技能在处理这些链接时最有用？作业单上第三项活动是写下你下一步需要做什么来继续建立一个有意义的、有满足感的生活。"

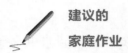

**建议的**
**家庭作业**

治疗师指导来访者完成规划未来作业单（附件7.1），并准备在下一次治疗中进行讨论。

# 末次治疗

治疗师可以使用我们研究中的最后一次治疗。末次治疗的前半部分和之前的治疗一样，是用来回顾每个来访者对其技能练习的报告，以及任何有问题的进食行为的链分析。

中途休息后，来访者有机会就他们的治疗体验提供反馈。然后对每个来访者的未来计划进行分享，然后说再见。

## 反馈

治疗师可以使用和（或）调整以下问题，这样介绍："因为我们正在不断开发和改进这个治疗项目，我们想花几分钟了解一下你的意见和经验。"

- 这个治疗项目对你来说怎样？
- 治疗在哪些方面有帮助，什么方面没能帮到你？
- 你觉得其他小组成员的贡献对你有帮助吗？

- 就小组而言什么对你是最重要的?

- 你更愿意接受一对一的治疗吗?（或对那些接受个体治疗的来访者）你愿意接受小组形式的治疗吗?

- 对你而言，所教授技能的数目太少，太多，还是恰好?

- 你认为治疗中进行的操作性练习，如正念进食及浅笑对你有帮助吗?

- 家庭作业回顾部分对你来说怎样?

- 你最喜欢的技能是什么?

- 治疗对你生活的其他方面有什么帮助吗?

- 对于那些我们还没有讨论过的、有助于改善治疗项目的问题，你有什么建议吗?

## 规划未来

来访者与小组分享其规划未来作业单中的回答。

## 再见

治疗师可以通过表达对来访者努力工作以及积极分享和参与的赞扬来进行小组告别。可以是广泛陈述，也可以是对每个来访者的具体反馈。传递对来访者的信念和信心，相信他们有能力继续为自己建立高质量的生活，不再有进食行为问题。

据我们的经验，小组成员通常会主动给彼此送离别礼物（例如，写着鼓舞人心的名言的羊皮纸卡片，小组成员都觉得感人且有意义的歌曲的 CD）（注：第 9 章，未来的方向，包括关于处理复发问题的讨论）。

**附件 7.1**

# 规划未来作业单

1. 写下具体的计划来帮助你继续练习在这个项目中帮助过你的技能。

2. 想想之前那些导致暴食的环境和情绪。例如，确定典型的触发事件、典型的易感性和典型的功能性失调链接。至少写下每类中的一种，并概述你的计划，描述你将在每种情况下处理所产生的情绪使用的技能。换言之，你将如何预防暴食或其他进食行为问题？如有需要，请使用本页背面。

典型的触发事件（例如，晚宴，争吵）

典型的易感性因素（例如，过度疲劳，酗酒）

典型的功能性失调链接（例如，"管他呢""我就应该吃""不吃东西我受不了""我知道有这些技能，但我不想用"）

3. 写出你下一步需要做些什么来继续为自己构建一个满足而值得的生活。

---

引自 Debra L. Safer，Christy F. Telch 和 Eunice Y. Chen 著，陈珏主译的《暴食和贪食的辩证行为治疗》。英文版版权所有 ©2009 The Guilford Press。简体中文翻译版版权所有 © 上海科学技术出版社有限公司。本附件的影印件仅供购书者个人使用（详情请见版权页）。

# 第 8 章

# 案例阐释

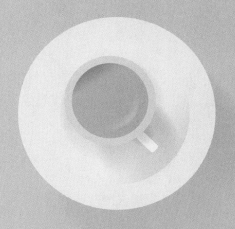

本章通过两个案例来介绍 DBT 在暴食障碍和神经性贪食中的应用。这些案例的目的是为了说明一个典型的治疗过程，并针对可能给治疗师带来挑战的问题提供指导。第一个案例是一位神经性贪食的患者，治疗是以个体治疗的形式进行的（20 次，每次 50～60 分钟的治疗）。第二个案例是以团体形式治疗（20 次，每次 2 小时的治疗）的一组暴食障碍患者。

每个治疗案例包括以下内容：

- 治疗前访谈；
- DBT 介绍（第 1～2 次治疗）；
- 核心正念技能（第 3～5 次治疗）；
- 情绪调节技能（第 6～12 次治疗）；
- 痛苦忍受技能（第 13～18 次治疗）；
- 技能回顾和未来规划（第 19～20 次治疗）。

我们介绍的所有来访者都同意接受治疗，并同意将他们的案例材料用于学术出版和培训。

# 在患有神经性贪食的来访者个体形式的治疗中使用 DBT

## 临床表现

Sarah 是一名 36 岁的白人女性，符合《精神疾病诊断与统计手册第四版修订版》（fourth edition of the *Diagnostic and Statistical Manual of Mental Disorders*，DSM-IV-TR，American Psychiatric Association，2000）中神经性贪食的诊断标准，本团队的一位治疗师（D.L.S.）对其进行治疗[1]。Sarah 和丈夫及他们 7 岁和 5 岁的两个女儿住在一起。她兼职做店员，她丈夫是全职工程师。

进食障碍检查（EDE，Fairburn & Cooper，1993）是一项在治疗前评估进食障碍诊断的标准化访谈。根据 EDE 分类，Sarah 报告了她在过去的 28 天里，有 13 次"客观"（即进食异常大量的食物，同时觉察到失控感）暴食发作，12 次"主观"（即进食时觉察到失控感，但吃下的食物通常不会被认为是超量的）暴食发作，以及 21 次清除行为。

Sarah 描述了她在一个大家庭中长大的经历，并回忆道，她的母亲在情感上是冷漠的，似乎总是专注于照顾 Sarah 的多个兄弟姐妹，还经常改变饮食方式。她想起自己在家里常常有没被"听到"的感觉。Sarah 从小学起就开始节食，她描述道，自己稍微超重，想要更瘦，想要"更像其他女孩"。她在 23 岁时开始暴食和清除。那时她刚开始工作，离开了家，离开了大学的支持性环境，她发现自己在晚上感到非常孤独。在接下来的 13 年里，她的神经性贪食经历了起起落落，逐渐变得更加严重。在接受治疗时她的体重为 109 磅（约 49 千克），身高 5 英尺 2 英寸（约 1.57 米；BMI=20 kg/m$^2$）。她成年后的最低体重为 109 磅，最高体重为 125 磅（约 56 千克）。

Sarah 说，在她第一个孩子出生后的 4～6 个月内，她的暴食和清除情况恶

---

1  该案例的最初版本由 Safer 等（2001a）发表。

化，同时出现了一系列抑郁症状。在此期间，即在开始目前的治疗项目之前的 7 年，她由于肩伤导致残疾，做了 2 年心理咨询。她发现尽管心理咨询对她的贪食症状几乎没有影响，但对她的抑郁症状有帮助。她从未接受过精神类药物治疗。Sarah 在我们的研究中进行治疗时，她既没有达到重度抑郁症的诊断标准，也没有达到任何其他轴 I 或轴 II 疾病的诊断标准，包括目前或曾经的酒精或其他物质滥用或依赖问题。

虽然患有暴食障碍和神经性贪食的来访者进入我们的治疗研究时，常常伴有各种共病（表 1），但呈现 Sarah 的案例主要是为了使我们聚焦于神经性贪食改编版 DBT 的典型过程。她的治疗包括 20 个每周一次、每次 50 ～ 60 分钟的个体心理治疗。每次治疗最初的 20 分钟复习前一治疗中所教授的家庭作业或技能，之后大约 30 分钟教授新技能（第 3 ～ 7 章）。

## DBT 介绍：治疗前访谈和第 1 ～ 2 次治疗

### 治疗前访谈

治疗前访谈（第 3 章）使我们得以与来访者建立合作关系，对当前的问题进行部分评估，评估暴食 – 清除的情绪调节模型，并了解最近一次暴食 – 清除发作的细节。此外，还可以评估治疗的目的和目标，然后讨论治疗师和来访者的治疗协议。

在简短的介绍和欢迎之后，Sarah 被问到她为什么在这个时候寻求治疗。

"这次的贪食是我这辈子最严重的一次。我担心我的行为会增加我女儿患进食障碍的概率。这不是我想成为的榜样。我的贪食也让我感到羞耻，并且正在影响我的婚姻。我没办法和他说我的行为。"

治疗师回顾了 Sarah 的治疗历史，确定这是她第一次专门针对进食障碍寻求治疗。如前所述，她之前曾因自己的抑郁情绪寻求过心理咨询，那时候她的进食行为很少被讨论。她很高兴之前的治疗帮助她缓解了抑郁情绪，但让她失望的是，治疗没能使她的进食障碍症状得到缓解。

　　治疗师随后给 Sarah 介绍了情绪失调模型，并向她展示了附件 3.1（第 3 章）中的图表。该模型假设情绪失调和不良进食行为之间存在关联。Sarah 被要求描述最近的一次暴食-清除发作，以确定这个模型是否适合她有问题的进食模式。Sarah 详细描述了前一天晚上发生的一件事，治疗师问："你觉得是什么引起的？"[1]

Sarah：　我压力很大，上午工作很累，下午还要照顾女儿们。当我监督我的大女儿做作业的时候，我开始考虑暴食。在孩子开学以及丈夫经常出差的情况下，我感觉自己被拉向了不同的方向——我能想到的只有给自己留一些时间去暴食。

治疗师：　所以我听到的是——这是艰难的一天，工作和孩子们让你筋疲力尽，最糟糕的是，你的丈夫不在身边。没有他来分担这些负担，我猜你对家庭和工作对你的期望感到压力，也许你也感到孤独，觉得失去了丈夫的支持。根据我们的模型，这些沮丧和孤独的情绪是令人不适的，你认为你不能处理它们，所以转向暴食和清除，在我们的模型中，这是过度学习的非适应性行为。你觉得我说对了吗？

Sarah：　完全正确。

治疗师：　暴食和清除之后感觉如何？

Sarah：　我感觉平静多了，也更集中了。嗯，至少一开始是这样。

治疗师：　你的经历似乎确实符合我们的模型，在这个模型中，暴食和清除可以让你麻木，避免不愉快的感觉。这让你感觉更好，就像你说的，至少一开始是这样。而你来到这里的原因是这么做有长期的后果，比如你为自己成为女儿的不良榜样而感到羞耻，你感觉与丈夫的关系越来越疏远，这个秘密是你的负担，它让你觉得自己不是你想成为的那个人。这样说对吗？

Sarah：　是的，我从来没听人这样解释过。我一直认为我的暴食是没有意义的，但我能看到，在一种奇怪的方式上，它是有意义的。

治疗师：　这种治疗会教你用更有效的方式来处理你的情绪。

Sarah：　听起来太棒了！

---

1　由于篇幅限制，本书的治疗记录并非原文，而是进行了修改。

随着 Sarah 认定该模型很好地解释了她的暴食和清除循环，她表达了进一步学习的动机，我们制定了 DBT 的目的和治疗目标（第3章，附件3.2）。Sarah 认可了治疗的目的和目标，同意停止暴食和清除是她最重要的目标。此外，她也明白，关注任何干扰她治疗的行为对于治疗的顺利进行都是十分重要的。

治疗师概述了要教授的技能模块，以及每周 50～60 分钟治疗的总体结构，随后制定了来访者和治疗师的治疗协议（第3章，附件3.4、3.5）。因为 Sarah 对这些没有任何疑问[1]，治疗师让她把这些材料带回家，在下次把它们带来之前再进一步考虑。如果她觉得合适，就可以在上面签字。如果她觉得不合适，治疗师会很乐意在那时更详细地去讨论它们。

**介绍性会谈（第1～2次治疗）**

**治疗1**

第1次治疗的目标是：① 使来访者作出承诺，戒除暴食和清除；② 描述生物社会模型；③ 引导来访者使用日记卡和链分析；④ 回顾治疗目标和治疗协议。

来访者对戒除暴食和清除的承诺在一开始就至关重要。因此，当 Sarah 回来时，治疗师要求她进一步描述暴食和清除对她生活的影响，并描述她的治疗目标。Sarah 说，她感觉自己的生活"很多方面都在掌控之中"。她有自己深爱的女儿，和丈夫的关系很好，还有一份令人满意的工作。贪食行为似乎是唯一失控的方面。她还说，她觉得自己的进食障碍是一个秘密，她瞒着其他人已经有很长一段时间了，包括她的丈夫。虽然当 Sarah 开始患上神经性贪食时，她觉得这是她"最好的朋友"，但随着时间的推移，它变成了令她非常痛苦和孤独的负担。

下面的交流说明了治疗师是如何鼓励 Sarah 坚持她的戒除目标的。

治疗师： 从你告诉我的情况来看，听起来暴食和清除对你生活的许多重要方面都有很大的负面影响。这感觉对吗？

Sarah： 噢，是的，确实如此。它曾经让我觉得安慰，不那么有压力。但现在似

---

[1] 尽管许多进食障碍的来访者都提出了对于体重可能增加的担忧，但 Sarah 并没有。治疗师可以告诉他们，大多数贪食患者在停止暴食和清除后，即使有体重增加（通常不超过几磅），也不会太多。

乎越来越不受控制了。我感到内疚和孤独，这并不能真正帮助我缓解压力，至少不能持续很长时间。

治疗师：　我明白了。听起来它确实严重影响了你的生活质量。但是，尽管有消极的一面，但很明显你还是有理由继续这样做的。我们能不能把继续这么做的好处列个清单？

Sarah：　好吧，没有太多。但我想……嗯……在我要应付孩子们的家庭作业、我的工作，以及我丈夫因工作出门，我要努力当爹又当妈的时候，我感到压力很大，不堪重负，而这时候贪食会让我感觉更放松。

治疗师：　我明白了。至少在短期内，它有助于分散你对压力的注意，释放一些紧张情绪。还有其他好处吗？

Sarah：　我丈夫不在家的时候我很孤独，我可以借此聊以自慰。

治疗师：　这是关键。暴食和清除似乎能把你的注意力从困难的事情中分散出来。而且它在短时间内是成功的。

Sarah：　我可以鱼与熊掌兼得，吃了不会发胖。这也是好处。

治疗师：　嗯。我知道你来这里是因为你想停下来，但我不得不说，贪食确实有很多好处。也许你应该重新考虑一下。可能有一种方法可以让你继续暴食和清除，*同时*保持生活质量。你觉得除了完全消除暴食和清除，有没有这种可能？

Sarah：　（沉默了一会儿，然后反对。）我认为你说得不对。你看，即使我催吐后压力减轻了，我还是得回去把所有的事情处理好。而且因为催吐让我筋疲力尽，所以我没办法把事情做好。就好像催吐之后我变得一团糟，都不能正常思考了。即使这让我在 David 出门的时候不那么孤独，但我嫁给了 David——不是为了放弃思考。这很可怕，因为我甚至没有勇气告诉他，所以患有神经性贪食让我更加孤独。如果他知道了，他会很生气的，因为这不仅影响了我的健康，而且他会觉得我一直在欺骗他。我们分享了我们关系中的一切，除了这个。关于吃我想吃的东西又不增加体重的问题也是一样。当我暴食的时候，我根本不享受那些食物。催吐也很恶心，它让你的呼吸很难闻。即使这有助于控制我的体重，我也不确定我看上去有多好。事实上我看起来而且感觉疲惫不堪。不，同时有神经性贪食和过我想要的生活不可能，我试过了，我没办法做到。

治疗师： 我能从你的声音里听出你的挫败。你尝试同时暴食和过有意义的生活，但都没有成功。它们是不兼容的。

Sarah： 是的。

治疗师： 嗯，你说服我了。事实就是如此。正如你所说的，没有别的办法。你必须停止暴食和催吐，现在就必须停止。

Sarah： 现在？

治疗师： 是的，我们要把你上一次的暴食和催吐命名为最后一次。

Sarah： 真的吗？但我不能就这样停下来。

治疗师： 为什么不呢？你有其他的选择吗？你不能处理好你要做的所有事情，不能与你的丈夫有一个完全真诚的关系，不能处理好你的工作和孩子，不能成为你想成为的那种母亲——除非你停止暴食和催吐。根据你所说的我确信，如果你继续暴食和催吐，事情只会变得更糟。你唯一的希望就是停止暴食和催吐。

Sarah： 好吧。嗯，我确实想阻止它，这就是我来的原因……

治疗师： 你听起来不太确定。真正考虑一下放弃暴食和清除所带来的暂时性好处意味着什么。甚至可能还有一些我们没有讨论过的问题。然而，请记住，这个治疗的目的是教你管理所有你所描述的压力和困难情绪的技能。与此同时，当你学习和练习新技能时，你需要利用你已经会用但可能已经生疏的技能。

Sarah： 好吧，我可以试着停下来。

治疗师： 这是个很好的开始。但是我们从研究和经验中了解到，阻止暴食和清除需要的不仅仅是努力。你需要做出彻底的承诺——发自内心深处，发自你内心想要实现自己的潜力，成为你尊重的女儿的榜样，和你的丈夫有一个更健康、更坦诚的关系的地方。你觉得你能做出这样的承诺吗？

Sarah： 是的。我可以承诺不再暴食。但是我很担心我不能遵守这个承诺。如果我在离开后暴食呢？

治疗师： 我们不是要你预测未来。我们只是要求你在此时此地做出承诺，停止这种行为。毕竟，生活就是一系列的瞬间，我们有机会从头再来。

Sarah:    好吧。我现在就可以承诺。

治疗师:    这样做很勇敢。之后，Sarah 和治疗师回顾了来访者和治疗师的治疗协
         议（第 3 章，附件 3.4、3.5）。治疗师提醒了 Sarah 未来治疗的结构，
         即前 20 分钟用来回顾作业，剩下的 30 分钟用来学习新技能。

  然后治疗师介绍了链分析（第 3 章），并解释说使用行为链是一种技能性的
行为。治疗师示意让 Sarah 完成行为链。这从回顾到达正念进食之路的层次结
构（第 3 章，附件 3.2）开始，申明要按照从最高层次的目标（例如，暴食和清
除）到较低层次的目标（例如，貌似不相关的行为）的顺序来做。来访者和治疗
师讨论了诱发事件或引发问题行为链的环境诱发因素，以及易感因素（如缺乏睡
眠、身体疾病）的作用，回顾了行为链的各个环节，包括来访者的行为、身体感
觉、认知、事件和感受，并确定了用更有技能的行为来替代问题行为。治疗师要
求 Sarah 下次治疗前在示例行为链和指南（第 3 章，附件 3.6、3.7）的帮助下
完成至少一次链分析（第 3 章，附件 3.8）。

  最后，治疗师给了 Sarah 一张日记卡和填写说明（第三章，附件 3.9、
3.10），要求她记录目标行为（例如，暴食和清除）的频率，给不同情绪状态的
出现和强度评分，并记录每天使用了哪些技能。治疗师告诉她，每次治疗时都会
检查这些内容，所以她每次都要把这些带过来，这很重要。

**治疗 2**

  这次治疗的目标包括回顾家庭作业和教授辩证戒瘾和腹式呼吸的新技能（第
3 章）。治疗由回顾 Sarah 的日记卡开始。在之前的 7 天里，Sarah 填写了 4 天
的日记卡。她说，她有 3 天没有填写日记卡，因为她在那几天有暴食和清除，她
感到太羞愧而不敢写下这些行为。她也没有完成链分析。

  治疗师解释说，没有完成家庭作业是干扰治疗的行为，并提议和 Sarah 一起
完成一次链分析，以更好地理解 Sarah 没有完成所有家庭作业的原因。

治疗师:    就像我们上次讨论的，任何阻止你参加治疗的事情都是我们需要首要处
         理的。（拿出一张空白的链分析表）。那么，你为什么没有在星期六、星

期日和星期一填写日记卡呢？

Sarah：　我就是做不到。( 低下头，默不作声。)

治疗师：　告诉我发生了什么事。

Sarah：　事实是，当我做出不暴食的承诺时，我以为这种事不会再发生了。

治疗师：　听起来好像是羞耻感阻止了你去填写日记卡。

Sarah：　嗯，我猜是的。

治疗师：　今天你将学习一项新技能，我认为它将真正帮助你在不必逃避作业的情
况下克服这种羞耻感。现在，让我们对你的最后一次暴食做个链分析。

治疗师和 Sarah 对她之前的暴食和清除进行了链分析。

在回顾完家庭作业后，治疗师开始教授新技能。治疗师宽慰 Sarah 说，尽管很
多来访者做出了停止暴食清除的承诺，但他们觉得很难应对继续暴食和清除，所以，
辩证戒瘾这个技能是专门为此设计，帮助来访者看到（也许在某种程度上他们从来
没有想到过）即使目前无法达到一个目标，还是可以强化对目标的承诺的可能性。

治疗师告诉 Sarah，除了日记卡和链分析之外，辩证戒瘾和腹式呼吸技能，
是在接下来的一周中体验到想要暴食和清除的冲动时，可以用来帮助自己的工具。

## 核心正念技能模块：第 3～5 次治疗

在这些治疗中，Sarah 学习了核心的正念技能，以提高她的觉察能力，以及
在不通过情绪引发的进食行为（暴食与清除）来对自己的情绪做出反应的情况下
感受它们的能力。教授的具体技能包括"什么"技能、"如何"技能、正念进食、
冲动冲浪和替代性反叛。

### 对话记录：教授用麦芽糖球练习冲动冲浪

治疗师：　如果你愿意，拿一个麦芽糖球。但是不要吃。

Sarah：　我好害怕！

治疗师：　我知道这很可怕。虽然这种冲动让人难以抗拒，但学习冲动冲浪的目的
在于，你可以有这种冲动，但不付诸行动。

Sarah：　现在和你在一起，我还能控制得住，但是离开这里之后会怎么样呢？我可能会出去暴食！

治疗师：　你很担心，这是可以理解的。做几次腹式呼吸。你的智慧心念是如何看待这个练习的呢？

Sarah：　嗯……我的智慧心念认为这是有意义的。但我担心的是治疗结束后会发生什么。

治疗师：　让我们现在做这个练习，我们会在课程快结束的时候再看看你的感觉。（继续进行冲动冲浪的体验性练习。）

在治疗快结束时，治疗师问道："我们今天的治疗结束前，先来检查一下，你现在有想要暴食的冲动吗？"

Sarah：　是的！我的暴食冲动是满分！

治疗师：　此时你的冲动很强烈。那么，你可以使用什么技能来控制暴食的冲动？

Sarah：　我想我可以坐在外面的等候区练习冲动冲浪，直到我的冲动减弱后再离开。

治疗师：　听起来不错。有时，减少冲动需要的时间比我们在一起治疗的时间还长。

Sarah：　冲动在早些时候有所减弱，但当我意识到治疗即将结束时，冲动又增强了。

治疗师：　有什么事情会妨碍这个计划吗？

Sarah：　嗯，我可能得在冲动减弱之前去接孩子了。

治疗师：　如果那样的话，你还能练习什么技能呢？

Sarah：　我可以在等红灯的时候练习正念，观察和描述方向盘以及它在我手里的感觉。

治疗师：　听起来是个好办法。你认为你能实施我们的计划吗？坐在等候室直到你的冲动消失，如果你要提前离开，就在等红灯时练习观察和描述方向盘？

Sarah：　我会坚持我们的计划。

### 对话记录：教授替代性反叛

治疗师：　我很高兴教你下一个技能，因为我想你会发现它在晚上，即你说过的有很多冲动的时候特别有用。这叫作替代性反叛（解释替代性反叛的概念，然后继续）你认为暴食和清除对你来说是一种叛逆的形式吗？

Sarah:　哦，我不是那种叛逆的人！

治疗师:　我明白，但请先听我说。当然我可能是错的。我注意到，当你晚上和孩子们在一起时，通常会有暴食的冲动，因为你丈夫还在上班。孩子们对你有各种各样的要求——他们要吃晚饭，他们需要帮助才能完成作业，他们找不到明天足球训练要穿的衣服，等等。我想在这种情况下，每个人都会感到怨恨、生气和恼火，哪怕只是一点点（微笑）？

Sarah:　嗯……也许吧。我讨厌这样想，但这可能是真的。有时候我只想逃离这一切。

治疗师:　你怎样能够以一种不像暴食和清除那样伤害你的方式来实现这个非常合理的愿望呢？想想所有的可能性，即使是最疯狂的！

Sarah:　我想我可以找个保姆帮忙。当我真的感到压力大的时候，可以缓一缓，先和孩子们一起看视频，等感觉好一点的时候再催促他们做作业。

治疗师:　太好了！还有更疯狂的吗？

Sarah:　现在我想到了，我可以在果汁饮料里插一把装饰纸伞（笑），可以读一本名人杂志，一切听起来都很不错。

治疗师:　这些都是替代性反叛的好主意！所以我的理解是，你会转向暴食（和清除）来处理压力，或者一小点（微笑）怨恨。在短期内，这是有用的。但是通过练习替代性反叛，你尊重你的感觉和叛逆的冲动，照顾你自己，但这样做没有由暴食（和清除）导致的长期的内疚和羞耻感。

## 情绪调节技能模块：第 6 ～ 12 次治疗

到第 6 次治疗时，Sarah 报告说她已经停止了大量的暴食和代偿性的清除。然而，她仍然在与少量的暴食做斗争（即主观性暴食）。下一个技能模块的目标是教来访者如何识别以及给情绪命名，理解情绪的功能，减少对强烈情绪的易感性，增加积极情绪事件，增加对情绪的觉察，学会在可能时改变情绪体验。

在讨论情绪模型时（第 5 章，附件 5.2），Sarah 说她不认为有时情绪真的在她的催吐冲动中起作用——更多的是在胃里有食物时的身体不适。Sarah 专注于身体上的感觉，而不是情绪上的感受，这是许多患有神经性贪食的来访者的典型特征。

Sarah：    就像我刚才说的，有时我不认为这会涉及任何情绪。我只是觉得身体不舒服——我能**感觉到**百吉饼就在我的肚子里，一动不动！当发生的事情纯粹是身体上的，这种情绪模型就没有意义了。

治疗师：    但是在你的语气里，我听到了更多的东西。

Sarah：    我只是觉得它恶心而臃肿，而且这让我的肚子都凸出来了。但这是身体上的现象。

治疗师：    等等（微笑）。我在"恶心"这个词中听到了评判。

Sarah：    嗯，我的肚子这么鼓，真让我觉得尴尬。

治疗师：    啊哈！尴尬是一种情感。

Sarah：    但我不只是觉得尴尬。真的很不舒服。

治疗师：    我们来再看看这个模型。你能看到你吃下百吉饼以及在这之后你的解释是"我的肚子很恶心"的联系吗？这与你大脑和身体的变化有关，而且你发现自己一次又一次地专注于那些感觉和解释。所有这些都是你所描述的尴尬的一部分，随后其中开始包含羞耻感。这是一个很好的例子，说明了像尴尬和羞愧这样的情绪是怎样产生，并且一次又一次地出现的。

Sarah：    嗯，我想这可能是真的。有些日子，有些时候，比如我很忙的时候，我甚至没有注意到吃了百吉饼后我的胃是什么感觉。

在第 8 次治疗中，治疗师和 Sarah 讨论了情绪的各种功能。治疗师问："根据我们所讨论的，暴食（和清除）是如何干扰你情绪的自然功能的？"

Sarah：    嗯，我不知道，真的。

治疗师：    我注意到你提到的一件事，就是你周围的每个人都经常赞叹你是多么"沉得住气"，以及你是如何毫不费力地做到这一切的。和你一起，也让我觉得你很难让我知道事情并不像看起来那么简单。

Sarah：    没错，但是人们并不了解真正的我。

治疗师：　听起来好像是这样的——暴食（和清除）让你能够保持一副快乐的面
　　　　孔，这样人们就不知道真实的你和你在应对一切时的挣扎。

Sarah：　我想是这样的。我不想再暴食（和清除）了——代价太高了。

　　在第 9 次治疗中，作为情绪心念易感性讨论的一部分，治疗师提出了均衡饮
食的话题。改编版 DBT 与其他进食障碍治疗方法（如 CBT）的一个不同之处在
于，它不包括对进食模式的行为上的关注。根据 CBT 的进食限制模型，限制食
物摄入会导致暴食（和清除）。而在 DBT 中，饥饿（或通常所说的不平衡的食物
摄入）被理解为会增加一个人对情绪心念的易感性，但不是诱发事件本身。

治疗师：　不平衡的饮食会使你更容易受到情绪心念的影响吗？

Sarah：　我尽量吃得健康。

治疗师：　确实是这样！我从你最近的链分析中注意到的一件事是，你可能会描述
　　　　在做晚饭时的暴食冲动，尤其是当晚餐准备得晚了的时候。

Sarah：　确实如此。晚上是一个非常忙碌的时间，要让孩子们有东西吃，做晚
　　　　饭，还要应付一天快结束时的那些事情。最重要的是如果我太饿了，我
　　　　更有可能感到不知所措，想要暴食。

治疗师：　那么，根据你的智慧心念，你能做些什么不同的事情呢？

Sarah：　嗯，我想不要让自己太饿了，尤其是不要很晚才开始晚餐。

　　第 9 次治疗还讨论了 Sarah 积极体验和消极体验的比例。饥饿的问题又被提
了出来。重点是情绪，而饥饿（或食物限制）被理解为情绪调节的一种手段。例
如，Sarah 意识到，她试图产生积极情绪体验的方法之一，就是尽可能长时间地保
持饥饿，尤其是在压力非常大的日子里，因为这让她感觉"有道德"和"良好"。

治疗师：　保持饥饿似乎是你试图调节情绪的一种方式（用调侃的语气）。"保持饥
　　　　饿"怎么能不在这个愉快活动清单上呢？（来回挥动着手里的讲义。）

Sarah：　（笑）。我想它之所以不在，可能是因为它并不总是那么有效。

治疗师：　在哪方面？

Sarah:    好吧，它让我更暴躁。我还注意到我不能很好地思考，因为我觉得很饿。

治疗师：  你是否认为吃得越少越好，就像清除一样，是一种让你远离一天的情绪
          体验的尝试吗？我注意到你并没有在一天中做很多适合自己的愉快活
          动。不是观察你一天中所体验的情绪，而是更关注你吃得有多么少。

Sarah:    我希望不是这样，但听上去有些道理。

在第 11 次治疗中，治疗师和 Sarah 回顾了关于情绪的误解。

治疗师：  你觉得哪个关于情绪的误解最难挑战？

Sarah:    让别人知道我心情不好是软弱的表现。

治疗师：  （用调侃的语气）是的，让你丈夫大概每年把烘干机里的衣服拿出来一
          次，帮你一点忙。这可太弱了！

Sarah:    （笑）。哦，让 David 偶尔把烘干机里的东西拿出来，也不会让他觉得
          我脆弱。不过我明白你的意思。也许偶尔告诉 David 我有多紧张、多么
          需要他的帮助并不是软弱的表现。我喜欢"我的需求是合理的"这种感
          觉——这比通过暴食和清除来摆脱它们要好得多。

## 痛苦忍受技能模块：第 13～18 次治疗

在这第三个也是最后一个技能模块中，Sarah 学习了痛苦忍受技能（接受技能
和危机生存技能），以帮助她在当下无法改变的情境下忍受痛苦的情绪。接受技能强
调从内心深处接受自己的现状和情绪状态，包括观察呼吸、浅笑、运用觉察练习及
全然接受——包括转念和自愿自主。危机生存技能包括转移注意力、自我安抚、改
善此刻，以及有意识地对痛苦忍受或非适应性行为（如暴食和清除）进行利弊分析。

在第 16 次治疗中，治疗师通过引导 Sarah 进行体验性练习来展示烧毁桥梁
技能。Sarah 不难决定烧掉自己通往暴食的桥梁。她已经在之前的 10 周停止了
暴食（和清除）。特别是对于那些在这个时间点上可能还没有停止暴食清除的来
访者，烧毁桥梁的技能正是利用剩下的 1 个月的治疗时间（根据我们 20 次治疗
的研究计划）来促使来访者这么做。

例如，有另一个来访者，她在这个阶段还在与暴食（和清除）做斗争。治疗师问她是否准备好烧掉她通往暴食岛屿的桥梁，作为停止暴食的策略。

治疗师：我在想这个技能现在可能真的能够帮助你。你是如何看待通过烧毁桥梁来停止暴食（和清除）的呢？

来访者：我很害怕。我仍然偶尔暴食（和清除），但这已经是一个很大的进步。我很难想象完全停止它。

治疗师：我也注意到你很害怕。但我在想的是，为了让你获得信心来处理恐惧而不是逃避，我们必须看到没有这种行为的生活是什么样的。我想在你做这些事情的时候和你在一起——我们还有四次治疗可以一起做这件事。

来访者：嗯，当我使用技能时，是有用的。但是烧毁桥梁感觉有点像从悬崖上跳下去。

治疗师：你能忍受那种感觉，不论如何都去做吗？

来访者：我想我可以……奇怪的是，我有点兴奋。这似乎是承诺停止暴食（和清除）的第二次机会。

继续 Sarah 的案例，第 17 次治疗涉及危机生存技能的教授。和许多来访者一样，Sarah 在治疗师介绍自我安抚技能时，表达了她的担忧。

Sarah：我不喜欢看到自己的身体，也不喜欢用乳液。听起来不太舒服。

治疗师：你能不能试一下，确定一下？记住，当你使用这个技能的时候，试着一心一意地投入其中。例如，如果你走神了，开始评判你的身体，试着把你的意识重新带回到此时此刻，比如专注于乳液的味道或它在你皮肤上的感觉。

Sarah：好吧。也许我会给自己一个惊喜，好好享受。我需要学习如何找到食物以外的安抚物品，这听上去有道理！

## 技能回顾与规划未来：第 19 ～ 20 次治疗

在第 19 和第 20 次治疗中，治疗师和 Sarah 回顾了前三个阶段的技能；此外，还讨论了在治疗结束后帮助 Sarah 预防复发的计划，这包括让 Sarah 填写一份规划未来作业单（附件 7.1），以在下次治疗中讨论。

　　在第 20 次治疗，当治疗师和 Sarah 回顾她对未来的计划时，Sarah 发现愤怒、绝望和羞耻是她最难以忍受的情绪，因此最需要计划练习。

治疗师：　你写了什么技能练习的具体计划？

Sarah：　我决定把日记卡打印出来，这样就可以每天把它放在床边填写。我想那会很有帮助的。

治疗师：　太棒了！还有别的吗？

Sarah：　我决定学瑜伽。我一直想这样做，我认为这将有助于不断地练习正念技能。

治疗师：　我同意！你提到的处理特定情绪的计划是什么？

Sarah：　当我生气的时候，我的计划是先进行腹式呼吸，因为这总会有所帮助。然后我将使用我的智慧心念，帮助我不去评判自己的感受。我还认为，替代性反叛技能可以帮助我在不伤害自己的情况下表达自己的愤怒。对于绝望，我打算提醒自己，我可以转念，我不需要屈服，我可以看看我的日记卡，来提醒我现在知道的所有技能。最后，当我感到羞耻和自我评判时，我会使用全然接受和不评判的态度。我可能会继续存在这些感觉，但我想要察觉到它们。而且，从我们一起做的所有的链分析中，我已经知道了不要让自己太饿对我来说真的很重要。所以不管我经历了什么困难的情绪，我都会试着检查我对情绪心念的易感性，继续努力获得足够的睡眠，尽量不一下子做所有的事情。

## 治疗的结果

　　Sarah 的主要治疗目标是停止暴食（和清除）。每周日记卡上的信息显示，经过 5 周的治疗，Sarah 已经停止了暴食（和清除），在剩下的 20 周中，她也没有进行过客观性的暴食（和清除）。在治疗后会谈中，Sarah 对治疗方法表示赞赏，并表示："治疗教会了我在困难时期可以使用的技能。这些技能帮助我停下来，重新评估所有的情绪，并更有效地处理它们。在治疗结束时，Sarah 的体重比治疗前增加了 4 磅。在 6 个月的随访中，她报告了自治疗结束以来的 2 次客观性的暴食和 2 次清除 [ 平均每 3 个月一次暴食（和清除）]。Sarah 积极地回忆了这几个月的经历，并解释说，这种治疗不是用食物来帮助她管理情绪，而是教她识别自己的情绪，随后运用学到的技能，如腹式呼吸、智慧心念和全然接受。她的体重是 114 磅。然而，她对自己的体重没有任何不满，相反，她说感觉自己很健康。109 磅的低体重不值得她付出暴食（和清除）带来的情绪代价。"

# 以团体形式在患有暴食障碍的来访者中使用 DBT

## DBT 介绍：治疗前访谈和第 1～2 次治疗

### 治疗前访谈

治疗前访谈，即每个未来的团体成员单独会见其中一名治疗师，类似于之前所述的神经性贪食案例的治疗前访谈。访谈的目的是引导团体成员进入治疗，描述情绪调节模型，强调治疗的目的和目标，并制定来访者和治疗师的协议。此外，治疗师应询问来访者以前团体治疗的经历，回顾使团体治疗顺利进行的准则，并回答任何有关团体治疗的问题。

通常情况下，非常肥胖的来访者会担心自己会是团体中体重最重的，如下面的会话记录所示：

治疗师：  关于团体，你还有什么我们没有讨论到的担心或顾虑吗？

来访者：  嗯，我担心的一件事是，我是不是团体里最重的那个？

治疗师：  这是一个很重要的问题。我们的团体中体重从平均水平到超重的人都有。虽然我此时不能肯定地告诉你团体中每一个人的体重，但你们所有人都将有一些重要的共同点：这个团体中的每个人都在与暴食作斗争。

来访者：  但是瘦的人不知道那是什么感觉。

治疗师：  听起来这种不被理解的感觉可能是导致你暴食的情绪体验之一。在不借助食物的情况下，小组中的每个人都在与困难的情绪和挫败感作斗争。因此，不管体重如何，将这个团体结合在一起的共同因素是暴食正在造成巨大伤害这一认识，以及停止这种从长远来看只会增加痛苦的行为的决心。这就是为什么我们把重点放在控制暴食上。

## 第 1 次团体治疗

与神经性贪食的案例一样，第 1 次团体治疗的主要目标是鼓励来访者承诺戒除暴食。此外，第 1 次团体的目的是回顾生物社会模型，讨论来访者和治疗协议，并指导来访者完成日记卡和链分析表格。当以团体形式提供治疗时，团体动力会影响达到戒除暴食承诺的过程。下面这段摘自我们的一次团体讨论，阐述了一个典型的患有暴食障碍，对是否能承诺停止暴食持谨慎态度的来访者。

治疗师 1：　你怎么看待我们目前列出的利弊？

来访者 1：　我生活在弊端中，这毫无疑问。在我年轻时，有比现在多十倍的责任，又要养家，我就有更多的动力去做出改变，我可以做到。我做的很多事情都很成功。而现在，尽管我很想要这么做，但不知道我是否能再次回到那种状态。

治疗师 1：　听起来你好像担心这只会是你任务清单上的另一项任务，你不确定你是否有足够的精力去完成它。

来访者 1：　这的确需要很多能量，就好像要加强你的发动机一样。你知道吗，就好像油门怎么也踩不到底……我已经忍受了这么长时间，我发现我真的很难做出这样的承诺。

治疗师 1：　这是可以理解的，当你回顾你年轻时必须应付的困难和它所需要的动力时，你会对现在要去处理另一个问题犹豫不决。然而，治疗的目的是为你提供技能和工具，最终使你减少挣扎并为你带来一些平静。

来访者 1：　那时候我什么技能都不会。在某种程度上，那是一种生存方式。我的动机是抚养两个孩子，希望他们能健康成长，拥有一个幸福的家庭，获得成功等等……我想我得到了回报。但是现在这些事情都完成了！

治疗师 1：　听起来好像只要你用心去做，你就能实现你重视的目标。现在的回报是什么？

来访者 1：　问得好。现在没有人依靠我了，这我的私事。我现在不像以前那样有动力了。

治疗师 1：　组员们还有其他想法吗？

来访者 2：　我觉得所有的弊端都很恶心。

治疗师 2：　所以这就是你这么做的回报，就是摆脱这些弊端。（对来访者 1 说）看来你是害怕没有什么强大的力量迫使你改变。在此之前，有很多需求压在你身上，很多家庭目标迫使你放弃。而现在，你可能觉得你习惯了低质量的生活，你不确定是否有内在的"活力"来做这件事——或者像你说的"猛踩油门"。想到要为自己做这件事会让你感到害怕。我知道要这样做肯定很难。

来访者 1：　是的，你说到点上了。因为我从来不是为了我自己做事，至少我所知道的不是。我做事总是为了某件事或某个人。现在这些事情都解决了，我又回到了这个最基本的问题。我不知道自己暴食、拼命工作和做其他事情是为了隐藏什么，但现在，那个根本的问题仍然存在。

治疗师 1：　也许最基本的问题是允许你自己做一些有价值的事情，比如我们将要教授的技能。做一些对你长远来说有益的事情，你不用以一种高压力、高要求的姿态来做这件事，而是以一种更慷慨的心态来完成它。

　　在这一点上，治疗师展开了讨论，纳入其他团体成员对集体做出戒除承诺的想法。

来访者 3：　我觉得有必要重新掌控局面。我偶尔觉得自己已经重获掌控，但很快就失去了这种感觉。所以我担心自己承诺的能力，因为我以前也做过承诺，但是我担心我会坚持不下去。

治疗师 1：　没关系。我们要你做的是停留在这一刻。当你想到你的目的或意向时，你能在这个时候说：是的，我在此刻承诺尽我所能来停止暴食。这就是我来这里的原因。

来访者 3：　是的。

治疗师1：　太棒了！（转向下一位来访者）

来访者2：　我决心尽我最大的努力来停止暴食，因为后果太可怕了。但我知道，我有时还是会想要暴食带来的舒适感。让我真正放弃很可怕，因为从来没有人这样要求过我。放弃你生命中如此重大的一部分是让人觉得很怪异的。

治疗师2：　停止暴食有很多惊人的好处，但毫无疑问，放弃暴食是可怕的。

来访者2：　暴食让人麻木。

治疗师2：　是的。当你此刻坐在这里，你能说你承诺停止暴食吗？

来访者2：　是的。

治疗师2：　太棒了！

来访者1：　我不知道怎么做，但我愿意做出承诺！

治疗师1：　太好了！

来访者4：　我觉得我完全承诺了，但是我在来这里之前也停下来吃了一顿丰盛的午餐，因为我觉得我可能会需要点什么。

治疗师1：　当你此刻坐在这里，你觉得你能做出承诺吗？

来访者4：　是的。

治疗师1：　好的，很好。

## 第 2 次团体治疗

正如在第 3 章所讨论的，团体形式的一个特别的挑战包括及时回顾每位来访者的家庭作业。以下是解决因各种原因而没有完成家庭作业的来访者的干扰治疗行为的措施。

治疗师1：　我们想让你们拿出日记卡，每个人用 5～6 分钟告诉我们过去一周的技能练习情况。Mary（治疗师 2）会记录时间的。这一周我们可能会谈及重新承诺停止暴食或使用利弊卡，并真正关注暴食的负面后果。然后给我们你填写的链分析的重点，即你认为重要的关键部分，你认为需要改变以停止暴食的部分。如果你在填写这张表时有任何问题，可以现在提问。如果你没有完成日记卡或链分析，我们会要求你填写这些并在休息时间交上来。那么，谁将是第一位勇敢的初学者呢？

例1："我过了'地狱般的一周'。"

来访者：　我想以我过了一周地狱般的生活为借口作为开始——但事实确实如此！我没有完成我所有的家庭作业，包括没有填写日记卡上的任何一天。我知道这很重要，但我还没有做。

治疗师1：　嗯，这是一个很好的开始。如果你没有完成你的作业（不管是因为你不理解它还是没有去做它），那将会妨碍你从治疗中获得最大的益处。正如我们在治疗前访谈以及上周的团体中讲过的，这是我们首先要解决的，甚至是在停止暴食之前。我们得弄清楚你认为是什么在妨碍你。

来访者：　我上周根本没有填写，所以我都不知道到底是怎么回事。

治疗师1：　让我们来看看没有填日记卡的一个时刻，比如昨天晚上？

来访者：　嗯，让我想想。一切都是那么模糊。但是昨晚，我记得我工作到很晚，当我回到家的时候，我的孩子需要很多的关注。我没有花时间坐下来填写日记卡。我知道填这张表对我有好处，但我就是没填。

治疗师2：　我的直觉是，你所描述的可能是一种模式，其他需求会干扰你做你认为对你有好处的事情。

来访者：　这绝对是我的风格。

治疗师1：　所以，如果这确实是一种模式，一种可能性是，某些情绪，比如怨恨，会因此累积起来。这些情绪可能会最终导致暴食。你的情绪低落，再低落，更低落……直到你发生暴食。如果你不知道如何调节这些情绪，最终可能会依赖暴食来帮你调节。现在想想，到目前为止，哪个技能或者我们已经教过的技能可以在那个时刻帮到你？如果你不确定，可以向团体征求意见。

例2："我无法面对做家庭作业。"

来访者：　我没有填写我的日记卡，因为我不想看这些东西。这太让人痛苦了！

治疗师1：　你提出的这个问题很重要。如果你想停止暴食，新的模式，比如把自己放在生活的首位，或者让自己面对一些想要避免的事情这些都是关键。

来访者:　　我同意。奇怪的是，出于某种原因，今天早上我能发现这一点，而且它没有那么糟糕。我其实挺喜欢这么做的。所以现在我真的很想填写日记卡，并且后悔之前没做。

治疗师2:　我能理解那种遗憾。也许你觉得你错过了什么，没有发现一些关于自己的事情？

来访者:　　是的。但我不想早点知道。

治疗师2:　你提到的其中一点和我们上节课讨论的有关，就是当情绪和行为紧密相连时，如果你不想去做某件事，你就没办法坚持到底。或者，如果你有暴食的冲动，这意味着你必须去暴食。关于你的家庭作业，你的问题是如何处理尴尬的感觉，如何处理不想面对某天发生的事情或你做的事情的感觉，同时仍然坚持完成你的家庭作业。我们知道，如果你有一点放弃和让步的想法，就会放纵自己去暴食。你能花点时间提前想一下下周的事情吗？什么技能可以帮助你保持觉察和集中？这就是日记卡的真正目的，帮助你了解发生了什么。

例3:"我不知道如何填写链分析。"

来访者:　　我真的很困惑，不知道怎么做链分析。这种事情经常发生在我身上。我看着这些事情，然后想，"我应该做什么？"我很擅长表达自己的感受，但把它们写下来对我来说很困难。如果我不知道怎么做，我就会把书合上。

治疗师2:　嗯，这是困难的，但不是不可能的。我认为你所描述的其中一件事，我们在其他情况下也见过，就是屈服。我只是猜测，可能会有一些关于"哦，天哪，我不能完全搞清楚，我不可能做得完美"的评判。或者"内容太多了，你不可能全部做完"。所以为了控制焦虑，你合上书，索性什么都不做。我觉得你被评判搞得不知所措了。

来访者:　　我可以每天填写日记卡。这似乎更直接。但是看着这个链分析，我想，我该怎么做呢？

治疗师1:　你可以每天做日记卡，这太棒了！你现在要做的是找出一些干扰你填写链分析的环节。今天晚些时候，我们将练习在团体中填写链分析，这应该会有所帮助。但我认为对你来说重要的是不要屈服或者期望你自己会做得绝对正确，甚至期望有一个"正确的"或"完美的"方法。试着尽你所能地使用链分析。把它分成小块，一次解决一个。即使你完成了其中的一部分，完成了一个链接或一个方框，这也是一个重要的开始。

例 4:"我开始想吃东西了。"

来访者：　　我看着链分析上的方框说，"我做不到。"我真是不知所措。我开始想吃东西了。所以我说，"算了吧，我不会做的。"我坐了下来，放松了下来。我说，"好吧，我没做。如果他们把我赶出团体，那就这样吧。"当我不知所措的时候，我不得不放下一切，深呼吸。

治疗师 1：　毫无疑问，这么做是一个很有技巧的方法。如果你觉得你的情绪开始变得难以控制，或者它们正在形成，停下来休息一会儿是很有技能的。关键是要后退一步，用呼吸锚定自己。今天我们将更多地讨论这一技能。它认为，退一步实际上可以帮助你找到一种方法来做那些原本会让你不知所措的事情。你可以在不完全陷入情绪的情况下保持觉察。

来访者：　　我想我能做的一件事就是停下来深呼吸后再重新看待它。

治疗师 2：　这很合理——检视一下自己，当你准备好了的时候，只看一个方面，和自己保持紧密的联系，这样你就不会把自己逼得太紧。

来访者：　　我想可以。

　　在第 2 次治疗中，来访者学习了辩证戒瘾的概念。以下是一个团体成员和治疗师之间的互动片段，它强调了辩证戒瘾的概念是如何应用的。

来访者：　　我今天在自己单位举办的活动"大大地"暴食了一场，我认为，如果我能坐在这里对自己说"我承诺了"，那就太简单了。我知道你们会教我们一些技能，但我只有在掌握技能之后才知道我的承诺会有一些东西来支撑。

治疗师：　　一定要这样吗？承诺和行为一定要是一样的吗？换句话说，你可以在不一定有能够做到的信心，也没有证据证明你能做到的情况下，全身心地投入到一件事情中去吗？

来访者：　可以，但我总是用成功来衡量我的承诺。我是成就导向的人。

治疗师：　想象一下我们刚刚谈到的奥运会运动员的比喻。在他们开始比赛之前，都全身心地投入到金牌的争夺中。如果在比赛结束后，他们没有赢，那么他们会尽可能有技能地处理这件事。但是当你要去做的时候，你的脑海里就不能有"我不能说我承诺过，因为如果我失败了，我就会对自己生气"或者"我可能真的做不到"或者"我不做也没关系"。我们想说的是，能够同时持有两种不同想法对你的成功的是很重要的。一个是对自己 100% 的承诺，停止暴食。另一个不是你脑海中最先想到的，就是你知道如果你暴食了，你会在不打击自己的情况下处理它。你会振作起来，你会从中学到东西，你会说，"这很难，我刚开始学习这个项目。我还没有掌握所有的技能"，然后你又可以说"我百分百投入了"。这就是辩证戒瘾。

来访者：　你这么说，我能大致了解你的意思了。

治疗师：　太好了！

## 核心正念技能模块：第 3 ～ 5 次团体治疗

### 冲动冲浪

　　虽然这种情况并不经常发生，但有时一个团体成员在冲动冲浪练习中会出现情绪失调。治疗师可以把这作为一个来帮助来访者识别和练习情绪调节技能的重要机会。

治疗师：　有人能描述一下用麦芽糖球来冲动冲浪的感觉吗？

来访者 1：（哭了起来）这太难了。

治疗师：　我真的能感受到你有多难过（温和地）。你能给我描述一下你现在的情绪吗？

来访者：　我满脑子想的都是暴食。我在团体的时候很好，但是我很沮丧，因为（抽泣）团体结束后，我会去杂货店，我会买更多的麦芽糖球和更多的食物。也许你有让我这么做的理由，但对我来说在今天练习冲动冲浪是很可怕的。我希望我没有来团体治疗。

来访者2： 我觉得应该停下来了。你看不出来她很沮丧吗？

治疗师： （示意听到来访者2的意见，但对来访者1说）我知道你很痛苦，你希望你今天没有来团体治疗。这就是你现在的感觉吗？

来访者1： （吞咽和点头）

治疗师： 也许你可以先做几次深呼吸，观察一下你身体的感觉。

来访者1： 我不应该在团体中哭。

治疗师： 这听起来像是一种评判，而不是一种感觉（调侃地）。评判妥悉，谢谢分享。

来访者1： （咯咯地笑）

治疗师： 好吧，让你的评判离开。告诉我你注意到了什么，你的脸，你的胸口……

来访者1： 我能感觉到我脸上的泪水，是湿的。我的胸口很紧。

治疗师： 你现在有什么想法和感觉？

来访者1： 我为自己现在在团体中感到难过而难过。我丈夫总是说我太容易难过了，他无法应付我的情绪。我太生气，太难过了。为什么我不能做个正常人？

治疗师： （温柔但专注地）那么你现在的情绪是什么？

来访者1： 我觉得当众哭泣很丢脸。

治疗师： 你提到过团体治疗后想去商店暴食的冲动。你认为哪种情绪可能与这种冲动有关？也许是对我们选择让你今天练习冲动冲浪感到愤怒？

来访者1： 好吧，现在我不再有那种感觉了。我只是觉得很尴尬。

来访者2： 我认为你谈论你现在的感受是很有勇气的。

来访者1： 我觉得我没有太多选择，但还是谢谢你。

治疗师： 那么现在团体治疗结束之后去暴食的冲动呢？

来访者1： 少一点了。我想我现在可以继续了。

### 替代性反叛（第5次团体治疗）

替代性反叛使用正念"如何"技能，有效地满足来访者的反叛愿望，而不破坏她（他）停止暴食的首要目标。虽然暴食障碍的来访者很容易就能理解这一技能背后的概念，但我们发现，如果能向他们提供一些具体的例子，说明以前的来访者是如何使用这一技能的，他们就更能从中受益。

治疗师：    "我们真的鼓励你在使用这项技能时要有创意。例如，之前的一些团体
成员觉得自己被社会评判为超重，于是'叛逆'地买了一份甜点，比
如单份冰激凌甜筒，然后在众目睽睽之下吃下去。其他人买了漂亮的
花边内衣。一位来访者很生气，因为她的丈夫买了甜甜圈，他自己却没
有吃。她把盐倒在上面，然后把它们扔到后院的游泳池里！（团体成员
笑）你对使用这项技能有什么想法？"

## 情绪调节技能模块：第 6～12 次团体治疗

　　下面的会话记录说明了相反行为在一位说自己对治疗感到绝望、不想练习技
能的来访者身上的应用。

来访者1：    我认为这些技能不管用，这种治疗也不管用。我来这儿已经快三个月
了。昨晚我和太太大吵了一架，吃下了一打甜甜圈。

治疗师1：    当我听到甜甜圈的时候，我听到的是去做相反行为的机会！

来访者1：    （笑着叹息）我就知道你会这么说。

治疗师1：    我不是说我没听到你有多沮丧。

来访者：    是，我觉得很绝望。当我有这种感觉时，我不想练习这些技能，甚至
不想来这里。

治疗师1：    而你今天使用了相反行为，来到了这里，这多棒啊！当你下次面对与
妻子争吵和一打甜甜圈时，你能怎么样去练习相反行为呢？

来访者1：    我今天使用了哪个技能才到这里？

治疗师2：    （笑）嘿，谁还记得相反行为？

来访者2：    相反行为是你做出与你的情绪冲动相反的行为。它适合当你想要改变
你的情绪时使用。例如，如果你很沮丧，你想要逃避团体待在床上，
相反的行为意味着起床并回到团体中。

来访者1：    哦，是的，我今天就是这么来的！但是当我对妻子发火的时候，相反

的行为意味着即使我有大喊大叫的冲动，也要学着对她好。

治疗师 2：　说得没错！

来访者 1：　（笑）。好吧，这可能会比我的做法更有帮助！

治疗师 1：　所以你是否能够承诺这周去练习这个技能，不管你有没有吵架，以便
　　　　　　为将来做准备？

来访者 1：　我可以。

## 痛苦忍受技能模块：第 13 ～ 18 次团体治疗

　　特别是在团体讨论中，当来访者断言某些事情太糟糕以至于无法接受，从而
对技能提出挑战时，关于全然接受的讨论可能会变得很困难。

来访者：　全然接受对我来说没有意义。

治疗师：　你为什么觉得这个技能对你没有意义？

来访者：　因为这意味着无论发生了什么糟糕的事情，我都必须接受。有些事情
　　　　　太可怕了，永远无法释怀。我母亲把我送去寄养，我受到了恶劣的对
　　　　　待——我告诉了她，但她什么也没做。我不能原谅她对我的所作所为，
　　　　　我一直在想这件事，因为它毁了我的人生。

治疗师：　我很抱歉你经历了这样的事情。你提出了很重要的一点，我们有必要澄清
　　　　　一下。全然接受某事意味着接受已经发生的事实并认识到它的后果。你不
　　　　　需要原谅你的母亲。原谅是一种选择，而不是全然接受的必然结果。练习
　　　　　全然接受可以帮助你深刻地接受你对你童年的情绪。然后你可以选择原谅
　　　　　或不原谅你的母亲。如果这些情绪干扰了你的生活质量，你可能会想要原
　　　　　谅她。但全然接受而不宽恕，也有可能使你过极有质量的生活。要处理痛
　　　　　苦，需要的只是接受。有时候，只是接受你的感觉就可以减少痛苦。

## 技能回顾与未来规划：第 19 ～ 20 次治疗

　　在最后一次治疗中，治疗师让每个团体成员阅读他们关于未来计划的家庭作业。

治疗师1：  你有什么计划来确保你会练习那些对你很有帮助的技能？

来访者：    我缩印了一份日记卡，这样我就可以把它放到我的钱包里了。我给我的笔记本换了一个新的封面，并把我的技能印在了上面——用鲜红色！这样我就能很容易辨认！

治疗师1：  哇，太好了！告诉我一个不断出现在你的行为链上的困难情境，以及你将使用什么技能来处理它，而不是用食物。

来访者：    我在晚宴后的暴食冲动最强烈。当我在晚宴中的时候，我倾向于忽略大多数美味的食物，比如甜点，因为我认为我仍然超重。但当我离开那里并最终止步在杂货店时，我会感到很气愤。正念进食对我来说最有效。我只需要记得去使用它——问题不在于某种特定的食物，而是在于我用食物来压制我的情绪。食物本身是好的，当我正念进食的时候，我可以去享受它。

治疗师1：  太好了！谁愿意下一个分享？

　　如第7章所述，团体成员通常希望用某种仪式来标志团体的结束。我们鼓励团体成员选择他们认为最合适的仪式。此外，我们经常分发一个情绪语录列表（附件8.1）。

**附件 8.1**

# 情绪语录

接受并不意味着"喜欢""享受"或"宽恕"。我可以接受现状，并决心在此基础上继续发展。让我止步不前的不是接受，而是拒绝。

——Nathaniel Branden（心理治疗师）

但是，这种挣扎，甚至可能会犯下的错误，难道不比我们一步步地远离情绪更好、更能使我们成长吗？

——Vincent van Gogh

让我们不要忘记，各种微小的情绪是我们生命中"伟大的队长"，我们在没有意识地服从它们。

——Vincent van Gogh

当一个人放手，当一个人妥协——甚至是向悲伤时，他的痛苦就消失了。

——Antoine de Saint-Exupéry

很多人错过了他们那份快乐，不是因为他们从未发现，而是因为他们没有停下来去享受它。

——William Feather

不可能的事总是可以被分解成一个个小的可能。

——佚名

一旦我们接受了自己的极限，我们就超越了它们。

——Brendan Francis

引自 Debra L. Safer，Christy F. Telch 和 Eunice Y. Chen 著，陈珏主译的《暴食和贪食的辩证行为治疗》。英文版版权所有 ©2009 The Guilford Press。简体中文翻译版版权所有 © 上海科学技术出版社有限公司。本附件的影印件仅供购书者个人使用（详情请见版权页）。

第 9 章

# 未来的方向

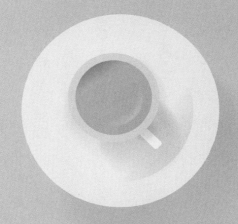

本章概述了 DBT 用于暴食障碍和神经性贪食的几个未来的方向。我们的目标是进一步拓展。虽然我们充分认识到临床试验的数据资料有限，但我们认为对 DBT 在未来临床和研究工作中的应用值得进行更广泛的思考。我们首先讨论为与青少年来访者工作的治疗师进行治疗的改编。第二，我们聚焦于降低正式治疗结束后复发的风险，并提高维持戒除的可能性。第三，我们探讨肥胖来访者治疗时将减重纳入治疗目标的问题。第四，对于患有暴食障碍和神经性贪食，同时在接受没有治疗进食障碍背景的临床医师治疗的来访者，我们考虑为其提供限时的 DBT。最后，我们探讨如何改善 DBT 治疗暴食障碍和神经性贪食的成本－效益。

## 青少年来访者的治疗

与此相关的是，有自杀行为的青少年已被证明从他们的心理发育层面能够对改编后的针对边缘型人格障碍的 DBT 有反应（Miller, Rathus, & Linehan, 2007）。由于缺乏具有循证支持的可用于青少年进食障碍的治疗方法，研究如何改编现有针对成人进食障碍的治疗方法，使之适用于年轻的进食障碍群体就变得很重要。通常，进食障碍的早期症状在青春期开始变得明显。此外，青春期还是情绪失调的代名词！

到目前为止，有些初步证据表明，进食障碍的 DBT 治疗可以有效地应用于青少年（Safer, Couturier, & Lock, 2007; Salbach-Andrae, Bohnekamp,

Pfeiifer, Lehmkuhl, & Miller, 2008）。最近，Salbach-Andrae 和他的同事（2008）描述了一组患有神经性厌食和神经性贪食青少年的案例，他们每周进行两次 DBT 治疗（即个体治疗及团体技能训练），持续 25 周。治疗后，进食障碍行为和精神症状有显著改善（Salbach-Andrae et al., 2008）。在更早期的案例报告中，Safer, Couturier 和 Lock（2007）为一名 16 岁的女性暴食者，将针对暴食障碍的 DBT 进行了改编。他们的青少年版的针对暴食障碍的 DBT 保留了这本书前几章中的大部分治疗要素。例如，链分析和日记卡是不变的。此外，治疗的形式包括第一部分的家庭作业回顾，然后是新技能的教学。同时，如下文所述，一些针对青少年的改编也被引入。

## 对介绍性会谈的改编

治疗师与来访者和她的父母在第 1 次治疗前 15 分钟进行介绍性会谈，随后与来访者单独进行治疗。这为向父母和来访者介绍 DBT 模型的总体方向、治疗目标和治疗结构提供了机会。此外，这么做还可以讨论父母在治疗中的作用。父母被告知他们的责任是支持他们的女儿，与此同时来访者要尝试将她在治疗中学到的东西应用到生活中，包括与家庭的互动。如果父母很明显可以起到更直接的作用，而且来访者希望得到他们的帮助，家长将被邀请在个体治疗之后加入治疗（每次 30 ～ 60 分钟）。具体的治疗次数根据临床判断决定。在这些治疗中，来访者会被邀请去教授父母她在治疗中学习的技能，与她的父母一起确定可以帮助她更有效地管理感觉和行为的具体方法[1]。

## 对痛苦忍受技能的改编：第 2 ～ 5 次治疗

本案例报告中的另一个修改包括更改所教技能的顺序。基于痛苦容忍技能的实用性和具体性，会最先教授。青少年会更容易理解和利用这些技能，这样也更有可能保持他们对治疗的兴趣。

---

[1] 家长是否需要单独的技能培训，或在家庭会议期间由青少年教授任何必要的技能，将视情况而定。

## 对正念技能的改编：第 6 ～ 10 次治疗

根据 Miller 及其同事（2007）在使用 DBT 治疗有自杀倾向的青少年的工作中得到的经验，改编版本在这个技能模块中添加了额外的疗程。青少年的发展阶段包括身份认同和情感认同的形成，因此，到达自己的智慧心念对他们来说是具有挑战性的。为了解决青少年暴食障碍和神经性贪食的 DBT 中的这一挑战，治疗师使用了比成人更简单、更具体的定义来传达正念的概念。"智慧心念"被认为是一个人对情况真相的最深刻的"直觉"，而"情绪心念"则是"你的一部分头脑，它给你的建议完全取决于你当前的情绪"（例如，当面对一个困难的家庭作业问题时，决定"我要吃点零食"一定是正确的选择，而不是更深入地用身心思考什么才是真正有效的）。

替代性反叛没有针对青少年进行修改，尽管值得强调这种技能对这一群体的特殊重要性，他们中的许多人正在逐步探索更独立的思维过程和行为模式。可以包括强调技能的目的，找到有效的、适应性的方法来调节困难的感觉。对青少年可能有用的替代性反叛方式例如使用服饰或时尚（涂鲜艳的指甲油，穿颜色不搭的衣服，或者重新装饰卧室）。

## 对情绪调节技能的改编（第 11 ～ 17 次治疗）

本技能模块中针对青少年的一项修改涉及使 Linehan（1993b）技能手册中的成人愉快事件列表与青少年更加相关。诸如"考虑退休"之类的项目被删除了，而与青少年相关的活动，如"计划暑假做些有趣的事情"被添加了进来。

## 补充人际效能技能（第 18 ～ 21 次治疗）

人际困境对青少年来说往往至关重要，而掌握这一领域是青少年发展的典型目标。因此，在改编青少年的手册时添加此技能模块显得非常重要（通过减少回顾性治疗的次数，这个额外模块只会少量增加治疗次数：从 20 增加到 21 次）。

虽然这只是为改编提供了初步的参考，但值得注意的是，有案例报告中的来访者指出这个模块是最有用的。

　　人际效能技能，包括聚焦不同类型的结果（例如，实现目标、保持关系、维护自尊），教授来访者并使用适龄的场景进行练习（例如，请求许可参加过夜生日聚会，得到父母的允许可以和朋友在外边待到很晚）。

## 其他针对青少年的改编

　　家庭作业更通常是在治疗期间一起完成的，至少一开始是这样。这样做是为了确保对关键概念的理解，并考虑到青少年已有的学业要求。此外，由于青少年常常不愿主动给成年人打电话，因此改编后的治疗包括安排治疗间隔期与治疗师的通话（以便治疗师能预期来访者会来电话）和鼓励来访者发电子邮件。治疗师像在针对暴食障碍和神经性贪食的DBT中（当然，还有标准的DBT）适当地自我暴露在他（她）的生活中对技能的使用，总是有用的，特别是可以减少成人和青少年之间的权威差异和加强治疗联盟。最后，角色扮演，治疗师和来访者转换角色，是来访者和治疗师更好地看到不同观点的有效方式。

### 家庭治疗的改编

　　Safer 及其同事（2007）使用的针对青少年的改编版中最显著的部分是根据需要加入家庭治疗。例如，在其案例报告（Safer et al., 2007）中，针对青少年的家庭治疗，她对21次治疗中的4次进行了扩展（增加了30～60分钟）。因为通过链分析，她们一致认为学业压力是导致来访者暴食的诱发因素。这位来访者和她的家人都是高度成就导向的，这在患有进食障碍的个体中很常见。在家庭会议中，公开讨论关于成就的主题，同时也将其在个体治疗中进行聚焦，这样就为家庭成员提供了一个关键的辩证观点：接受青少年本来的样子，同时也希望她尽可能成功。来访者的看法得到了认可，治疗师也鼓励她与父母就他们的期望进行更有效的沟通。这种关键的辩证关系可能与其他有青少年进食障碍问题的家庭是共通的。来访者在不降低标准的情况下减少了对失败的恐惧。

　　有趣的是，利用家庭作为强化剂似乎是预实验案例中使用的各种干预措施里最有效的一种。这可能意味着让父母参与青少年的治疗适用于所有进食障碍的治疗，正如有证据表明，对于那些在 19 岁之前就开始患病的神经性厌食患者，基于家庭的治疗效果更好（Eisler et al.，1997；Robin et al.，1999；Russell，Szmukler，Dare，& Eisler，1987）。

# 提高戒除的维持（减少复发的风险）

Telch 及其同事（2001）报道了 DBT 治疗暴食障碍后戒除率的降低，从治疗后的 89% 到 3 个月的 67% 到 6 个月的 56%。在探究 DBT 对神经性贪食的作用时，Safer 及其同事（2001b）发现来访者暴食和清除的频率从治疗结束后到 3 个月的随访有所增加。显然，提高那些最初在治疗后有反应的来访者的维持水平是很重要的。

以下建议目前还没有实证支持，但对于关注如何减少接受了针对暴食障碍和神经性贪食的 DBT 的来访者复发问题的临床治疗师，是可选项。这些建议包括：① 增加强化课程；② 提供在线支持；③ 为暴食障碍和神经性贪食团体提供持续的高阶 DBT；④ 将 DBT 与 CBT 或 IPT 相结合。

## 增加强化课程

来访者可以受益于额外的"强化"团体治疗，以帮助保持治疗期间取得的成果。这种治疗必要的频率还未确定。因为在 Telch 等人的研究（2001）中，在对来访者 3 个月的随访评估时记录到了复发，所以辅助团体治疗似乎应该在这个时间点之前开始。也许这类团体治疗可以每月进行一次，然后每两个月进行一次，频率随时间减少。这些治疗将聚焦来访者自上次团体以来所经历的任何问题行为。

除了提供团体治疗以外，另一种提高戒除保持率的方法包括在完成团体治疗后对来访者进行个体治疗。我们的许多来访者都要求这样做，而在非研究环境中，这样的要求可能有很多原因。来访者可能会觉得，这种团体形式的进展速度不适合他们，他们会从一对一的治疗中获益更多。我们的经验是，一些来访者确实很难利用团体的时间。阶梯式治疗方法可能包括在团体中确定这些来访者,并为他们提供一段时间个体治疗,以及在以后重新加入另一个团体的可能性。对于那些不再有暴食问题,但希望将新获得的情绪调节技能应用于其他提高生活质量的目标(例如,增加社会支持、开始约会、培养新的兴趣)的来访者来说,个体治疗可能也很有用。

## 提供在线和(或)CD-ROM 支持

改善治疗效果的另一种选择包括开发提供在线和(或)CD-ROM 支持。支持可能包括团体成员之间的在线聊天(可以由协同带领者进行调节)和(或)当治疗在进行或治疗作为强化课程套餐里的一部分时,在两次团体之间让小组成员填写和提交在线日记卡和链分析。其他选择包括使用个人数码设备(平板电脑)作为跟踪手段。这些创新做法的初步结果是积极的。例如,据报道使用CD-ROM 教授的针对暴食障碍的 CBT 是一个被广泛接受且有效的治疗方式(Shapiro et al., 2007)。在一项关于网络支持和面对面支持在维持减肥中的作用的研究中,没有发现显著的减肥效果差异(Harvey-Berino, Pintauro, Buz-zel, & Gold, 2004)。

## 为暴食障碍和神经性贪食患者提供持续的高阶 DBT

在来访者完成上述的 20 周针对暴食障碍和神经性贪食的 DBT 项目后,还可以通过向来访者提供高阶 DBT 团体治疗来提高戒除保持率。这种高阶团体不是通过每月进行一次强化治疗,而是每周进行一次。可以以随到随听的方式或指定参加一段时期的团体治疗的形式来进行。

## 将 DBT 与 CBT 或 IPT 相结合

考虑到我们认为 CBT、IPT 和 DBT 在神经性贪食或暴食障碍的治疗中有不同机制,结合这些治疗的研究可能会增强戒除的维持。

# 肥胖来访者的治疗——将减重加入目标

DBT 治疗暴食障碍和神经性贪食的重点是帮助来访者实现暴食的戒除，而不是减肥。例如，进行 20 次针对暴食障碍的 DBT 后，与那些被分配到等候组的来访者相比，治疗后的来访者并没有明显减少更多的体重（Telch et al.，2001）。DBT 对体重没有影响这一点和在其他对暴食障碍的治疗中的发现是一致的（Wilfley et al.，2002）。

大量的暴食障碍研究也表明，在治疗后保持戒除暴食的参与者比那些暴食复发的参与者减重更多（Agras, Telch, Arnow, Eldredge, & Marnell, 1997）。例如，在 Telch 等人（2000，2001）的研究中，接受过治疗的患有暴食障碍的来访者在 20 次团体治疗后平均减重为 4.2 磅。在 6 个月的随访评估中，那些坚持戒除的人又减掉了 7.2 磅，而那些复发的人减掉了 1.5 磅（Safer, Lively, Telch, & Agras, 2002）。

考虑到患有暴食障碍的来访者普遍超重和肥胖，以及伴有随之而来的健康问题，如何帮助这些来访者减肥是非常重要的。针对暴食障碍和神经性贪食、聚焦于情绪调节的 DBT，如果其技能能够做出调整，将导致来访者打破饮食规律、停止体重管理和锻炼计划或完全避免减肥尝试的不同情绪失调作为焦点，可能会给肥胖来访者提供一个特别的选择。这些建议（例如，调整目标问题行为，将 DBT 与其他体重管理治疗相结合）为达到暴食戒除目标后如何进行体重管理治疗提供了初步指导。

## 调整目标问题行为

如前所述，DBT 的主要目标是减少情绪化进食行为，如暴食，而不是减轻体重。换句话说，如果能正念和有控制地进食高热量食物，治疗师就不会将其列为问题行为。

以减肥为导向的调整将包括调整正念进食之路（第 3 章，附件 3.2）。通过增加额外的治疗目标，如因暴食、选择高热量食物或缺乏身体活动导致的减肥计划的偏离（图 9.1），来访者可以对这些行为进行链分析。这样的链分析可以识别出导致来访者放弃饮食计划的特定情绪。例如，如果一个来访者说他（她）吃得太多，因为觉得"被剥夺了"，此时可以充分观察和描述相关的情绪和想法。这可能包括观察"我盘子里的食物不够"或"我无法忍受饥饿"的想法，以及伴随的潜在情绪，如恐惧或怨恨。对于那些因为害羞而避免参加体育活动的来访者，可以使用链分析来探索在这些情况下可以使用什么技能（例如，相反行为）。

**正念进食之路**

1. 停止任何干扰治疗的行为。*
2. 停止暴食——吃大量或少量的食物的时候伴有失控感。
3. 停止其他问题行为——过度进食、不按计划进食、盲目进食、不运动。
4. 减少对食物的渴望、冲动和关注。
5. 减少屈服——即关闭不暴食的选项。
6. 减少貌似无关的行为——例如，"为同伴"购买大量食物，在锻炼的时候打电话。

图 9.1    治疗的目标

\* 虽然在这个模型中没有明确描述，出现危机时，减少任何危及生命的行为优于其他目标，就像在标准 DBT 中。

## 结合 DBT 与其他体重管理治疗

DBT 可与其他体重管理治疗如减重手术、BWL（行为减重治疗，包括自我监测、营养教育、运动；Wing，1998），食欲觉察治疗（Craighead，2006；Hill，Craighead，Smith，& Safer，2006），自助（如慧俪轻体），在线减肥项目，和减肥药物（如奥利司他，西布曲明）有效结合。

# 同时在接受没有治疗进食障碍背景临床医师治疗的来访者

参与我们研究试验的来访者被限制接受来自外部临床医师的同步心理治疗。然而，在其他情况下，接受来自没有进食障碍治疗背景的临床医师的转诊可能是有帮助的，这些来访者希望接受限时的 DBT 治疗，以聚焦他们的进食障碍行为。在这种情况下，可使用向来访者咨询的标准 DBT 案例管理策略。在指导来访者管理他们与另一名临床医师的关系时，DBT 治疗师培养来访者的控制感和自我效能感，并加强治疗师与来访者关系的协作性。

## 提高针对暴食障碍 / 神经性贪食的 DBT 的成本 - 效果

通过减少团体治疗的次数可以提高其成本 - 效果。如针对暴食障碍 / 神经性贪食的 DBT 的研究中所发现的（Safer et al.，2001b；Telch et al.，2001），也许更少的团体治疗次数而非 20 次可以带来类似的治疗效果。这种压缩的治疗可能对症状较轻的个体特别有帮助，如符合阈下暴食障碍或神经性贪食标准的个体 [ 例如，根据 DSM - IV - TR（American Psychiatric Association，2000），每周平均暴食和（或）清除一次，而不是每周两次 ]。其他提高成本 - 效果的方法包括通过自助形式或线上提供治疗。应该纳入考虑价格更便宜并使用 DBT 技能来针对进食障碍高危个体的线上预防项目。

希望这本书使其他研究人员能够复制和扩展我们的工作。"附录：给研究人员的信息"显示了我们的随机试验招募参与者的纳排标准，进行了哪些评估，以及在 20 个研究团体的每一阶段所教授的具体内容（例如，技能和工作单）的详细信息。

附 录

# 给研究人员的信息

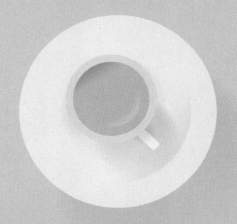

这些年来，我们收到了许多对于我们在研究中开发和使用的治疗手册的索求。本附录旨在以扼要的方式提供我们的随机试验招募参与者的纳入、排除标准，概述评估工具，并详细说明每一节的治疗内容（如所教授的技能）和所使用的材料和讲义。

# 纳入和排除标准

暴食障碍研究的参与者（Safer et al., 2000; Telch et al., 2001）需要满足 DSM-IV-TR（American Psychiatric Association, 2000）诊断标准。在神经性贪食研究中（Safer et al., 2001b），要求参与者在过去 3 个月内每周至少有一次暴食–清除发作[1]。

排除标准为：① BMI < 17.5；② 目前有自杀倾向或精神疾病；③ 目前存在毒品或酒精滥用；④ 同时参与其他心理治疗或减肥治疗；⑤ 同时使用抗抑郁药或心境稳定剂（Telch et al., 2001; Safer et al., 2001b）或少于 3 个月稳定剂量的抗抑郁药治疗（Safer et al., in press）；⑥ 妊娠或哺乳期。

---

1　使用修订版 DSM-IV-TR 标准的原因是为了扩大研究的适用性。在临床中患者常主诉贪食症状，但由于没有完全符合诊断标准，他们经常被排除在研究之外。81% 的受试者符合 DSM-IV-TR 标准。

# 评估

在基线、治疗结束时和随访时（3 个月、6 个月、12 个月）对参与者进行评估。

使用进食障碍检查（Eating Disorder Examination, EDE; Fairburn & Cooper, 1993）来确定暴食障碍、神经性贪食或阈下神经性贪食的诊断，并评估暴食和（或）清除发作的频率。

DSM-IV 结构化访谈（Structured Clinical Interviews for DSM-IV, SCID-I 和 SCID-II; First, Spitzer, Gibbon, & Williams, 1995; First, Gibbon, Spitzer, Williams, & Benjamin, 1997）在基线时被用于评估当前和终身的轴 I 和轴 II 的精神障碍。暴食量表（Binge Eating Scale, BES; Gormally, Black, Daston, & Rardin, 1982）用于评价暴食问题的严重程度。

情绪性进食量表（Emotional Eating Scale, EES; Arnow et al., 1995）评估特定的负性情绪状态（如愤怒、焦虑和抑郁）在多大程度上促使一个人产生吃东西的冲动。

Rosenberg 自尊量表（Rosenberg Self-Esteem Scale; Rosenberg, 1979）测量关于一般自我价值的信念和态度。

Beck 抑郁量表（Beck Depression Inventory, BDI; Beck, Ward, Mendelson, Mock, & Erbaugh, 1961）报告抑郁症的程度。

积极与消极情感量表（Positive and Negative Affect Schedule, PANAS; Watson, Clark, & Tellegen, 1988）要求个体报告他们最近经历的积极和消极情绪的程度。

负性情绪调节量表（Negative Mood Regulation Scale, NMR; Catanzaro & Mearns, 1990）测量参与者对行为或认知能缓解负性情绪状态的期望。

体重和身高是在穿着轻便的衣服，脱鞋的情况下测量的。

# 每一次治疗的内容

## 治疗前访谈

- 问题进食的情绪失调模型（第 3 章，附件 3.1）。
- 治疗目的、技能训练目标和治疗靶点（第 3 章，附件 3.2）。
- 团体成员、个体来访者和治疗师治疗协议（第 3 章，附件 3.3～3.5）。

### 每堂课的讲义

空白日记卡（第 3 章，附件 3.9）。

空白链分析（第 3 章，附件 3.8）。

### 第 1 次治疗

- 暴食（和清除）的利弊。
- 承诺戒除。
- 回顾"正念进食之路"。
- 回顾团体成员和治疗师协议。
- 指导来访者使用日记卡（第 3 章，附件 3.9～3.10），链分析（第 3 章，附件 3.6～3.8）。
- **技能**：承诺戒除、3 英寸 ×5 英寸卡片。

### 第 2 次治疗

- 辩证戒瘾（第 3 章，附件 3.13）。
- 回顾链分析（第 3 章，附件 3.11～3.12）。
- **技能**：辩证戒瘾、腹式呼吸。

## 核心正念技能模块

### 第 3 次治疗

- 讲解三种心念状态（正念讲义 1*；第 4 章，附件 4.2～4.4）。
- **技能**：智慧心念。

### 第 4 次治疗

- "什么"技能（正念讲义 2*；正念"什么"技能作业单，第 4 章，附件 4.5）。
- 正念进食练习。
- **技能**：观察、描述、融入、正念进食。

### 第 5 次治疗

- "如何"技能（正念讲义 3*；正念"如何"技能作业单，第 4 章，附件 4.6）。
- **技能**：不评判地、一心一意地、有效地、冲动冲浪（冲动冲浪作业单，第 4 章，附件 4.7）、替代性反叛（替代性反叛作业单，第 4 章，附件 4.8）。

## 情绪调节技能模块

### 第 6 次治疗

- 情绪调节的目的（情绪调节讲义 1）*。
- 摆脱情绪困扰（情绪调节讲义 9）*。
- 原发情绪和次生反应（情绪调节讲义）*。
- **技能**：觉察当下的情绪、爱上你的情绪。

### 第 7 次治疗

- 描述情绪的模型（情绪调节讲义 3）*。

---

\* 有关这些讲义，请参阅 Linehan（1993b）《治疗边缘型人格障碍的技能培训手册》（*Skills Training Manual for Treating Borderline Personality Disorder*）。

- 描述情绪的方法（情绪调节讲义 4）*。
- 观察和描述情绪（情绪调节作业 1）*。
- **技能**：识别你的情绪。

### 第 8 次治疗

- 情绪的功能（情绪调节讲义 5）*。
- 情绪日记（情绪调节作业 2）*。
- **技能**：情绪的功能。

### 第 9 次治疗

- 减少负性情绪的易感性（情绪调节讲义 6）*。
- 增加积极情绪的步骤（情绪调节讲义 7）*。
- 适用于成人的愉快活动时间表（情绪调节讲义 8）*。
- **技能**：减少脆弱性、建立掌控感、建立积极体验、专注于积极体验。

### 第 10 次治疗

- 通过做与当前情绪相反的行为来改变情绪（情绪调节讲义 10）*。

### 第 11 次治疗

- 关于情绪的误解（情绪调节讲义 2）*。

### 第 12 次治疗

- 情绪调节回顾（回顾所有讲义）。

### 第 13 次治疗

- 核心正念技能回顾（回顾所有讲义）。

---

\* 有关这些讲义，请参阅 Linehan （1993b）《治疗边缘型人格障碍的技能培训手册》（*Skills Training Manual for Treating Borderline Personality Disorder*）。

## 痛苦忍受技能模块

### 第 14 次治疗

- 痛苦忍受介绍（痛苦忍受技能清单，第 6 章，附件 6.1）。
- 接受现实的指导：观察你的呼吸（痛苦忍受讲义 2）*。
- 痛苦忍受作业单 2*。
- **技能**：观察呼吸。

### 第 15 次治疗

- 浅笑（痛苦忍受讲义 3）*。
- 觉察练习（痛苦忍受，讲义 4）*。
- 痛苦忍受作业单 2*。
- **技能**：浅笑、觉察练习。

### 第 16 次治疗

- 接受技能介绍——全然接受（痛苦忍受讲义 5）*。
- 烧毁桥梁（第六章，附件 6.2）。
- 全然接受作业单 2*。
- **技能**：全然接受（转念、自愿自主）、烧毁桥梁。

### 第 17 次治疗

- 危机生存技能。
- 痛苦忍受作业单 1*。
- **技能**：转移注意力、自我安抚、改善当下、利弊分析。

---

\* 有关这些讲义，请参阅 Linehan（1993b）《治疗边缘型人格障碍的技能培训手册》（*Skills Training Manual for Treating Borderline Personality Disorder*）。

### 第 18 次治疗

- 痛苦忍受回顾和技能强化（回顾所有讲义）。

### 第 19 次治疗

- 回顾正念、情绪调节、痛苦忍受。
- 规划未来（规划未来作业单，第 7 章，附件 7.1）。
- **技能**：提前应对。

### 第 20 次治疗

- 讨论未来计划。
- 告别。

# 参考文献

［1］ Abraham, S. F., & Beumont, P. J. (1982). How patients describe bulimia or binge eating. *Psychological Medicine, 12*, 625-635.

［2］ Agras, W. S., & Telch, C. F. (1998). The effect of caloric deprivation and negative affect on binge eating in obese binge-eating disordered women. *Behavior Therapy, 29*, 491-503.

［3］ Agras, W. S., Telch, C. F., Arnow, B., Eldredge, K., & Marnell, M. (1997). One-year follow-up of cognitive-behavioral therapy for obese individuals with binge eating disorder. *Journal of Consulting and Clinical Psychology, 65*, 343-347.

［4］ Agras, W. S., Telch, C. F., Arnow, B., Eldredge, K., Wilfley, D. E., Raeburn, S. D., et al. (1994). Weight-loss, cognitive-behavioral, and desipramine treatments in binge eating disorder: An additive design. *Behavior Therapy, 25*, 225-238.

［5］ Agras, W. S., Walsh, T., Fairburn, C. G., Wilson, G. T., & Kraemer, H. C. (2000). A multicenter comparison of cognitive-behavioral therapy and interpersonal psychotherapy for bulimia nervosa. *Archives of General Psychiatry, 57*, 459-466.

［6］ Althshuler, B. D., Dechow, P. C., Waller, D. A., & Hardy, B. W. (1990). An investigation of the oral pathologies occurring in bulimia nervosa. *International Journal of Eating Disorders, 9*, 191.

［7］ American Psychiatric Association. (2000). *Diagnostic and statistical manual of mental disorders* (4th ed., text rev.). Washington, DC: Author.

[ 8 ] American Psychiatric Association. (2001). Practice guideline for the treatment of patients with borderline personality disorders. *American Journal of Psychiatry, 168*, 1-52.

[ 9 ] Arnow, B., Kenardy, J., & Agras, W. S. (1992). Binge eating among the obese: A descriptive study. *Journal of Behavioral Medicine, 15*, 155-170.

[10] Arnow, B., Kenardy, J., & Agras, W. S. (1995). The Emotional Eating Scale: The development of a measure to assess coping with negative affect by eating. *International Journal of Eating Disorders, 18*, 79-90.

[11] Barley, W. D., Buie, S. E., Peterson, E. W., Hollingsworth, A. S., Griva, M., Hickerson, S. C., et al. (1993). Development of an inpatient cognitive-behavioral treatment program for borderline personality disorder. *Journal of Personality Disorders, 7*, 232-240.

[12] Barlow, D. H., & Craske, M. G. (2007). *Mastery of your anxiety and panic: Client workbook* (4th ed.). New York: Oxford University Press.

[13] Beck, A. T., Ward, C. H., Mendelson, M., Mock, J. E., & Erbaugh, J. K. (1961). An inventory for measuring depression. *Archives of General Psychiatry, 4*, 561-571.

[14] Ben-Tovim, D. I., Walker, K., Gilchrist, P., Freeman, R., Kalucy, R., & Esterman, A. (2001). Outcome in patients with eating disorders: A 5-year study. *Lancet, 357*, 1254-1257.

[15] Berkman, N. D., Lohr, K. N., & Bulik, C. M. (2007). Outcomes of eating disorders: A systematic review of the literature. *International Journal of Eating Disorders, 40*(4), 293-309.

[16] Bohus, M., Haaf, B., & Simms, T. (2004). Effectiveness of inpatient

dialectical behavior therapy for borderline personality disorder: A controlled trial. *Behaviour Research and Therapy, 42*, 487-499.

[17] Bohus, M., Haaf, B., Stiglmayr, C., Pohl, U., Böhme, R., & Linehan, M. (2000). Evaluation of inpatient dialectical-behavioral therapy for borderline personality disorder: A prospective study. *Behaviour Research and Therapy, 38*, 875-887.

[18] Brody, M. L., Walsh, B. T., & Devlin, M. J. (1994). Binge eating disorder: Reliability and validity of a new diagnostic category. *Journal of Consulting and Clinical Psychology, 62*(2), 381-386.

[19] Bruce, B., & Agras, W. (1992). Binge eating in females: A population-based investigation. *International Journal of Eating Disorders, 12*(4), 365-373.

[20] Bulik, C. M., Klump, K. L., Thornton, L., Kaplan, A. S., Devlin, B., Fichter, M. M., et al. (2004). Alcohol use disorder comorbidity in eating disorders: A multicenter study. *Journal of Clinical Psychiatry, 65*, 1000-1006.

[21] Bulik, C. M., Lawson, R. H., & Carter, F. A. (1996). Salivary reactivity in restrained and unrestrained eaters and women with bulimia nervosa. *Appetite, 27*, 15-24.

[22] Busetto, L., Segato, G., De Luca, M., De Marchi, F., Foletto, M., Vianello, M., et al. (2005). Weight loss and postoperative complications in morbidly obese patients with binge eating disorder treated by laparoscopic adjustable gastric banding. *Obesity Surgery, 15*(2), 195-201.

[23] Casiero, D., & Frishman, W. H. (2006). Cardiovascular complications of eating disorders. *Cardiology in Review, 14*, 227-231.

[24] Cassin, S. E., & von Ranson, K. M. (2005). Personality and eating disorders: A decade in review. *Clinical Psychology Review, 25*, 895-916.

〔25〕 Catanzaro, S. J., & Mearns, J. (1990). Measuring generalized expectancies for negative mood regulation: Initial scale development and implications. *Journal of Personality Assessment, 54*, 546-563.

〔26〕 Chambless, D. L., & Hollon, S. D. (1998). Defining empirically supported therapies. *Journal of Consulting and Clinical Psychology, 66*, 7-18.

〔27〕 Chen, E. Y., Matthews, L., Allen, C., Kuo, J., & Linehan, M. M. (2008). Dialectical behavior therapy for clients with binge-eating disorder or bulimia nervosa and borderline personality disorder. *International Journal of Eating Disorders, 41* (6), 505-512.

〔28〕 Chua, J. L., Touyz, S., & Hill, A. J. (2004). Negative mood-induced overeating in obese binge eaters: An experimental study. *International Journal of Obesity and Related Metabolic Disorders, 28*, 606-610.

〔29〕 Cialdini, R. B., Vincent, J. E., Lewis, S. K., Catalan, J., Wheeler, D., & Darby, B. L. (1975). Reciprocal concessions procedure for inducing compliance: The door-in-the-face technique. *Journal of Personality and Social Psychology, 31*, 206-215.

〔30〕 Cooper, Z., Cooper, P. J., & Fairburn, C. G. (1989). The validity of the Eating Disorder Examination and its subscales. *British Journal of Psychiatry, 154*, 806-812.

〔31〕 Corstorphine, E., Mountford, V., Tomlinson, S., Waller, G., & Meyer, C. (2007). Distress tolerance in the eating disorders. *Eating Behaviors, 8*, 91-97.

〔32〕 Craighead, L. W. (2006). *The appetite awareness workbook: How to listen to your body and overcome bingeing, overeating, and obsession with food.* Oakland, CA: New Harbinger.

〔33〕 de la Rie, S. M., Noordenbos, G., & van Furth, E. F. (2005). Quality of life and eating disorders. *Quality of Life Research: An*

*International Journal of Quality of Life Aspects of Treatment, Care and Rehabilitation, 14,* 1511-1522.

[34] de Zwaan, M., Mitchell, J. E., Howell, L. M., Monson, N., Swan-Kremeier, L., Crosby, R. D., et al. (2003). Characteristics of morbidly obese patients before gastric bypass surgery. *Comprehensive Psychiatry, 44,* 428-434.

[35] Dobson, K. S., & Dozois, D. J. (2004). Attentional biases in eating disorders: A meta-analytic review of Stroop performance. *Clinical Psychology Review, 23,* 1001-1022.

[36] Doll, H. A., Petersen, S. E., & Stewart-Brown, S. L. (2005). Eating disorders and emotional and physical well-being: Associations between student self-reports of eating disorders and quality of life as measured by the SF-26. *Quality of Life Research, 14,* 705-717.

[37] Drewnowski, A., Yee, D. K., & Krahn, D. D. (1988). Bulimia in college women: Incidence and recovery rates. *American Journal of Psychiatry, 145,* 753-755.

[38] Eisler, I., Dare, C., Russell, G. F., Szmukler, G., le Grange, D., & Dodge, E. (1997). Family and individual therapy in anorexia nervosa: A 5-year follow-up. *Archives of General Psychiatry, 54,* 1025-1030.

[39] Eldredge, K. L., & Agras, W. S. (1996). Weight and shape overconcern and emotional eating in binge eating disorder. *International Journal of Eating Disorders, 19,* 73-82.

[40] Fairburn, C. G. (1995). *Overcoming binge eating.* New York: Guilford Press.

[41] Fairburn, C. G., & Brownell, K. D. (Eds.). (2001). *Eating disorders and obesity* (2nd ed.). New York: Guilford Press.

[42] Fairburn, C. G., & Cooper, Z. (1993). The Eating Disorder Examination (12th ed.). In C. G. Fairburn & G. T. Wilson (Eds.), *Binge eating: Nature, assessment, and treatment* (pp. 317-360). New

York: Guilford Press.

[43] Fairburn, C. G., Cooper, Z., Doll, H. A., Norman, P., & O'Connor, M. (2000). The natural course of bulimia nervosa and Binge Eating Disorder in young women. *Archives of General Psychiatry, 57*, 659-665.

[44] Fichter, M. M., Quadflieg, N., & Hedlund, S. (2008). Long-term course of binge eating disorder and bulimia nervosa: Relevance for nosology and diagnostic criteria. *International Journal of Eating Disorders, 41*, 577-586.

[45] First, M. B., Gibbon, M., Spitzer, R. L., Williams, J. B. W., & Benjamin, L. S. (1997). *Structured clinical interview for DSM-IV Axis II disorders (SCID-II)*. Washington, DC: American Psychiatric Press.

[46] First, M. B., Spitzer, R. L., Gibbon, M., & Williams, J. B. W. (1995). *Structured clinical interview for DSM-IV Axis I disorders—Patient edition* (SCID-I/P, version 2.0). New York: New York State Psychiatric Institute, Biometrics Research Department.

[47] Freedman, J. L., & Fraser, S. C. (1966). Compliance without pressure: The foot-in-the-door technique. *Journal of Personality and Social Psychology, 57*, 195-202.

[48] Garner, D. M., & Garfinkel, P. E. (1997). *Handbook of treatment for eating disorders* (2nd ed.). New York: Guilford Press.

[49] Godart, N. T., Perdereau, F., Rein, Z., Berthoz, S., Wallier, J., Jeammet, P., et al. (2007). Comorbidity studies of eating disorders and mood disorders. Critical review of the literature. *Journal of Affective Disorders, 97*, 37-49.

[50] Goldstein, J., & Kornfield, J. (1987). *Seeking the heart of wisdom: The pattern of insight mediation*. Boston: Shambhala.

[51] Gormally, J., Black, S., Daston, S., & Rardin, D. (1982). The assessment of binge eating severity among obese persons. *Addictive

*Behaviors, 7*, 47-55.

[52] Greeno, C. G., Wing, R. R., & Shiffman, S. (2000). Binge antecedents in obese women with and without binge eating disorder. *Journal of Consulting and Clinical Psychology, 68*, 95-102.

[53] Grilo, C. M., Sanislow, C. A., Shea, M. T., Skodol, A. E., Stout, R. L., Pagano, M. E., et al. (2003). The natural course of bulimia nervosa and eating disorders not otherwise specified is not influenced by personality disorders. *International Journal of Eating Disorders, 34* 319-330.

[54] Gross, J. J. (Ed.). (2006). *Handbook of emotion regulation.* New York: Guilford Press.

[55] Hanh, T. N. (1999). *The miracle of mindfulness: A Manual of Meditation.* Boston: Beacon Press.

[56] Hansel, S., & Wittrock, D. A. (1997). Appraisal and coping strategies in stressful situations: A comparison of individuals who binge eat and controls. *International Journal of Eating Disorders, 21*, 89-93.

[57] Harvey-Berino, J., Pintauro, S., Buzzell, P., & Gold, E. C. (2004). Effect of Internet support on the long-term maintenance of weight loss. *Obesity Research, 12*, 320-329.

[58] Healy, K., Conroy, R. M., & Walsh, N. (1985). The prevalence of binge-eating and bulimia in 1,063 college students. *Journal of Psychiatric Research, 19*, 161-166.

[59] Herzog, D. B., Dorer, D. J., Keel, P. K., Selwyn, S. E., Ekeblad, E. R., Flores, A. T., et al. (1999). Recovery and relapse in anorexia and bulimia nervosa: A 7.5-year follow-up study. *Journal of the American Academy of Child and Adolescent Psychiatry, 38*, 829-837.

[60] Herzog, D. B., Franko, D. L., Dorer, D. J., Keel, P. K., Jackson,

S., & Manzo, M. P. (2006). Drug abuse in women with eating disorders. *International Journal of Eating Disorders, 39*, 364-368.

[61] Herzog, D. B., Keller, M. B., Lavori, P. W., & Ott, I. L. (1987). Social impairment in bulimia. *International Journal of Eating Disorders, 6*, 741-747.

[62] Hill, D. M., Craighead, L. W., Smith, L., & Safer, D. L. (2006, November). *Appetite-focused DBT for the treatment of binge eating and purging: A preliminary report*. Poster session presented at the meeting of the Association for Behavioral and Cognitive Therapies, Chicago.

[63] Hoek, H. W., & van Hoeken, D. (2003). Review of the prevalence and incidence of eating disorders. *International Journal of Eating Disorders, 34*, 383-396.

[64] Hsu, L. K. (1996). "Epidemiology of the eating disorders." *Psychiatric Clinics of North America, 19*, 681-700.

[65] Hsu, L. K., Betancourt, S., & Sullivan, S. P. (1996). Eating disturbances before and after vertical banded gastroplasty: A pilot study. *International Journal of Eating Disorders, 19*, 23-34.

[66] Hsu, L. K. G., Mulliken, B., McDonagh, B., Krupa Das, S. K., Rand, W., Fairburn, C. G., et al. (2002). Binge eating disorder in extreme obesity. *International Journal of Obesity, 26*(10), 1398-1403.

[67] Hsu, L. K., Sullivan, S. P., & Benotti, P. N. (1997). Eating disturbances and outcome of gastric bypass surgery: A pilot study. *International Journal of Eating Disorders, 21*, 385-390.

[68] Johnson, C., & Larson, R. (1982). Bulimia: An analysis of moods and behavior. *Psychosomatic Medicine, 44*, 341-351.

[69] Kabat-Zinn, J. (1990). *Full catastrophe living*. New York: Dell.

[70] Kaplan, A. S., & Garfinkel, P. E. (Eds.). (1993). *Medical issues*

*and the eating disorders: The interface*. New York: Brunner/Mazel.

[71] Katzman, M. A., & Wolchik, S. A. (1984). Bulimia and binge eating in college women: A comparison of personality and behavioral characteristics. *Journal of Consulting and Clinical Psychology, 52*, 423-428.

[72] Keel, P. K., & Mitchell, J. E. (1997). Outcome in bulimia nervosa. *American Journal of Psychiatry, 154*, 313-321.

[73] Keel, P. K., Mitchell, J. E., Miller, K. B., Davis, T. L., & Crow, S. J. (2000). Social adjustment over 10 years following diagnosis with bulimia nervosa. *International Journal of Eating Disorders, 27*, 21-28.

[74] Kenardy, J., Mensch, M., Bowen, K., & Dalton, M. (2001). Disordered eating in Type 2 diabetes. *Eating Behavior, 2*, 183-192.

[75] Kenardy, J., Mensch, M., Bowen, K., & Pearson, S. (1994). A comparison of eating behaviors in newly diagnosed non-insulin-dependent diabetes mellitus and case-matched controls. *Diabetes Care, 17*, 1197-1199.

[76] Kessler, R. C., Berglund, P., Demler, O., Jin, R., Koretz, D., Merikangas, K. R., et al. (2003). The epidemiology of major depressive disorder: Results from the National Comorbidity Survey Replication (NCS-R). *Journal of the American Medical Association, 289*, 3095-3105.

[77] Kessler, R. C., Berglund, P., Demler, O., Jin, R., Merikangas, K. R., & Walters, E. E. (2005). Lifetime prevalence and age-of-onset distributions of DSM-IV disorders in the National Comorbidity Survey Replication. *Archives of General Psychiatry, 62*, 593-602.

[78] Klerman, G. L., & Weissman, M. M. (Eds.). (1993). *New applications of interpersonal therapy*. Washington, DC: American Psychiatric Press.

[79] Koons, C. R., Robins, C. J., Tweed, J. L., Lynch, T. R., Gonzalez, A. M., Morse, J. Q., et al. (2001). Efficacy of dialectical behavior therapy in women veterans with borderline personality disorder. *Behavior Therapy, 32*, 371-390.

[80] Lacey, J. H. (1993). Self-damaging and addictive behaviour in bulimia nervosa: A catchment area study. *British Journal of Psychiatry, 163*, 190-194.

[81] Laird, J. D. (1974). Self-attribution of emotion: The effects of expressive behavior on the quality of emotional experience. *Journal of Personality and Social Psychology, 29*, 475-486.

[82] Legenbauer, T., Vocks, S., & Rüddel, H. (2008). Emotion recognition, emotional awareness and cognitive bias in individuals with bulimia nervosa. *Journal of Clinical Psychology, 64*, 687-702.

[83] Lieb, K., Zanarini, M. C., Schmahl, C., Linehan, M. M., & Bohus M. (2004). Borderline personality disorder. *Lancet, 364*, 453-461.

[84] Linehan, M. M. (1993a). *Cognitive-behavioral treatment of borderline personality disorder*. New York: Guilford Press.

[85] Linehan, M. M. (1993b). *Skills training manual for treating borderline personality disorder*. New York: Guilford Press.

[86] Linehan, M. M., Armstrong, H. E., Suarez, A., Allmon, D., & Heard, H. L. (1991). Cognitive-behavioral treatment of chronically parasuicidal borderline patients. *Archives of General Psychiatry, 48*, 1060-1064.

[87] Linehan, M. M., & Chen, E. Y. (2005). Dialectical behavior therapy for eating disorders. In A. Freeman (Ed.), *Encyclopedia of cognitive behavior therapy* (pp. 168-171). New York: Springer.

[88] Linehan, M. M., Comtois, K., Brown, M., Reynolds, S., Welch, S., Sayrs, J., et al. (2002, November). *DBT versus nonbehavioral treatment by experts in the community: Clinical outcomes*. Symposium

presentation for the Association for Advancement of Behavior Therapy, Reno, NV.

[89] Linehan, M. M., Comtois, K. A., Murray, A. M., Brown, M. Z., Gallop, R. J., Heard, H. L., et al. (2006). Two-year randomized controlled trial and follow-up of dialectical behavior therapy vs. therapy by experts for suicidal behaviors and borderline personality disorder. *Archives of General Psychiatry, 63*(7), 757-766.

[90] Linehan, M. M., & Dimeff, L. A. (1997). *Dialectical behavior therapy manual of treatment interventions for drug abusers with borderline personality disorder*. Seattle, WA: University of Washington.

[91] Linehan, M. M., Dimeff, L. A., Reynolds, S. K., Comtois, K. A., Welch, S. S., Heagerty, P., et al. (2002). Dialectical behavior therapy versus comprehensive validation therapy plus 12-step for the treatment of opioid dependent women meeting criteria for borderline personality disorder. *Drug and Alcohol Dependence, 67*(1), 13-26.

[92] Linehan, M. M., Heard, H. L., & Armstrong, H. E. (1993). Naturalistic follow-up of a behavioral treatment for chronically parasuicidal borderline patients. *Archives of General Psychiatry, 50*, 971-974.

[93] Linehan, M. M., Schmidt, H., III, Dimeff, L. A., Craft, J. C., Kanter, J., & Comtois, K. A. (1999). Dialectical behavior therapy for patients with borderline personality disorder and drug dependence. *American Journal of Addiction, 8*, 279-292.

[94] Linehan, M. M., Tutek, D. A., Heard, H. L., & Armstrong, H. E. (1994). Interpersonal outcome of cognitive behavioral treatment for chronically suicidal borderline patients. *American Journal of Psychiatry, 151*, 1771-1776.

[95] Lingswiler, V. M., Crowther, J. H., & Stephens, M. A. (1987).

Emotional reactivity and eating in binge eating and obesity. *Journal of Behavioral Medicine, 10,* 287–299.

[96] Lingswiler, V. M., Crowther, J. H., & Stephens, M. A. (1989). Affective and cognitive antecedents to eating episodes in bulimia and binge eating. *International Journal of Eating Disorders, 8*(5), 533–539.

[97] Lynch, W. C., Everingham, A., Dubitzky, J., Harman, M., & Kassert, T. (2000). Does binge eating play a role in the self-regulation of moods? *Integrative Physiological and Behavioral Science, 35*(4), 298–313.

[98] Marcus, M. D. (1997). Adapting treatment for patients with binge-eating disorder. In D. M. Garner & P. R. Garfinkel (Eds.), *Handbook of treatment for eating disorders* (2nd ed., pp. 484–493). New York: Guilford Press.

[99] Marcus, M. D., Wing, R. R., & Fairburn, C. G. (1995). Cognitive behavioral treatment of binge eating vs. behavioral weight control on the treatment of binge eating disorder. *Annals of Behavioral Medicine, 17,* S090.

[100] Marlatt, G. A. (1994). Addiction, mindfulness, and acceptance. In S. C. Hayes, N. S. Jacobson, V. M., Follette, & M. J. Dougher (Eds.), *Acceptance and change: Content and context in psychotherapy* (pp. 175–197). Reno, NV: Content Press.

[101] Masheb, R. M., & Grilo, C. M. (2006). Emotional overeating and its associations with eating disorder psychopathology among overweight patients with binge eating disorder. *International Journal of Eating Disorders, 39,* 141–146.

[102] Mauler, B. I., Hamm, A. O., Weike, A. I., & Tuschen-Caffier, B. J. (2006). Affect regulation and food intake in bulimia nervosa: Emotional responding to food cues after deprivation and subsequent

eating. *Abnormal Psychology, 115*, 567-579.

[103] McCabe, E. B., La Via, M. C., & Marcus, M. D. (2004). Dialectical behavior therapy for eating disorders. In J. K. Thompson (Ed.), *Handbook of eating disorders and obesity* (pp. 232-244). New York: Wiley.

[104] McCann, R. A., Ball, E. M., & Ivanoff, A. (2000). DBT with an inpatient forensic population: The CMHIP forensic model. *Cognitive and Behavioral Practice, 7*, 447-456.

[105] Mehler, P. S., Crews, C., & Weiner, K. (2004). Bulimia: Medical complications. *Journal of Women's Health, 13*(6), 668-675.

[106] Miller, A. L., Rathus, J. H., & Linehan, M. M. (2007). *Dialectical behavior therapy with suicidal adolescents*. New York: Guilford Press.

[107] Milos, G., Spindler, A., Schnyder, U., & Fairburn, C. G. (2005). Instability of eating disorder diagnoses: Prospective study. *British Journal of Psychiatry, 187*, 573-578.

[108] Mitchell, J. E., & Crow, S. (2006). Medical complications of anorexia nervosa and bulimia nervosa. *Current Opinion in Psychiatry, 19*, 438-443.

[109] Mitchell, J. E., Hatsukami, D., Eckert, E. D., & Pyle, R. I. (1985). Characteristics of 275 patients with bulimia. *American Journal of Psychiatry, 142*, 482-485.

[110] Munsch, S., Biedert, E., Meyer, A., Michael, T., Schlup, B., Tuch, A., et al. (2007). A randomized comparison of cognitive behavioral therapy and behavioral weight loss treatments for overweight individuals with binge eating disorder. *International Journal of Eating Disorders, 40*, 102-113.

[111] National Heart, Lung, and Blood Institute, and NHLBI Obesity Education Initiative Expert Panel. (1998). Clinical guidelines on the

identification, evaluation, and treatment of overweight and obesity in adults: The evidence report. *Obesity Research, 6*(Suppl. 2), S51-S209.

[112] Niego, S. H., Kofman, M. D., Weiss, J. J., & Geliebter, A. (2007). Binge eating in the bariatric surgery population: A review of the literature. *International Journal of Eating Disorders, 40,* 349-359.

[113] Pagoto, S., Bodenlos, J. S., Kantor, L., Gitkind, M., Curtin, C., & Ma, Y. (2007). Association of major depression and binge eating disorder with weight loss in a clinical setting. *Obesity, 15,* 2557-2559.

[114] Palmer, R. L., Birchall, H., Damani, S. Gatward, N., McGrain, L., & Parker, L. (2003). A dialectical behavior therapy program for people with an eating disorder and borderline personality disorder: Description and outcome. *International Journal of Eating Disorders, 33,* 281-286.

[115] Pi-Sunyer, F. X. (2002). The obesity epidemic: Pathophysiology and consequences of obesity. *Obesity Research, 10*(Suppl. 2), 975S-1045S.

[116] Picot, A. K., & Lilenfeld, R. R. (2003). The relationship among binge severity, personality psychopathology, and body mass index. *International Journal of Eating Disorders, 34,* 98-107.

[117] Polivy, J., & Herman, C. (1993). Etiology of binge eating: Psychological mechanisms. In C. G. Fairburn & G. T. Wilson (Eds.), *Binge eating: Nature, assessment, and treatment* (pp. 173-205). New York: Guilford Press.

[118] Powell, A. L., & Thelen, M. H. (1996). Emotions and cognitions associated with bingeing and weight control behavior in bulimia. *Journal of Psychosomatic Research, 40*(3), 317-328.

[119] Pyle, R., Halvorson, P., Neuman, P., & Mitchell, J. (1986). The increasing prevalence of bulimia in freshman college students. *International Journal of Eating Disorders, 52*, 631-647.

[120] Pyle, R., Neuman, P., Halvorson, P., & Mitchell, J. (1991). An ongoing cross-sectional study of the prevalence of eating disorders in freshman college students. *International Journal of Eating Disorders, 10*, 667-677.

[121] Rathus, J. H., & Miller, A. L. (2002). Dialectical behavior therapy adapted for suicidal adolescents. *Suicide and Life-Threatening Behavior, 32*, 146-157.

[122] Rieger, E., Schotte, D. E., Touyz, S. W., Beumont, P. J., Griffiths, R., & Russell, J. (1998). Attentional biases in eating disorders: A visual probe detection procedure. *International Journal of Eating Disorders, 23*, 199-205.

[123] Rieger, E., Wilfley, D. E., Stein, R. I., Marino, V., & Crow, S. J. (2005). A comparison of quality of life in obese individuals with and without binge eating disorder. *International Journal of Eating Disorders, 37*(3), 234-240.

[124] Robin, A. L., Siegel, P. T., Moye, A. W., Gilroy, M., Dennis, A. B., & Sikand, A. (1999). A controlled comparison of family versus individual therapy for adolescents with anorexia nervosa. *Journal of the American Academy of Child and Adolescent Psychiatry, 38*, 1428-1489.

[125] Rorty, M., Yager, J., Buckwalter, J. G., & Rossotto, E. (1999). Social support, social adjustment, and recovery status in bulimia nervosa. *International Journal of Eating Disorders, 26*(1), 1-12.

[126] Rosenberg, M. (1979). *Conceiving the self*. New York: Basic Books.

[127] Russell, G. F., Szmukler, G. I., Dare, C., & Eisler, I. (1987). An evaluation of family therapy in anorexia nervosa and bulimia

nervosa. *Archives of General Psychiatry, 44,* 1047-1056.

[128] Rydall, A. C., Rodin, G. M., Olmsted, M. P., Devenyi, R. G., & Daneman, D. (1997). Disordered eating behavior and microvascular complications in young women with insulin-dependent diabetes mellitus. *New England Journal of Medicine, 336,* 1849-1854.

[129] Safer, D. L., Couturier, J. L., & Lock, J. (2007). Dialectical behavior therapy modified for adolescent binge eating disorder: A case report. *Cognitive and Behavioral Practice, 14,* 157-167.

[130] Safer, D. L., Lively, T. J., Telch, C. F., & Agras, W. S. (2002). Predictors of relapse following successful therapy for binge eating disorder. *International Journal of Eating Disorders, 32,* 155-163.

[131] Safer, D. L., Robinson, A. H., & Jo, B. (in press). Outcome from a randomized controlled trial of group therapy for binge-eating disorder: Comparing dialectical behavior therapy adapted for binge eating to an active comparison group therapy. *Behavior Therapy.*

[132] Safer, D. L., Telch, C. F., & Agras, W. S. (2001a). Dialectical behavior therapy adapted for bulimia: A case report. *International Journal of Eating Disorders, 30,* 101-106.

[133] Safer, D. L., Telch, C. F., & Agras, W. S. (2001b). Dialectical behavior therapy for bulimia nervosa. *American Journal of Psychiatry, 158,* 632-634.

[134] Salbach, H., Klinkowski, N., Pfeiffer, E., Lehmkuhl, U., & Korte, A. (2007). Dialectical behavior therapy for adolescents with anorexia and bulimia nervosa (DBT-AN/BN): A pilot study. *Praxis der Kinderpsychologie und Kinderpsychiatrie, 56,* 91-108.

[135] Salbach-Andrae, H., Bohnekamp, I., Pfeiffer, E., Lehmkuhl, U., & Miller, A. L. (2008). Dialectical behavior therapy of anorexia and bulimia nervosa among adolescents: A case series. *Cognitive and Behavioral Practice, 15,* 415-425.

[136] Sallet, P. C., Sallet, J. A., Dixon, J. B., Collis, E., Pisani, C. E., Levy, A., et al. (2007). Eating behavior as a prognostic factor for weight loss after gastric bypass. *Obesity Surgery, 17*, 445-451.

[137] Samuels, J., Eaton, W. W., Bienvenu, O. J., Brown, C. H., Costa, P. T., & Nestadt, G. (2002). Prevalence and correlates of personality disorders in a community sample. *British Journal of Psychiatry, 180*, 536-542.

[138] Sansone, R. A., & Sansone, L. A. (1994). Bulimia nervosa: Medical complications. In L. Alexander-Mott & D. B. Lumsden (Eds.), *Understanding eating disorders: anorexia nervosa, bulimia nervosa, and obesity* (pp. 181-201). Washington, DC: Taylor & Francis.

[139] Schotte, D. E., McNally, R. J., & Turner, M. L. (1990). A dichotic listening analysis of body weight concern in bulimia nervosa. *International Journal of Eating Disorders, 9*, 109-113.

[140] Shapiro, J. R., Reba-Harrelson, L., Dymek-Valentine, M., Woolson, S. L., Hamer, R. M., & Bulik, C. M. (2007). Feasibility and acceptability of CD-ROM-based cognitive-behavioural treatment for binge-eating disorder. *European Eating Disorders Review, 15*, 175-184.

[141] Smyth, J. M., Wonderlich, S. A., Heron, K. E., Sliwinski, M. J., Crosby, R. D., Mitchell, J. E., et al. (2007). Daily and momentary mood and stress are associated with binge eating and vomiting in bulimia nervosa patients in the natural environment. *Journal of Consulting and Clinical Psychology, 75*, 629-638.

[142] Specker, S., de Zwaan, M., Raymond, N., & Mitchell, J. (1994). Psychopathology in subgroups of obese women with and without binge eating disorder. *Comprehensive Psychiatry, 35*, 185-190.

[143] Spitzer, R. L., Devlin, M., Walsh, B. T., Hasin, D., Wing, R., Marcus, M. D., et al. (1992). Binge eating disorder: A multisite

field trial of the diagnostic criteria. *International Journal of Eating Disorders, 11*(3), 191-203.

[144] Spitzer, R. L., Yanovski, S., Wadden, T., Wing, R., Marcus, M. D., Stunkard, A., et al. (1993). Binge eating disorder: Its further validation in a multisite study. *International Journal of Eating Disorders, 13*(2), 137-153.

[145] Spurrell, E. B., Wilfley, D. E., Tanofsky, M. B., & Brownell, K. D. (1997). Age of onset for binge eating: Are there different pathways to binge eating? *International Journal of Eating Disorders, 21*, 55-65.

[146] Stanley, B., Ivanoff, A., Brodsky, B., Oppenheim, S., & Mann, J. (1998, November). Comparison of DBT and "treatment as usual" in suicidal and self-mutilating behavior. Paper presented at the Association for the Advancement of Behavior Therapy Convention, Washington, DC.

[147] Steiger, H., Gauvin, L., Engelberg, M. J., Kin, N. M., Israel, M., Wonderlich, S., et al. (2005). Mood- and restraint-based antecedents to binge episodes in bulimia nervosa: Possible influences of the serotonin system. *Psychological Medicine, 35*, 1553-1562.

[148] Stice, E., Killen, J. D., Hayward, C., & Taylor, C. B. (1998). Age of onset for binge eating and purging during late adolescence: A 4-year survival analysis. *Journal of Abnormal Psychology, 107*, 671-675.

[149] Stickney, M. I., Miltenberger, R. G., & Wolff, G. (1999). A descriptive analysis of factors contributing to binge eating. *Journal of Behavior Therapy and Experimental Psychiatry, 30*, 177-189.

[150] Swinbourne, J. M., & Touyz, S. W. (2007). The co-morbidity of eating disorders and anxiety disorders: A review. *European Eating Disorder Review, 15*, 253-274.

［151］Telch, C. F. (1997a). *Emotion regulation skills training treatment for binge eating disorder: Therapist manual*. Unpublished manuscript, Stanford University.

［152］Telch, C. F. (1997b). Skills training treatment for adaptive affect regulation in a woman with binge-eating disorder. *International Journal of Eating Disorders, 22*(1), 77-81.

［153］Telch, C. F., & Agras, W. S. (1994). Obesity, binge eating and psychopathology: Are they related? *International Journal of Eating Disorders, 15*, 53-61.

［154］Telch, C. F., & Agras, W. S. (1996). Do emotional states influence binge eating in the obese? *International Journal of Eating Disorders, 20*, 271-279.

［155］Telch, C. F., Agras, W. S., & Linehan, M. M. (2000). Group dialectical behavior therapy for binge-eating disorder: A preliminary, uncontrolled trial. *Behavior Therapy, 31*, 569-582.

［156］Telch, C. F., Agras, W. S., & Linehan, M. M. (2001). Dialectical behavior therapy for binge eating disorder. *Journal of Consulting and Clinical Psychology, 69*(6), 1061-1065.

［157］Telch, C. F., Agras, W. S., & Rossiter, E. M. (1988). Binge eating increases with increasing adiposity. *International Journal of Eating Disorders, 7*, 115-119.

［158］Telch, C. F., & Stice, E. (1998). Psychiatric comorbidity in women with binge eating disorder: Prevalence rates from a non-treatment-seeking sample. *Journal of Consulting and Clinical Psychology, 66*, 768-776.

［159］Turner, R. M. (2000). Naturalistic evaluation of dialectical behavior therapy-oriented treatment for borderline personality disorder. *Cognitive and Behavioral Practice, 7*, 413-419.

［160］Verheul, R., Van Den Bosch, L. M., Koeter, M. W., De Ridder,

M. A., Stijnen, T., & Van Den Brink, W. (2003). Dialectical behaviour therapy for women with borderline personality disorder: 12-month, randomised clinical trial in the Netherlands. *British Journal of Psychiatry, 182,* 135-140.

[161] Waller, G. (2003). The psychology of binge eating. In C. G. Fairburn & K. D. Brownell (Eds.), *Eating disorders and obesity: A comprehensive handbook* (2nd ed., pp. 98-107). New York: Guilford Press.

[162] Waller, G., Babbs, M., Milligan, R., Meyer, C., Ohanian, V., & Leung, N. (2003). Anger and core beliefs in the eating disorders. *International Journal of Eating Disorders, 34,* 118-124.

[163] Watson, D., Clark, L., & Tellegen, A. (1988). Development and validation of brief measures of positive and negative affect: The PANAS scales. *Journal of Personality and Social Psychology, 54,* 1063-1070.

[164] Whiteside, U., Chen, E. Y., Neighbors, C., Hunter, D., Lo, T., & Larimer, M. (2007). Difficulties regulating emotions: Do binge eaters have fewer strategies to modulate and tolerate negative affect? *Eating Behaviors, 8,* 162-169.

[165] Wilfley, D. E., Agras, W. S., Telch, C. F., Rossiter, E. M., Schneider, J. A., Cole, A. G., et al. (1993). Group cognitive-behavioral therapy and group interpersonal psychotherapy for the nonpurging bulimic individual: A controlled comparison. *Journal of Consulting and Clinical Psychology, 61,* 296-305.

[166] Wilfley, D. E., Welch, R. R., Stein, R. I., Spurrell, E. B., Cohen, L. R., Saelens, B. E., et al. (2002). A randomized comparison of group cognitive-behavioral therapy and group interpersonal therapy for the treatment of overweight individuals with binge eating disorder. *Archives of General Psychiatry, 59,* 713-721.

[167] Wilson, G. T., Fairburn, C. G., & Agras, W. S. (1997). Cognitive-behavioral therapy for bulimia nervosa. In D. M. Garner & P. E. Garfinkel (Eds.), *Handbook of treatment for eating disorders* (2nd ed., pp. 67-93). New York: Guilford Press.

[168] Wilson, G. T., Grilo, C. M., & Vitousek, K. M. (2007). Psychological treatment of eating disorders. *American Psychologist, 62*, 199-216.

[169] Wilson, G. T., Nonas, C. A., & Rosenblum, G. D. (1993). Assessment of binge eating in obese patients. *International Journal of Eating Disorders, 13*, 25-33.

[170] Wing, R. R. (1998). Behavioral approaches to the treatment of obesity. In G. Bray, C. Bouchard, & P. T. James (Eds.), *Handbook of obesity* (pp. 855-873). New York: Marcel Dekker.

[171] Wiser, S., & Telch, C. F. (1999). Dialectical behavior therapy for binge-eating disorder. *Journal of Clinical Psychology, 55*, 755-768.

[172] Wisniewski, L., & Kelly, E. (2003). The application of dialectical behavior therapy to the treatment of eating disorders. *Cognitive and Behavioral Practice, 10*, 131-138.

[173] Wisniewski, L., Safer, D., & Chen, E. Y. (2007). Dialectical behavior therapy and eating disorders. In L. A. Dimeff & K. Koerner (Eds.), *Dialectical behavior therapy in clinical practice: Applications across disorders and settings*. New York: Guilford Press.

[174] Yanovski, S. Z., Nelson, J. E., Dubbert, B. K., & Spitzer, R. L. (1993). Association of binge eating disorder and psychiatric comorbidity in obese subjects. *American Journal of Psychiatry, 150*(10), 1472-1479.